Weiterbildung Homöopathie

Eine Fachbuchreihe
des Deutschen Zentralvereins
homöopathischer Ärzte e.V.
(DZVhÄ) und des Europäischen
Instituts für Homöopathie (InHom)

Band D:
Besondere Krankheitsformen –
Psorisches Miasma

Herausgeber: Gerhard Bleul
Geleitwort von
Dr. Karl-Heinz Gebhardt

20 Abbildungen
55 Tabellen

Sonntag Verlag · Stuttgart

Bibliografische Information –
Der Deutschen Bibliothek

Ein Titeldatensatz für diese Publikation ist bei Der Deutschen Bibliothek erhältlich.

Anschrift des Herausgebers:
Gerhard Bleul
Arzt für Allgemeinmedizin
Alt-Oranischer Platz 6
65520 Bad Camberg

Anschrift des Zentralvereins:
Deutscher Zentralverein
homöopathischer Ärzte e.V.
Am Hofgarten 5
53113 Bonn

Illustrationen: Johanna Bleul

Unsere Homepage:
www.sonntag-verlag.com

Wichtiger Hinweis: Wie jede Wissenschaft ist die Medizin ständigen Entwicklungen unterworfen. Forschung und klinische Erfahrung erweitern unsere Erkenntnisse, insbesondere was Behandlung und medikamentöse Therapie anbelangt. Soweit in diesem Werk eine Dosierung oder eine Applikation erwähnt wird, darf der Leser zwar darauf vertrauen, dass Autoren, Herausgeber und Verlag große Sorgfalt darauf verwandt haben, dass diese Angabe **dem Wissensstand bei Fertigstellung des Werkes** entspricht.

Für Angaben über Dosierungsanweisungen und Applikationsformen kann vom Verlag jedoch keine Gewähr übernommen werden. **Jeder Benutzer ist angehalten**, durch sorgfältige Prüfung der Beipackzettel der verwendeten Präparate und gegebenenfalls nach Konsultation eines Spezialisten festzustellen, ob die dort gegebene Empfehlung für Dosierungen oder die Beachtung von Kontraindikationen gegenüber der Angabe in diesem Buch abweicht. Eine solche Prüfung ist besonders wichtig bei selten verwendeten Präparaten oder solchen, die neu auf den Markt gebracht worden sind. **Jede Dosierung oder Applikation erfolgt auf eigene Gefahr des Benutzers.** Autoren und Verlag appellieren an jeden Benutzer, ihm etwa auffallende Ungenauigkeiten dem Verlag mitzuteilen.

© 2003 Sonntag Verlag in
MVS Medizinverlage Stuttgart
GmbH & Co. KG
Printed in Germany 2003

Umschlaggestaltung: Thieme Verlagsgruppe
Satz: Satz & mehr, R. Günl, Besigheim
Druck: Sommer, Feuchtwangen
Grundschrift: 8,5/11 pp Gulliver
(System 3B2, Version 6.05)

ISBN 3-8304-9049-6   1 2 3 4 5 6

Geschützte Warennamen (Warenzeichen) werden *nicht* besonders kenntlich gemacht. Aus dem Fehlen eines solchen Hinweises kann also nicht geschlossen werden, dass es sich um einen freien Warennamen handele.

Inhaltsverzeichnis

Geleitwort

Die Homöopathie gehört zu den faszinierendsten und erfolgreichsten Heilweisen überhaupt, aber gleichzeitig zu den am schwersten erlernbaren. Das liegt an der Fülle des Stoffes, vor allem an der großen Zahl von Arzneimittelbildern, die sich dem Gedächtnis dauerhaft nur schwer einprägen lassen. Deshalb besteht die Forderung zu Recht, dass auch der bereits Erfahrene täglich ein Arzneimittel studieren sollte. Ganz besonders gilt das für den Anfänger.

Das damit verlangte unermüdliche Bemühen könnte aber erlahmen, wenn es nicht durch eigene homöopathische Heilerfolge immer wieder neu stimuliert würde. Das hatte bereits Dorcsi erkannt und deshalb ein Lehr- und Lernprogramm geschaffen, mit dessen Hilfe auch der homöopathische Neuling wenigstens fünf Prozent seiner Patienten qualifiziert homöopathisch behandeln können sollte.

Daran hat Gerhard Bleul angeknüpft und mit der vorliegenden Anleitung zum Erlernen der Homöopathie zusammen mit anderen Autoren ein Werk vorgelegt, das dem schulmedizinisch ausgebildeten Arzt, der sich um die Homöopathie bemüht, den Einstieg in dieses schwierige Fach erleichtert, ihn aber gleichzeitig mit den vielen Besonderheiten und grundlegenden Abweichungen von der klinischen Medizin vertraut macht und ihm dadurch hilft, die so entstandenen zahlreichen Klippen zu umschiffen und auftretende Schwierigkeiten zu meistern. So werden in diesem vierten Band besonders die Probleme der homöopathischen Behandlung von Kindern und die Miasmen besprochen, ein fundamentales Thema in der Homöopathie. Die didaktisch geschickte Aufbereitung des Stoffes und die drucktechnische Darstellung erleichtern nicht nur das Verständnis, sondern auch die Wiederholung und gewährleisten damit einen dauerhaften Lerneffekt. Die eingestreuten, überaus instruktiven Fälle tragen wesentlich dazu bei, ebenso die Formulierung der Lernziele am Ende jedes Abschnittes.

So ist eine Bandfolge entstanden, die bei richtigem Gebrauch ganz wesentlich zur Verbesserung der Qualität bei der Anwendung der Homöopathie beitragen kann. Nur auf solchen Wegen werden wir die Akzeptanz der Heilweise Hahnemanns in Deutschland dauerhaft sichern und ihre weitere Ausbreitung fördern können. Deshalb wünsche ich dem Buch viele fleißige Ärzte, die es unermüdlich studieren, bis sie sich seinen Inhalt ganz zu Eigen gemacht haben.

Karlsruhe,   Dr. med. Karl-Heinz Gebhardt
Januar 2003

Die Autoren

Karin Bandelin, Dr. med., Ärztin für Allgemeinmedizin, Homöopathie
Im Schwarzen Grund 14, 14195 Berlin

Gerhard Bleul, Arzt für Allgemeinmedizin, Homöopathie, Beauftragter für Weiter- und Fortbildung im Vorstand des DZVhÄ
Alt-Oranischer Platz 6, 65520 Bad Camberg

Angelika Gutge-Wickert, prakt. Ärztin, Homöopathie
Nassauische Straße 2, 10717 Berlin

Michael M. Hadulla, Dr. med., Arzt für Kinder- und Jugendheilkunde, Psychotherapie, Homöopathie
Heiliggeiststraße 9, 69117 Heidelberg

Elisabeth Häcker-Strobusch, Dr. med., Ärztin für Allgemeinmedizin, Homöopathie
Mühlstraße 8, 73650 Winterbach

Heinz Möller, Dr. med., Arzt für Allgemeinmedizin, Homöopathie
Feuerseeplatz 6, 70176 Stuttgart

Heribert Möllinger, Dr. med., Arzt für Allgemeinmedizin, Homöopathie
Seeweg 35, CH-8594 Güttingen

Herbert Pfeiffer, Dr. med., Arzt für Kinder- und Jugendheilkunde, Homöopathie
Fichtestraße 14a, 65719 Hofheim

Olaf Richter, Dr. med., Arzt für Kinder- u. Jugendheilkunde, Neuropädiatrie, Sportmedizin, Homöopathie
Wetzlarer Straße 25, 35510 Butzbach

Brigitte Seul, Dr. med., Ärztin für Allgemeinmedizin, Homöopathie
Fichtenweg 4, 82340 Feldafing

Definition der Homöopathie

(aus dem Curriculum des DZVhÄ)

Homöopathie ist eine wissenschaftliche Heilmethode mit einzelnen Arzneien, die nach Prüfung ihrer Wirkung an Gesunden aufgrund der individuellen Krankheitszeichen des Patienten nach dem Ähnlichkeitsprinzip angewendet werden.

Abkürzungen und Symbole

AMB	Arzneimittelbild
AML	Arzneimittellehre
CK	Die chronischen Krankheiten (Hauptwerk Hahnemanns)
CR	Complete Repertory (s. Literaturliste im Anhang)
(H)AMP	(Homöopathische) Arzneimittelprüfung
HSV	Homöopathischer Selbstversuch
KK	Keller / Künzli: Kents Repertorium (s. Literaturliste im Anhang)
KR	Kent: Repertory (6. Auflage des amerikanischen Originals)
Org.	Organon der Heilkunst, 6. Auflage (Hauptwerk Hahnemanns)
RAL	Reine Arzneimittellehre (Hauptwerk Hahnemanns)
RG	Repertorium Generale (s. Literaturliste im Anhang)
SR	Synthetisches Repertorium (s. Literaturliste im Anhang)
SY	Synthesis (s. Literaturliste im Anhang)
<	schlimmer (durch)
agg.	aggravated (= verschlimmert)
>	besser (durch)
amel.	ameliorated (= verbessert)
○→	Verlangen nach
∅→	Abneigung gegen
∅→	Unverträglichkeit von
>→	Erstreckung, Ausstrahlung
↗	zunehmend (z.B. die Intensität eines Symptoms)
↘	abnehmend

Die Abkürzungen der im Buch ausführlicher beschriebenen Arzneimittel sind im Arzneimittelregister aufgelistet.
Sämtliche Abkürzungen der Arzneimittel sind in den Repertorien (s. Literatur im Anhang) entschlüsselt.

Vorwort

Hiermit liegt der vierte von sechs Bänden der DZVhÄ-Weiterbildungsreihe vor. Die Bände sind eine Lehrbuchreihe mit einigen Besonderheiten: Alle relevanten Aspekte der Homöopathie werden, gegliedert nach dem Kurs-Curriculum des DZVhÄ, anschaulich und ausführlich abgehandelt. Die knappe Zusammenfassung der zweiten Spalte komprimiert das Wesentliche für die Wiederholung. Grafiken und Tabellen erhöhen den Lernerfolg durch visuelles Erfassen. Zitate, exemplarische Darstellungen und Fallbeispiele sind das Arbeitsmaterial, welches in den Kursen und Weiterbildungsseminaren angewendet und vertieft werden kann. Ihre Benutzung als Folien oder schriftliche Vorlagen ist, bei Nennung der Quelle, den Dozenten des DZVhÄ ausdrücklich gestattet. Die Bände dieser Reihe sind Grundlage vieler Weiterbildungskurse in ganz Deutschland. In einzelnen Kursen des Europäischen Instituts für Homöopathie (InHom) werden sie sogar als Skript zur Verfügung gestellt. Dieses Institut wurde im Jahr 2001 vom DZVhÄ gegründet, um Wissenschaft, Forschung und Lehre in der Homöopathie zusammenzufassen und die Kooperation der Beteiligten, die an vielen Orten wirken, zu verbessern. Mehr Informationen dazu erhalten Sie vom DZVhÄ, z.B. in seinen Jahresprogrammen, und auf der Internet-Seite der Homöopathie-Stiftung: www.homoeopathie-stiftung.de.

Kurs D der homöopathischen Weiterbildung behandelt grundlegend das Psorische Miasma und einige besondere Krankheitsformen, die in der homöopathischen Krankheitslehre unterschieden werden.

- **Akute Krankheiten und Notfälle** sind eine besondere Herausforderung für jeden Arzt. Wann und wie eine homöopathische Behandlung möglich ist, wird im ersten Kapitel beschrieben.
- **Epidemische Krankheiten** sind eine Sonderform, bei der individuelle Symptome zugunsten von spezifischen Krankheitssymptomen zurückstehen, gerade wenn sie bei mehreren Kranken gleichermaßen auftreten. Kapitel 2 zeigt das besondere Vorgehen.
- **Krankheiten im Kindesalter** sind der homöopathischen Behandlung außerordentlich gut zugänglich, wenn die Abweichungen von der normalen kindlichen Entwicklung und gegebenenfalls die miasmatische Zuordnung der Erkrankungen berücksichtigt werden. Das Kapitel gibt eine Fülle von Hinweisen für die tägliche Praxis.
- **Einfache chronische Krankheiten** sollten die ersten chronischen Fälle sein, die schon während der homöopathischen Weiterbildung behandelt werden. Sie sind, weil sie nur einem Miasma zuzuordnen sind, relativ leicht überschaubar. Kapitel 4 gibt die Grundlagen und zeigt Beispiele.
- Eine weitere Sonderform in der homöopathischen Krankheitslehre sind die **einseitigen Krankheiten**. Mangels Symptomen ist die erste Mittelwahl oft unsicher, erst der weitere Verlauf bringt neue Symptome und damit mehr Sicherheit in der Wahl der Arznei.

- Zwei wichtige Veränderungen, die im Verlauf einer Therapie auftreten können, sind die **Unterdrückung und Symptomver-schiebung**. Kapitel 6 definiert und beschreibt diese Phänomene.
- Auch wenn ausführlich erst im Kurs E die Verlaufsbeobachtung behandelt wird, gibt es im Kurs D eine **Einführung in die zweite Verschreibung**. Hier werden die Kriterien eines guten oder schlechten Therapieverlaufs aufgezeigt und das Vorgehen bei der Folgekonsultation beschrieben.
- **Das Psorische Miasma** ist nach Hahnemann Grundlage aller nicht-venerischen chronischen Krankheiten. Das Konzept Hahnemanns wird den erweiterten Konzepten von Kent und Ortega gegenübergestellt.
- Sechs Arzneimittel – **Psorinum, Arsenicum album, Silicea, Staphisagria, Causticum** und **Lachesis** – werden ausführlich vorgestellt. Wieder wurden bewusst sehr unterschiedliche Darstellungsweisen gewählt, immer aber mit ausführlicher Berücksichtigung der Leitsymptome, der Differenzialdiagnose und exemplarischer Falldarstellungen.

Wiederum haben sich, wie bei **Band A** (**Grundlagen der Homöopathie**), **Band B** (**Homöopathische Fallaufnahme**) und **Band C** (**Arzneifindung – Einführung in die chronischen Krankheiten**), viele in Lehre und Praxis erfahrene Autoren beteiligt, die den DZVhÄ und die von ihm anerkannten Kurse in ganz Deutschland repräsentieren.

Die **Konzeption der Reihe** wurde beibehalten: Der Haupttext wird in der zweiten Spalte zusammengefasst und ergänzt, viele Abbildungen und Tabellen wurden speziell für diesen Band erstellt. Jedem Kapitel sind Lernziele und Literaturhinweise angefügt.

Der **Band E** – das nächste Buch dieser Reihe – wird sich den Themen **Verlaufsbeobachtung und zweite Verschreibung** und **Sykotisches Miasma** widmen.

Die Autoren wünschen den Leserinnen und Lesern Freude beim Lernen und Erfolg bei der Anwendung. Für kritische Bemerkungen oder Anregungen sind wir dankbar.

Bad Camberg
Oktober 2002

für das Autoren-Team:
Gerhard Bleul

1 Homöopathie bei Notfällen

Elisabeth Häcker-Strobusch

„Der rationellste Rath, der nur gegeben werden kann, ist der, in allen Fällen, wo nur überhaupt an arzneiliche Behandlung gedacht werden kann, die Anwendung homöopathischer Mittel zu versuchen und hiervon nur da eine Ausnahme zu machen, wo wegen drohender Gefahr keine Zeit bleibt, die nöthigen Heilsstoffe herbeizuschaffen oder die angemessenen homöopathischen Mittel mit Sicherheit zu erkunden."

G.H.G. Jahr, Lehren und Grundsätze der Homöopathie

Was darf und muss ich als Ärztin oder Arzt tun?

„Im Notfall – darf ich da überhaupt Homöopathie anwenden? Heutzutage steht man als Arzt doch immer mit einem Bein im Gerichtssaal." Diese Frage begegnet mir regelmäßig, wenn ich dieses Thema unterrichte.

Wir wollen unseren Patienten jede notwendige, eine Gefahr abwendende Hilfe zukommen lassen. Und wir haben als Ärzte mit der Zusatzausbildung Homöopathie zwei Standbeine. Nutzen wir beide! Ist sofortige Wiederbelebung notwendig, wird diese ausgeführt. Haben wir Zeit gewonnen, so veranlassen wir an Diagnostik und gegebenenfalls klinischer Überwachung, was uns unsere Universitätsausbildung gelehrt hat. Jetzt nutzen wir die Zeit, bis diese Maßnahmen einsetzen, für die Gabe eines homöopathischen Mittels, dem Patienten angemessen in seiner persönlichen Art, diesen Unfall oder diese Krankheit zu erleiden.

> Wir haben zwei Beine zum Gehen – Schulmedizin und Homöopathie.

Manches Mal fürchten wir aus unserer Kenntnis heraus die gefährliche Entwicklung eines Zustandes und wollen dies durch eine vorbeugende Gabe von z.B. Antibiotika verhindern, wohl wissend, dass der Einsatz noch nicht zwingend war. R.N. Braun empfiehlt statt dessen das „abwartende Offenlassen der Diagnose" und die engmaschige Kontrolle zunächst ohne eingreifende Therapie (s. Otitis-media-Studie). Dieser Zustand ist gut geeignet für den Einsatz homöopathischer Mittel, da wir bei Erfolg derselben den Einsatz grob wirkender und auch teurer Mittel gespart haben, bei unbefriedigendem Erfolg ein jetzt deutlicher angezeigtes homöopathisches Mittel wählen können und bei Verschlechterung der Situation das nun indizierte Antibiotikum geben werden.

> Das „abwartende Offenhalten" ist ein allgemeinmedizinisches Prinzip.

> Eine homöopathische Therapie kann in jedem Fall sofort – auch vor Beendigung der Diagnostik – begonnen werden und gefährliche Verläufe verhindern.

Grundsätzliches

Ein Notfall erfordert die schnellstmögliche Hilfe durch die zuverlässigste Methode, die beherrscht wird. Bei nicht ausreichenden

> Ein Notfall verlangt schnelles und kompetentes Handeln.

Tabelle 1-1: **Homöopathisches Notfall-ABC**

A	Arzneimittel kennen
B	Bereithalten der Arzneien
C	Charakterisierung des Einzelfalls (Repertorisation)
D	Dosierung, Darreichung
E	Entwicklung sorgfältig beobachten (Verlaufsanalyse)
F	Folgeverordnung in einem angemessenen Zeitraum

Für die Wirkung homöopathischer Mittel muss die Reaktionsfähigkeit des Organismus erhalten sein.

Arzneien lernen und vorrätig halten.

Die Prognose bestimmt die Verlaufsanalyse.

Fähigkeiten muss ein Spezialist (z.B. ein Notarzt) hinzugezogen werden.

Eine unabdingbare Voraussetzung für die Wirkung homöopathischer Arzneien ist die Reaktionsfähigkeit des Organismus. Daher ist bei starker Einschränkung der Vitalfunktionen die Homöopathie meist nicht indiziert.

Wenn homöopathische Arzneimittel im Notfall eingesetzt werden sollen, müssen sie natürlich in ihren speziellen Wirkungen geläufig und vorrätig sein (in der Praxis, in der Arzttasche).

Die Arzneien müssen anhand der Symptome, der Modalitäten und der Ursache differenziert werden, das heißt eine (kurze) Repertorisation ist angeraten. Die Dosierung ist zweitrangig, gegeben wird die Potenz, die vorrätig ist; empfohlen wird die C (oder D) 12 bzw. die C (oder D) 30.

Besonders wichtig ist auch die Einschätzung der Prognose, an der sich die Analyse des Fallverlaufs orientiert. Wenn in einem festgelegten Zeitraum keine entscheidende Besserung eintritt, muss das Mittel oder die Methode gewechselt werden. In Tabelle 1-1 ist das Vorgehen zusammengefasst.

Homöopathische Arzneimittelwahl im Notfall

Trotz gebotener Eile muss jeder Notfall individuell beurteilt werden.

Wahlanzeigend sind:
Causa, Verhalten, Äußerungen, Schmerzcharakteristika und Modalitäten.

In Notfällen muss schnell gehandelt werden. Das entbindet uns nicht von der Verpflichtung, jeden Fall individuell zu betrachten und aufgrund besonderer, charakteristischer Symptome zu verordnen.

Einer der wichtigsten Hinweise zur Arzneiwahl ist die Causa, also der genaue Unfallhergang, die Art der Verletzung, physikalische und psychische Auslöser. Daneben muss geachtet werden auf das Verhalten und die Äußerungen des Patienten, auf die Art seiner Schmerzen und die Modalitäten, welche die Symptome verbessern oder verschlechtern. Tabelle 1-2 gibt einen Überblick.

Im Folgenden werde ich beispielhaft drei klinische Themen mit Notfallcharakter aufgreifen und im obigen Sinn das Vorgehen sowie die Differenzialdiagnose zwischen den häufig dabei indizierten homöopathischen Mitteln darstellen.

Tabelle 1-2: **Für die Arzneiwahl wesentliche Symptome**

Verhalten	z.B. Starren, Umherlaufen, Jammern, Schreien, aggressive Impulse
Äußerungen	z.B. stereotype Sätze, besondere Ausdrücke, Aussagen zur Entstehung („ich habe nicht aufgepasst", „ich weiß nicht, wie das passieren konnte", das Essen war schlecht" usw.), Aussagen zur Prognose („das ist nur eine Kleinigkeit", „ich werde nie mehr gesund" usw.)
Causa	z.B. Verletzungen durch Schlag, Stich, Biss, Zerrung, Verbrennung, Überanstrengung, Verkühlung, Schock, Ärger, psychische Kränkung
Schmerz-charakteristik	spezielle Empfindungen, Ausstrahlung
Modalität	Einfluss z.B. der Lage, Haltung, Temperatur, Berührung, Druck, zeitlicher Verlauf

(Unfall)Schock

„…so sind die acuten Krankheiten theils solche, die den einzelnen Menschen befallen auf Veranlassung von Schädlichkeiten, denen gerade dieser Mensch insbesondere ausgesetzt war." (Org. 6, § 73)
Wenn die Erstversorgung des Patienten abgeschlossen ist, haben wir in dieser Zeit schon so viele Beobachtungen sammeln können, dass eine individuelle Mittelwahl möglich ist. Die Differenzialdiagnose erfolgt vor allem nach der auslösenden Ursache, kombiniert mit den beobachtbaren Körperzeichen und dem Gemütszustand.
Die Tabelle 1-3 ist eine Einladung an die Leserin und den Leser, die aufgeführten Rubriken im Repertorium nachzuschlagen. So lernen sie ihr „Werkzeug" kennen und entdecken nebenbei noch weitere interessante Details.

Differenzialdiagnose nach auslösender Ursache, körperlichen Symptomen und Gemütszustand.

Lymphangitis

Bei diesem Krankheitsbild werden Sie zu Recht fragen, was wohl daran Individuelles zu finden sein kann. Eine Lymphangitis läuft zumeist gleichförmig ab, ist Ausdruck von eingedrungenen Erregern, die das Abwehrsystem zu durchbrechen drohen, und kann heutzutage effektiv mit Antibiotika behandelt werden. Das stimmt. Auf die Idee, ein homöopathisches Mittel dafür zu suchen und zu geben, brachten mich meine Patienten. Da war eine Stillende, die kein Antibiotikum nehmen wollte. Ein Kind reagierte auf Antibiotika immer mit Durchfällen. Bei einem Neurodermitis-Patienten hatte sich nach Antibiotikagabe die Haut immer verschlechtert.
Es gibt auch zu denken, dass die Pharmakologen davor warnen, durch einen zu häufigen Einsatz von Antibiotika deren Wirksamkeit zu verringern, Resistenzen zu züchten. Es besteht die Gefahr, dass multiresistente Keime auf gar keine antibiotischen Mittel

Die Patienten baten um eine homöopathische Behandlung.

Tabelle 1-3: **Homöopathische Arzneimittel bei Schock**

Arzneimittel	Ursache – Eigenheiten des Patienten	Repertoriumsrubriken (nach Synthesis)
Aconitum napellus	Plötzlicher Schreck, Furcht, Entsetzen; mit körperlicher Unruhe, nächtlicher Verschlimmerung, Herzklopfen, es kann Fieber auftreten; Gesicht im Liegen rot, nach Aufrichten blass. Anurie der Neugeborenen.	Allg. – Schock durch Verletzung; Gemüt – Beschwerden durch Schreck / durch Anblick eines Unfalls; Gemüt – Tod – denkt an den Tod / sagt seine Todeszeit voraus; Wahnidee, er wäre beinahe gestorben; Ungeduld mit Herumwerfen
Arnica montana	Verletzung der Weichteile mit Blutaustritt; Gehirnerschütterung; Angst vor Berührung; sagt, es geht ihm gut, obwohl er offensichtlich verletzt ist; Gesicht heiß, Glieder kalt.	Allg. – Verletzung / abgestorben im geprellten Teil, Gefühl wie; Gemüt – Stupor durch Gehirnerschütterung; Gleichgültigkeit gegen Schmerz.
Arsenicum album	Verbrennungsschock; Ruhelosigkeit durch Angst, Verlangen, jemanden in der Nähe zu haben; Bewegung erschöpft rasch; durstig; kalt mit Verlangen nach Wärme, nach heißen Getränken, Auflagen etc.	Allg. – Verbrennungen; Gemüt – Furcht vor dem Tod, wenn allein: Gemüt – Gesten, Flockenlesen
Camphora	Plötzliche Ohnmacht durch Verletzungen; Volumenmangelschock durch rasche Dehydratation (wie bei fulminanter Cholera); Asphyxia neonatorum; Verlangen entblößt zu werden bei kalter, trockener Haut und Verlangen zugedeckt zu werden bei Hitze und Schweiß; Kälte allgemein (Zunge, Nase, Haut, Atem), an schmerzhaften Stellen, Schmerz vermittelt Kältegefühl; Schmerz < durch Darandenken.	Allg. – Kollaps nach Diarrhoe; Allg. – Scheintod, neonatorum; Frost – entblößt zu werden, Verlangen; Frost mit Schmerz
Carbo vegetabilis	Verminderte innere Sauerstoffzufuhr mit entsprechend geringer Vitalität; Haut hat einen bläulichen Unterton; eiskalte Glieder (bis zu den Knien); Verlangen frische Luft; innere Empfindung von Brennen; extreme Flatulenz, Völlegefühl durch Aufstoßen kurz gebessert, kann nichts Enges am Bauch vertragen; relativ empfindungslos, geistig teilnahmslos.	Kollaps nach Diarrhoe; Allg. – Gasvergiftung; Allg. – Scheintod, von Erfrorenen; Allg. – Schmerz – brennen, innerlich – glühenden Kohlen, wie von.
Hypericum perforatum	Neurogener Schock als Folge von Nerven- und Rückenmarkverletzungen; einschießende Schmerzen entlang der Nerven, die nur langsam wieder abklingen (z.B. Fingerquetschungen); kalte Luft <.	Allg. – Verletzungen – der Nerven, mit großen Schmerzen

Arzneimittel	Ursache – Eigenheiten des Patienten	Repertoriumsrubriken (nach Synthesis)
Lachesis	Folgen von Blitzschlag, von Ertrinken; Sepsisgefahr nach Bissen von (giftigen) Tieren, auch nach Hundebissen; Gesicht wie betäubt; dunkle Blutungen (wie zersetzt); Verletzung/Entzündung mit dunklem Rand, bläulich verfärbt; warmblütig, geschwätzig, tadelt andere.	Allg. – Scheintod – nach Blitzschlag / von Ertrunkenen
Opium	Schreck und Schockfolge mit lähmungsartigen Symptomen, gestauter Gesichtsfarbe (kann mit blass wechseln); Pupillen eng gestellt, bewusstlos mit offenen Augen; Urämie, Koma mit Cheyne-Stokes Atmung (auch nach Apoplex).	Allg. – Scheintod, durch Erhängen; Rektum – unwillkürlicher Stuhl nach Schreck; Augen – offen – Bewusstlosigkeit, während der; Atmung blasend, schnarchend, stertorös
Pyrogenium	Toxischer Schock, bei Sepsisverdacht; verlangt sich zu bewegen, um Zerschlagenheitsgefühl zu lindern, erschöpft und ruhelos; Frost mit Verlangen nach Wärme, die nicht bessert; redet mit sich selbst; faulige Absonderungen.	Gemüt – Sprechen – sich selbst, mit; Fieber mit Frösteln – Herausstrecken der Hände aus dem Bett, durch; Gemüt – Redseligkeit – im Fieber
Veratrum album	Kreislaufkollaps; plötzliches Sinken der Kräfte, mit kaltem Stirnschweiß, blassem Gesicht, starkem Frösteln; Verlangen zugedeckt zu werden; Verlangen nach kalten Getränken, intensiver Durst, Verlangen nach sauren Früchten (Saft), Salzigem; wässrige Ausscheidungen; Erbrechen und Stuhlgang gleichzeitig; Ruhelosigkeit, körperlich und geistig.	Allg. – Kollaps, nach Diarrhoe; Allg. – Schwäche, schnell zunehmend; Kopf – Schweiß – Stirn – kalt; Allg. – Schmerz – Brennen, innerlich – mit äußerer Kälte; Magen – Erbrechen – Stuhlgang, während; Gemüt – Ruhelosigkeit, geschäftig

mehr ansprechen. In diesem Sinn tun wir mit unserem homöopathischen Therapieansatz unseren Patienten etwas Gutes und tragen gleichzeitig den Forderungen unserer pharmakologischen Kollegen Rechnung.

Oft konnte ich mit **Bufo rana** helfen, manchmal waren die anderen Mittel angezeigt (Tab. 1-4, S. 6).

Auf eine Besonderheit im Rahmen der Lymphangitis-Behandlung möchte ich noch hinweisen. Wenn der Patient eine Neigung hat, so auf kleine Verletzungen zu reagieren, dann haben wir es nicht nur mit einer akuten Krankheit zu tun, sondern mit einer tiefer sitzenden Störung. Entsprechend unserer klinischen Ausbildung werden wir nach Faktoren suchen, welche die Abwehrleistung schwächen, und die entsprechenden Laborwerte anfordern. Zu-

Unterscheide: akute Krankheit – Aufflackern latenter Psora.

Tabelle 1-4: **Homöopathische Therapie der Lymphangitis**

Arzneimittel	Typisch
Apis mellifica	Erstes Stadium der Lymphangitis mit ödematöser Schwellung, Wärme <, Kälte >, Druck und Berührung <; durstlos; Folge von Insektenstichen.
Bufo rana	Hauptmittel der Lymphangitis nach Verletzungen, vor allem an Arm und Bein; Füße in heißes Wasser stellen >.
Cuprum metallicum	„Entzündung eines Lymphgefäßes von der Hand bis zur Achsel, mit starker Geschwulst der Hand" (CK, Bd. 3, Cuprum Symptom 284).
Elaps corralinus	Geschwollene Leistenlymphknoten, bläulicher Ton der Entzündung, inneres Kältegefühl an leidenden Teilen.
Ledum palustre	Nach penetrierenden Verletzungen von Hand und Fuß; kaltes Baden >.
Rhus toxicodendron	Panaritien mit Lymphangitis; Bewegung und Wärme >.
Vipera berus	Fortgeschrittene Form mit rotem Streifen, Lymphdrüsenschwellung, enorme Schwellung und Spannung der Haut, heftige Schmerzen oder Gefühllosigkeit, berührungsempfindlich, blaurote bis livide Verfärbung.

meist zeigt sich nichts außer einer leichten Verminderung der Immunglobuline. Wir halten uns dann an die Hinweise HAHNEMANNS, der diese Neigung auch schon beobachtete und in seiner Theorie der chronischen Krankheiten von dem „Aufflackern latenter Psora" spricht (vgl. Org. 6 § 242, dort am Beispiel des Wechselfiebers dargestellt). Damit ist nicht nur ein spezieller Begriff eingeführt, sondern in der homöopathischen Theorie sind für diese Zustände klare Handlungsanweisungen zur Mittelwahl angegeben (s. CK, Bd. 1, S. 164). Jetzt sollte ein tief greifend antipsorisches Mittel die Heilung vervollständigen. Oft ist dies ein schwefelhaltiges Mittel und ich habe immer wieder beobachten können, dass Entzündungs- und Eiterneigungen danach verschwanden.

Pseudokrupp

Die Häufigkeit dieser Krankheit hat möglicherweise auch mit dem Ausmaß der Luftverschmutzung zugenommen und ist eine erschreckende Erfahrung für die Eltern und betroffenen Kinder. Tatsächlich kann die Luftnot bedrohliche Ausmaße annehmen und führt oft zum Gang in die Kinderklinik.

Es ist interessant, dass die meisten der aufgeführten homöopathischen Mittel (Tab. 1-5), schon von HAHNEMANN geprüft und für

Tabelle 1-5: **Homöopathische Arzneimittel bei Pseudokrupp**

Arzneimittel	Typisch	Prüfsymptom
Ignatia amara	Abends nach dem Hinlegen; „hohler, trockener Husten, früh beim Erwachen aus dem Schlafe" (RAL Bd.2, S.170, Sympt. 446); bei Kummer, mit Seufzen.	„Eine jählinge Unterbrechung des Athmens oben in der Luftröhre über dem Halsgrübchen, die unwiderstehlich zum kurzen, gewaltsamen Husten reizt, Abends" (RAL Bd.2, S.171, Sympt. 450)
Belladonna	22-23 Uhr; bei schwülem Wetter; erst verschwitzt, dann verkühlt; intelligente Kinder, phantasieren leicht, erwachen weinend mit feuerrotem Gesicht.	„Husten fängt abends (um 10 Uhr) an und kömmt alle Viertelstunden und öfter, von 3,4 Stößen" (RAL Bd.1, S.60, Sympt. 816).
Aconitum napellus	Gegen 24 Uhr; „nächst Durst und schnellem Pulse, eine ängstliche Ungeduld, ein nicht zu besänftigendes Außersichseyn und agonizirendes Umherwälzen zugegen ist" (RAL Bd.1, S.438); nach Aufenthalt in kaltem (Ost-) Wind.	„Ängstlichkeit mit Gefahr zu ersticken", „Engbrüstigkeit", „nach Mitternacht alle halbe Stunde ein kurzen Husten (Kaechekaeh) von einem Kitzel im Kehlkopf; je mehr sie ihn unterdrücken wollte, desto öfterer und schlimmer kam er" (RAL Bd.1, S.453, Sympt. 253, 254, 267)
Spongia	Vor und nach 24 Uhr; sägender, biphoner Husten; Ablenkung >.	Folgt gut auf Aconit, kann durch Hepar sulfuris ergänzt werden (RAL Bd.6, S.199); „Schweres Athemholen, als ob ein Stöpsel in der Kehle steckt und der Athem durch die Verengerung des Kehlkopfes nicht hindurch könnte" (RAL Bd.6, S.219, Symptom 145)
Arsenicum album	Nach Mitternacht; mit großer Unruhe, Angst, möchte auf sein, braucht Gesellschaft; der Zustand wird von allen Anwesenden als bedrohlich empfunden.	„Trockenheit des Kehlkopfes, raue Sprache und Heiserkeit, sehr zäher Schleim auf der Brust, der sich schwerlich loshusten läßt" (RAL Bd.2, S.84, Sympt. 510, 511, 517)
Hepar sulfuris	2 Uhr, auch morgens, abends, nachts; schmerzhafter Husten, bis es sie würgt; reizbar, berührungs- und schmerzempfindlich; alles Kalte <, feucht-warm >.	„Tiefer, trockener Husten, von Athem-Beengung beim Einathmen, mit Schmerz in der Brust herauf, wie wund, bei jedem Husten-Stosse" (CK Bd.3, S.363, Sympt. 369)
Jodum	Morgens; greift sich an den Hals; harter, metallischer Husten; Wärme <.	„eine sehr heroische Arznei" (CK) „Engbrüstigkeit mit Athem-Verhinderung in der Kehle" (CK Bd.3, S.395, Sympt. 453)
Calcium sulfuricum	Morgens nach dem Aufwachen; Wärme <, frische Luft >.	„Zusammenschnürungsgefühl im Hals wie zum Ersticken"; „dicker, gelber Schleim aus den Choanen im Rachen" (KENT)

drosera
Phosphorus

Krankheiten mit diesen Symptomen empfohlen wurden. Er gibt sogar für die „häutige Bräune" (Diphtherie) eine bewährte Abfolge von Mitteln an, was bei ihm selten vorkommt (RAL Bd. 6, S. 199).

Um der Praxis nahe zu kommen, habe ich die Mittel nach ihrer Zeitmodalität angeordnet. Natürlich ist diese Auswahl exemplarisch und gibt die häufigen Mittel wieder. Weitere Alternativen sind in Kapitel 3 dieses Buches und in den Repertoriumsrubriken zu finden (vgl.: Husten, Zeiten / bellend / krampfhaft (spasmodisch) / kruppartig).

> Die Differenzialdiagnose erfolgt in erster Näherung nach der Zeit des Symptombeginns, zweitens nach der Gemütsverfassung.

Nächst der Zeit des Anfallsbeginns ist der akut veränderte Gemütszustand des Kindes und seine Art, mit dieser Situation umzugehen, wahlanzeigend für das geeignete Mittel. „*Die in gesunden Zeiten Geduldigen, findet man oft in Krankheiten störrisch, heftig, hastig, auch wohl unleidlich, eigensinnig und wiederum auch wohl ungeduldig oder verzweifelt ...*" (Org. 6 § 210, Anm. 171) Mithilfe dieser Tabelle können Sie einen Einblick nehmen, wie aus Symptomen, die in den HAMP-Berichten vermerkt sind, die Arzneimittelbilder und die klinische Anwendung sich ableiten. Wenn Sie ein Mittel studieren, lohnt es sich, außer in zusammenfassenden AML auch in dieser Primärliteratur nachzulesen. Die individuellen Züge werden damit viel plastischer, ohne dass Interpretationen eine Rolle spielen.

Schlussbetrachtung

Notfallmedizin, sei es in den Wochenenddiensten, sei es anderwärts, ist ein guter Prüfstein dafür, wie weit ich mir meiner Arzneimittelkenntnisse sicher bin und wo ich schlingere. Die Engländer drücken es fein aus: to learn by heart – mit dem Herzen lernen (meint: auswendig lernen). Was wir im Herzen haben, steht uns auch im Notfall zur Verfügung. Und was wir erlebt haben oder uns deutlich bildlich vorstellen, ist dem Herzen näher als nur Gelesenes.

> Sichere Arzneimittelkenntnisse erleichtern das Handeln im Notfall.

> Spickzettel schulen das Gedächtnis und beruhigen.

Natürlich können wir uns Spickzettel schreiben und ins Notfallbuch einkleben. Wie bei allen Spickzetteln liegt ihr Wert darin, es aufgeschrieben zu haben, womit es im Gedächtnis besser verankert ist, und in der psychologischen Beruhigung.

In meiner homöopathischen Hausbesuchstasche habe ich auch Platz für mein Repertorium und eine Arzneimittellehre. Manchmal ist genug Zeit, darin zu blättern und eigene Unklarheiten auszuräumen. Bevorzugt mache ich dies, wenn ich neben dem Patienten sitzen bleibe, um die Wirkung der Mittelgabe noch abzuwarten. In hochakuten Fällen sieht man schon nach wenigen Minuten, ob das Mittel anschlägt und kann dementsprechend weitere Anweisungen geben. Die nächste Generation von Homöopathen wird mit dem Laptop zum Hausbesuch gehen. Das mag allen genauso selbstverständlich sein wie mir heute das Buch.

So kann geschehen, dass der von uns unter dem Verdacht eines abwendbar gefährlichen Verlaufes eingewiesene Patient von der Klinik wieder heimgeschickt wird, weil alles sich als gar nicht so

Tabelle 1-6: **Notfälle, ihre Rubriken und die wichtigsten Arzneien**

Notfall	Repertoriumsrubrik	Wichtige Arzneien
Verletzungen durch Schlag, Prellung u.ä.	Allg. – Verletzungen Extr. – Verletzungen	Arn., Bell-p., Calen., Con., Ham., Hyper., Led., Rhus-t., Ruta, Staph., Symph.
Gehirnerschütterung	Kopf – Gehirnerschütterung Kopf – Verletzungen	Arn., Cic., Hell., Hyper., Nat-s.
Verletzungen durch Bisse und Stiche	Allg. – Wunden – Bisswunden Haut – Insektenstiche	Apis, Canth., Lach., Led., Urt-u.
Blutungen	Allg. – Blutungen Allg. – Verletzungen – Extravasate	Ferr-p., Ham., Kreos., Lach., Mill., Phos.
Verbrennungen	Allg. – Verbrennungen	Ars., Canth., Caust., Kreos., Urt-u.
Erfrierungen	Allg. – Erfrierung – Beschwerden durch Extr. – Frostbeulen	Agar., Apis., Caust., Lach., Sec.
Sonnenstich	Kopf – Sonnenstich	Ant-c., Bell., Bry., Gels., Glon., Lach., Nat-c., Puls.
Entzündungen	Allg. – Entzündungen Extr. – Entzündungen Extr. – Nagelgeschwür / Panaritium	Bufo, Calc-s., Hep., Lach., Tarent-c.
Lebensmittel-vergiftungen	Magen – Verdorben	Ars., Nux-v., Okou.
Übelkeit, Erbrechen	Magen – Übelkeit / Erbrechen	Cocc., Con., Nux-v., Petr., Sep., Tab.
Koliken, Krämpfe	Magen – Schmerz – krampfartig Abdomen – Schmerz – krampfartig	Ars., Coloc., Cupr., Mag-p., Nux-v.
starke Durchfälle	Rektum – Diarrhoe	Ars., Chin., Ip., Merc-c., Phos., Ph-ac., Podo., Verat.
Pseudokrupp	Kehlkopf – Krupp / Laryngismus Atmung – Atemnot – mit Husten Husten – kruppartig	Acon., Ars., Brom., Bell., Calc-s. Kali-bi., Hep., Ign., Jod, Phos., Spong.
Ohnmacht, Kollaps	Allg. – Kollaps / Ohnmacht	Arn., Camph., Carb-v., Chin., Hell., Op., Verat.
psychischer Schock	Gemüt – Schock	Acon., Ign., Nat-m., Op. Ph-ac.
Erregungszustand	Gemüt – Delirium Allg. – Zittern – Erregung	Acon., Bell., Hyos., Ign., Op., Stram., Verat.

schlimm erweist. Welchen Anteil die homöopathische Therapie dazu beigetragen hat, muss im Einzelfall offen bleiben, solange es nicht größere Studien gibt, die beide Vorgehensweisen vergleichen. Ein breites Feld für wissenschaftliche Forschung in und für die Praxis liegt vor uns allen.

Die Tabelle 1-6 zeigt eine Auflistung von Notfällen, den entsprechenden Repertoriumsrubriken und der wichtigsten Arzneien.

Lernziele

▶ Das Verhältnis allgemeinmedizinischer und homöopathischer Therapie bei Notfällen bezeichnen,

▶ die Voraussetzungen für eine homöopathische Therapie in Notfallsituationen benennen können,

▶ die Besonderheiten der Arzneiwahl in Notfallsituationen kennen,

▶ akute von chronischen Krankheiten und deren Exazerbationen unterscheiden können, Verdachtsmomente für das Aufflackern latenter Psora kennen,

▶ die wichtigsten homöopathischen Arzneimittel für ausgewählte Notfälle kennen und anwenden können,

▶ individuelle Symptome beispielhaft (z.B. beim Pseudokrupp) benennen können.

Literatur

Braun, R.N.: Lehrbuch der Allgemeinmedizin. Theorie, Fachsprache und Praxis. Verlag Kirchheim, Mainz 1986

Häsler, R.: Erstversorgung bei Herzinfarkt. Dt. J. f. Hom. 1985; 4: 384–385

Möllinger, H.: Die homöopathische Behandlung bei Verletzungen; in Bleul, G. (Hrsg.): Weiterbildung Homöopathie, Band A: Grundlagen. Sonntag Verlag, Stuttgart 1999, S. 188–223

Opfermann-Fuckert, D.: Tagebuch eines ärztlichen Wochenend-Notdienstes. Dt. J. f. Hom. 1988, 7: 334–336

Otitis-media-Studie: BMJ 2001; 322: 336–342

Schneider, P.: Pseudokrupp. Dt. J. f. Hom. 1989; 8: 294

Stauffer, K.: Klinische Homöopathische Arzneimittellehre (s. Anhang)

Tyler, M.L.: Wichtige Krankheitszustände und ihre homöopathischen Mittel. Stefanovic Verlag, Bielefeld 1991

Ungern-Sternberg, M. v.: Pseudokrupp. Dt. J. f. Hom. 1990; 3: 223

Winkelmann, G.: Fallbeispiele „Notdienst". Dt. J. f. Hom. 1992; 11: 274–278

Witzig, F.: Bufo rana – Lymphangitis-Fälle. Dt. J. f. Hom. 1993; 12: 107

2   Epidemische Krankheiten

Gerhard Bleul

Definition

Eine Epidemie ist eine über ein größeres Gebiet verbreitete infektiöse Krankheit. Das Wort leitet sich von der Vorsilbe *epi* (= über) und *demos* (= Volk) ab. Eine epidemische Krankheit verläuft bei unterschiedlichen Individuen in gleicher oder sehr ähnlicher Art und Weise ab. Nicht jeder Erkrankte bekommt alle Symptome, aber die auftretenden Symptome der Erkrankten sind gleich.

> epidemia nosos = über das ganze Volk verbreitete Krankheit

In der homöopathischen Krankheitslehre (HAHNEMANN, Org. 6, § 73) werden die akuten Krankheiten unterteilt in

> Akute Krankheiten treten auf:

- Erkrankungen einzelner Menschen („auf Veranlassung von Schädlichkeiten, denen gerade dieser Mensch insbesondere ausgesetzt war")

> a) individuell

- sporadische Krankheiten („wovon krankhaft erregt zu werden, nur einige Menschen, zu derselben Zeit, Empfänglichkeit besitzen")

> b) sporadisch (= verstreut)

- epidemische Krankheiten („welche viele Menschen aus ähnlicher Ursache unter sehr ähnlichen Beschwerden ergreifen"), unterteilt in akute Infektionskrankheiten mit lebenslanger Immunität (Masern, Mumps, Pocken usw.) und „auf ziemlich ähnliche Weise wiederkehrende Epidemien" (Cholera, Gelbfieber, Pest usw.).

> c) epidemisch (gehäuft).

Epidemien sind „nicht selten veranlasst" durch „Kriegsnoth, Ueberschwemmungen und Hungersnoth", aber auch durch besondere klimatische und hygienische Bedingungen. Sie treten in Bevölkerungsgruppen mit guter Ernährung und Hygiene seltener auf. Viele Infektionskrankheiten sind in Regionen mit hohen Durchimpfungsraten und konsequenter Isolierung der Erkrankten nicht mehr epidemisch, sondern nur noch sporadisch.

> Epidemien werden durch Notsituationen gefördert,

> durch gute Ernährung und Hygiene verringert.

In Mitteleuropa vorherrschende Epidemien sind heutzutage die jährlich, meist im Februar auftretende Influenza, infektiöse Gastroenteritiden, durch Salmonellen und Viren bedingt, und virale Infekte mit Symptomen der oberen Atemwege.

> Typische Epidemien unserer Zeit und Region: Influenza, Salmonellose, virale Enteritis.

Spezielles Vorgehen bei Arzneiwahl und Therapie

Erscheinen in der ärztlichen Praxis innerhalb weniger Tage viele Erkrankte mit sehr ähnlichen Symptomen, liegt der Verdacht auf eine epidemische Krankheit nahe. Die Symptome der erkrankten Individuen sind so gleichförmig, dass individuelle Besonderheiten dahinter verschwinden. Wohl erkranken daran jeweils nur bestimmte Menschen mit der besonderen Affinität zur aktuellen

> Epidemische Situation: gehäufte gleichförmige Erkrankungen innerhalb kürzester Zeit.

> Die Erkrankten haben oft auch konstitutionelle Gemeinsamkeiten.

Die gleichförmigen Symptome aller Erkrankten ergeben das Arzneimittelbild.

Die ersten Fälle sehen noch wie individuelle Erkrankungen aus.

Die weiteren Fälle lassen die Epidemie erkennen und das passende Arzneimittel finden.

Jeder neue Fall ergänzt das Krankheits- und damit das Arzneimittelbild, läßt die Symptome klarer, aber nicht unbedingt zahlreicher werden.

Im Verlauf einer Epidemie kann sich ein noch passenderes Arzneimittel herauskristallisieren.

Das gesamte Krankheitsbild ist in der Zusammenschau vieler gleichförmiger Krankheitsfälle der Epidemie zu erkennen.

Alle epidemisch Erkrankten erhalten dasselbe Arzneimittel, wenn sie nicht individuelle Symptome haben oder eine chronische Krankheit vorliegt.

Eine epidemische Krankheit

Epidemie, aber alle Erkrankten haben dieselben Symptome oder zumindest eine gewisse Auswahl davon.

Die Symptome aller epidemisch Erkrankten sind als zu dieser Krankheit gehörenden Zeichen in die Mittelwahl einzubeziehen. Alle bekommen dasselbe homöopathische Arzneimittel, wenn nicht individuelle Besonderheiten oder Grundkrankheiten ein anderes Vorgehen erfordern.

„Es kann wohl sein, dass der Arzt beim ersten ihm vorkommenden Falle einer epidemischen Seuche, nicht gleich das vollkommene Bild derselben zur Wahrnehmung bekommt, da jede solche Collectivkrankheit erst bei näherer Beobachtung mehrer Fälle den Inbegriff ihrer Symptome und Zeichen an den Tag legt. Indessen kann der sorgfältig forschende Arzt schon beim ersten und zweiten Kranken dem wahren Zustande oft so nahe kommen, dass er eines charakteristischen Bildes davon inne wird – und dann schon ein passendes, homöopathisch angemessenes Heilmittel für sie ausfindet." (Org. 6, § 101)

„Bei Niederschreibung der Symptome mehrer Fälle dieser Art wird das entworfene Krankheitsbild immer vollständiger, nicht größer und wortreicher, aber bezeichnender (charakteristischer), die Eigenthümlichkeit dieser Collectivkrankheit umfassender; die allgemeinen Zeichen (z.B. Appetitlosigkeit, Mangel an Schlaf u.s.w.) erhalten ihre eignen und genauern Bestimmungen und auf der andern Seite treten die mehr ausgezeichneten, besondern, wenigstens in dieser Verbindung seltnern nur wenigen Krankheiten eignen Symptome hervor und bilden das Charakteristische dieser Seuche.

(Anm.: Dann werden dem Arzte, welcher schon in den ersten Fällen das, dem specifisch homöopathischen nahe kommende Heilmittel hat wählen können, die folgenden Fälle entweder die Angemessenheit der gewählten Arznei bestätigen, oder ihn auf ein noch passenderes, auf das passendste homöopathische Heilmittel hinweisen.)

Alle an der dermaligen Seuche Erkrankten haben zwar eine aus einer und derselben Quelle geflossene und daher gleiche Krankheit; aber der ganze Umfang einer solchen epidemischen Krankheit und die Gesammtheit ihrer Symptome (deren Kenntniß zur Uebersicht des vollständigen Krankheitsbildes gehört, um das für diesen Symptomen-Inbegriff passendste homöopathische Heilmittel wählen zu können) kann nicht bei einem einzelnen Kranken wahrgenommen, sondern nur aus den Leiden mehrerer Kranken, von verschiedener Körperbeschaffenheit vollständig abgezogen (abstrahirt) und entnommen werden." (Org. 6, § 102)

Alle Kranken mit derselben Symptomatik während einer Epidemie – genauer gesagt: mit einer Auswahl der epidemischen Symptome – bekommen dasselbe Arzneimittel, es sei denn, sie reagieren individuell, also anders als die epidemisch Kranken. In diesen besonderen Fällen spielt eine manifeste Grundkrankheit oder eine eigene Reagibilität (latente Psora) hinein, die individuell bei der Mittelwahl zu berücksichtigen ist.

Chronisch Kranke, die unter der Wirkung ihres Arzneimittels stehen, werden entweder nicht mit dem epidemie-spezifischen

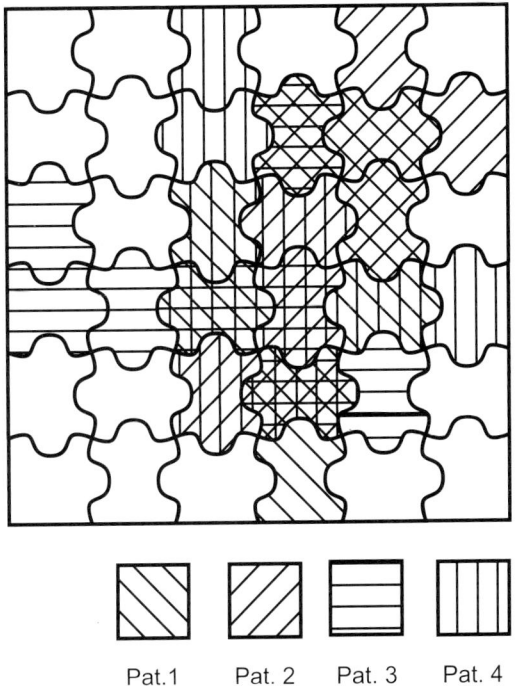

Pat.1   Pat. 2   Pat. 3   Pat. 4

Abbildung 2-1: **Arzneibild des epidemischen Mittels**

Mittel behandelt oder erhalten es im Sinne einer interkurrenten Arznei (vgl. Kurs E: Interkurrente Erkrankungen), womit die chronische Therapie unterbrochen und später fortgesetzt wird.

eines chronisch Kranken kann als interkurrente Erkrankung angesehen werden.

Beispiel: Grippe-Epidemie im Februar 2001

Dass die Influenza-Epidemie 2001 auch die Patienten meiner Praxis erreicht hatte, deutete sich erstmals bei einem Hausbesuch bei einer sechsköpfigen Familie am 30.1.2001 an. Die drei Jungen lagen mit hohem Fieber im Bett, das Mädchen und der Vater waren gesund, die Mutter hatte leichte Symptome, die sie ignorierte.

Mehrere gleichförmig Erkrankte in kürzester Zeit lassen eine Epidemie erkennen.

Julius (* 1985) hatte am Vorabend plötzlich Fieber bekommen, dazu Halsweh und Stirnkopfschmerzen. Gesicht und innerer Hals waren hochrot, seine Lunge auskultatorisch o.p.B.

3 Fälle:
Die Grippesymptome von Julius,

Peter (* 1987) hatte ebenfalls seit dem Vorabend Fieber und einen lockeren Husten. Um 1.30 Uhr hatte er einmal erbrochen. Der körperliche Befund war derselbe wie beim Bruder.

Peter

Richard (* 1983) bekam das Fieber schon einen Abend vorher, seine Symptome sind am ausgeprägtesten: Er ist vollkommen matt, liegt zugedeckt im Bett, hat wenig Durst, schwitzt, hat ein hochrotes Gesicht, das linke Trommelfell ist gerötet.

und Richard
sind sämtlich Ausschnitte aus dem Belladonna-Arzneibild.

Alle drei Jungen bekommen dasselbe Mittel: **Belladonna** D6 (zu Hause vorrätig), jeweils 2 Globuli, sooft sie es für nötig halten, was etwa 3 - bis 5-mal täglich in zunehmend größeren Abständen war. Einen Tag lagen sie noch im Bett, am übernächsten Tag waren sie wieder gesund. – Peter hatte vorher in ein- bis zweijährigen Abständen, zuletzt vor zwei Monaten, **Sepia** C30 wegen einem Fingerkuppenekzem bekommen, was jetzt nicht relevant war. Richard hatte vor 6 Wochen und vor 11 Wochen grippale Infekte, die jeweils mit **Arsenicum album** D12 ausheilten; **Ars.** war jetzt aber völlig unpassend.

Frühere Erkrankungen oder Krankheitsneigungen werden nicht berücksichtigt.

Jan K. (* 1989) klagt am 29.1.2001 über Kratzen im Hals und Husten, das von der Mutter gegebene Kombinationspräparat (mit **Acon.** D5, **Atro-s.** D5, **Merc.-cy.** D8) war wirkungslos geblieben. Das jetzt von mir empfohlene **Phosphorus** D12 (noch ohne Erkenntnis der epidemischen Situation) brachte bis zum nächsten Tag ebenfalls keine Linderung. Das Fieber war auf 38,5 °C angestiegen, seit 5 Uhr früh hatte er Magenschmerzen, die immer wieder nach wenigem Trinken auftraten, heute früh nach dem Aufstehen hatte er einmal erbrochen. Die Wahl von **Belladonna** lag nahe, aber die Symptome waren deutlich anders, das für die epidemische Krankheit charakteristische hohe Fieber, die Hitze mit Mattigkeit und Durstlosigkeit und die deutliche Rötung waren nicht vorhanden. Die individuellen Symptome (Magenschmerzen nach Fieberfrost, um 3–5 Uhr, nach Trinken, Erbrechen morgens) führten zur Wahl von **Kalium carbonicum**, welches die Beschwerden innerhalb von drei Tagen beseitigte.

4. Fall:
In Unkenntnis der epidemischen Situation wird ein wenig passendes Mittel gewählt.

Im weiteren Verlauf zeigt sich ein von der epidemischen Krankheit abweichendes Bild, das ein individuelles Mittel verlangt.

Guido B. (* 1984) war schon am 29.1.2001 erstmals in der Sprechstunde mit Fieber (39 °C), bellendem Husten, klarem Schnupfen, Stirnkopfschmerz, rotem Rachen, Erschöpfung. Er hatte sich vor zwei Tagen verkühlt, war jetzt licht- und geräuschempfindlich und hatte Schwindel und Übelkeit beim Aufstehen. Da er ein- bis zweimal jährlich Schnupfen hat und immer **Kalium bichromicum** hilft, gab ich ihm zunächst **Kali-bi.** C30, ohne Erfolg. Am nächsten Tag riet ich ihm – nach dem beschriebenen Hausbesuch – telefonisch zu **Belladonna** D6, worauf das Fieber am nächsten Tag abgeklungen war. Husten und Schwäche besserten sich langsam innerhalb von drei Tagen nach einer Gabe **Belladonna** D30.

5. Fall:
Verkennung der epidemischen Erkrankung als Rezidiv einer chronischen Sinusitis, das individuelle Mittel bleibt ohne Effekt.

Kai N. (* 1985) meldete sich am 31.1.2001: Seit gestern Mittag heftiger Husten, Kopf- und Gliederschmerz, Halsweh, Mattigkeit; der Rachen ist gerötet, die Lunge o.p.B. Therapie: **Belladonna** D12, 2 - bis 4-mal täglich nach Bedarf, je 2 Globuli. Am nächsten Tag geht es ihm deutlich besser.

6. Fall:
Deutliche **Bell.**-Symptome

Tommy E. (* 1988) hatte am 2.2.2001 Husten, Niesen, Kopfschmerz, auch die Arme taten beim Bewegen weh. Er atmete heftig, war matt, die Karotiden pulsierten, Herzfrequenz 108, Lunge o.p.B. Therapie: **Belladonna** D12, 2 - bis 4-mal täglich 2 Globuli. Schnelle Besserung (genauer gesagt: drei Wochen später keine Erinnerung an diese Grippe).

7. Fall:
Deutliche **Bell.**-Symptome

Hajo M. (* 1986) klagt am 2.2.2001 über Halsweh seit dem Vorabend, in kalter Luft brennend, viel Rachenschleim seit dem Morgen, Augen- und Stirnkopfschmerz „wie Matsch" und Frieren. Er ist matt, fast benommen, spricht undeutlich, hat eine deutliche Rötung von Rachen, Uvula und Lippen, ein leichtes Exanthem auf Brust und Bauch, will nur liegen und schlafen, aber braucht mindestens ein Familienmitglied in seiner Nähe. Therapie: **Belladonna** D12. Nach drei Tagen ist er wieder fit, hat aber noch etwas Husten, der sich im Lauf der nächsten fünf Tage steigert und ihn nervt, besonders nach Sport auftritt, sein Allgemeinbefinden aber nicht beeinträchtigt. Er verschwindet nach einer Gabe **Bromum** C30 (Husten bei Anstrengung: ++, trocken: +++, quälend: ++; mit den individuellen Allgemeinsymptomen Freude an der Schule bei zurzeit nur mäßigen Noten: Verlangen nach geistiger Anstrengung, Fehler beim Schreiben; Kälteempfindlichkeit).

Johanna M. (* 1997) hatte seit Mitte Januar 2001 einen Schnupfen, bekam am 27.1. kurz Ohrenschmerzen ohne Beeinträchtigung des Allgemeinbefindens, die nach **Ferrum phosphoricum** D12 sofort abklangen. Drei Tage später bekam sie Fieber und leichte Kopfschmerzen; Befund: Rachen, Trommelfelle und Lunge o.p.B., rote Wangen. Das wieder angesetzte **Ferrum phosphoricum** D12 brachte zwei Tage Besserung, dann stieg das Fieber erneut bis 38,5 °C. Eine Gabe **Belladonna** D30 half sofort und anhaltend.

Ihre Mutter, Vera M. (* 1956), bekam am selben Tag (30.1.) hohes Fieber, 40 °C, mit Frösteln und dem Gefühl, der Kopf würde platzen. Der Husten war rau, die Stimme heiser-tonlos, die Wangen rot, bei wenig Durst. Ein typisches **Belladonna**-Bild. Das telefonisch empfohlene **Bell.** D6 bewirkte bis zum nächsten Tag ein Nachlassen von Fieber und Gliederschmerz, Heiserkeit und Husten (nachts alle zwei Stunden) waren unverändert. **Belladonna** D12 brachte außer einer weiteren Senkung des Fiebers keine Veränderung. Die linke Kieferhöhle begann zu schmerzen, der Schnupfen wurde gelblich und blutig. Sie erzählt von einem großen Ärger über einen Kollegen, der unsolidarisch und heimtückisch sei und sie nicht mehr im Team haben wollte. Da war ihr wohl „die Stimme weggeblieben" und sie hatte Magenschmerzen bekommen, die sie erst jetzt erwähnt. Inzwischen waren beim Husten auch Rippenschmerzen aufgetreten, sie musste sich beim Husten den Brustkorb halten. Der Durst war jetzt auch deutlich gesteigert. Gestern hatte sie selbstständig **Staphisagria** D30 genommen, ohne Effekt. Therapie: **Bryonia** D30, eine Gabe. In den folgenden Tagen klangen alle Beschwerden dauerhaft ab.

Insgesamt wurden vom 29.1. bis 13.2.2001 etwa 150 Patienten mit epidemischer Grippe behandelt. Jeden Tag waren ein Viertel bis die Hälfte aller Arzt-Patienten-Kontakte grippebedingt. Ab Mittwoch, dem 15.2., gab es einen krassen Rückgang der Grippefälle; das Wetter war von kalt-sonnig zu einer Tiefdrucklage mit Bewölkung gewechselt. So schnell wie die diesjährige Influenza gekommen war, verschwand sie wieder. Typisch für **Belladonna** (vgl. im Repertorium *Allg. – Schmerz – erscheint plötzlich und verschwindet plötzlich*).

---

8. Fall:
Zunächst deutliche Besserung durch das epidemische Mittel,

dann anhaltendes Symptom, das erst auf ein individuell gewähltes Mittel verschwindet.

Eine latente Krankheitsneigung („latente Psora") wird kurzfristig manifest.

---

9. Fall:
Eine akute Vorerkrankung war abgeklungen, die neue epidemische Erkrankung nicht als solche erkannt worden.

---

10. Fall:
Typisches epidemisches Krankheitsbild,
anschließend Weiterentwicklung zur individuell geprägten Sinubronchitis mit besonderer Causa und sonderlichen Symptomen.

Auch der zeitliche Verlauf einer Epidemie findet seine Entsprechung im Arzneimittelbild.

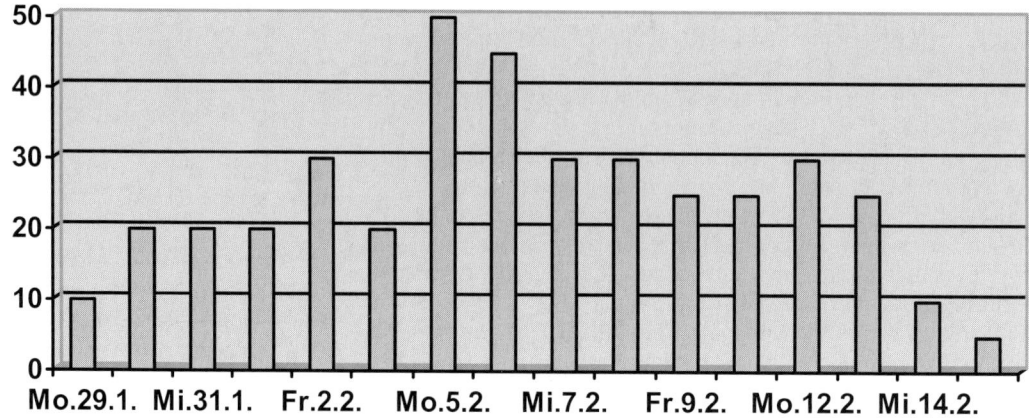

Abbildung 2-2: **Prozentualer Anteil der Influenza-Patienten in einer Praxis während der Grippewelle Anfang Februar 2001**

Grenzen der Anwendung „epidemischer Mittel"

Kriterien für das epidemische Mittel: klar definiertes Symptomenbild, klare zeitliche Abgrenzung.

Das „epidemische Mittel" hilft in engen Grenzen
• während einer Epidemie
• bei der typischen epidemischen Erkrankung
• mit Symptomen, die bei allen Erkrankten gleichförmig sind,
• solange die Epidemie anhält.

Gründe, es nicht zu geben: jede individuelle Besonderheit.

Es hilft nicht, wenn
• die Symptome individuell ausgeprägt sind
• eine individuelle Causa besteht
• die epidemischen Symptome durch eine individuelle Vorerkrankung verändert sind
• der normale epidemische Verlauf durch individuelles Kranksein verkompliziert wird.

Nicht selten wechseln während einer Grippewelle die epidemischen Symptome und das entsprechende Arzneimittel. Somit ist jeder Fall zunächst immer ein Einzelfall; die Gabe eines gewählten epidemischen Mittels darf nie automatisch erfolgen, sondern muss jedesmal aufs Neue überprüft werden.

Lernziele

▶ Einzeln auftretende, sporadische und epidemische Akutkrankheiten kennen und unterscheiden können,
▶ die Besonderheiten bei der Mittelwahl und in der Behandlung epidemischer Krankheiten kennen,
▶ Schwierigkeiten bei der Auswahl und Grenzen der Anwendung so genannter epidemischer Mittel kennen,
▶ die individuelle Therapie als wichtigstes Kriterium der Homöopathie auch in Epidemien beachten.

Literatur

Hahnemann, S.: Organon der Heilkunst (s. Literatur im Anhang): §§ 73 und 100–102

3 Krankheiten im Kindesalter

Herbert Pfeiffer

Einleitung

Für die homöopathische Behandlung von Säuglingen und Kindern gelten die Regeln der klassischen Homöopathie. Die Homöopathie in der Kinderheilkunde bedarf aber einer gesonderten Besprechung, da sie in wesentlichen Punkten deutlich von der homöopathischen Behandlung Erwachsener abweicht. Besonderheiten sind die Abhängigkeit der Kinder von den Eltern und Erziehern und die Entwicklung und Reifung der Kinder. Die Berücksichtigung der Entwicklung verlangt das unmittelbare Eingehen auf die Reifungs- und Entwicklungsfaktoren und die Kenntnis der unterschiedlichen Auswirkung von Störungen in den verschiedenen Lebensaltern.

> Die homöopathische Behandlung bei Kindern muss die Abhängigkeit der Kinder von den Eltern und die Besonderheiten der kindlichen Entwicklung und Reifung berücksichtigen.

Anamneseerhebung

- Die Anamneseerhebung erfolgt über die Mutter, die Eltern oder andere Betreuungspersonen. Ab dem späteren Kleinkindalter wird das Kind in Gegenwart der Eltern befragt, mit zunehmendem Alter und ganz besonders wichtig in der Pubertät auch allein. Die Anamnese weist viele subjektive Züge auf, da die Eltern des Kindes nicht frei sind von Projektionen und nur das berichten können, was sie selbst wahrnehmen. Die Wahrnehmung der Eltern und deren eigene Projektionen begrenzen die Objektivität der Symptome.
- Der Stand der kindlichen Entwicklung ist zu berücksichtigen. In den ersten vier Lebensjahren ist das Kind in einer raschen, dynamischen Entwicklung begriffen, die zu einer harmonischen Reifung der körperlichen, psychischen und geistigen Fähigkeiten führen soll. Eine disharmonische Entwicklung ist dadurch gekennzeichnet, dass sich die verschiedenen Bereiche der Reifung nicht synchron entwickeln, sondern im Reifungsalter differieren. Darauf beruht das Auftreten von Krankheitszeichen aus allen drei Entwicklungsbereichen. Der Rückstand und die Störung in einem Bereich führt in den anderen Bereichen zu einer Kompensation oder einer Dekompensation. So kann einer verzögerten und disharmonischen Entwicklung eine so genannten „Frühreife" in einem anderen Bereich der Entwicklung gegenüber stehen. Bei Manifestation einer Störung kommt es in den „frühreifen" Bereichen oft zu einer Störung mit regressiven Symptomen. Am häufigsten finden wir das Bild mit intellektueller Frühreife und Unreife der emotionalen Entwicklung. Die Auslösung einer Erkrankung oder Störung geschieht meist durch eine Überforderung.

> Bei den von den Eltern in der Anamnese angegebenen Symptomen ist die Subjektivität und Projektion der Eltern zu berücksichtigen.

> Die kindliche Entwicklung verläuft häufig disharmonisch.

> Dies hat Störungen in allen Entwicklungsbereichen zur Folge und äußert sich nicht selten in regressiven Symptomen.

In der Anamnese sind Fragen nach körperlichen, psychischen, sozialen und geistigen Belastungen während Schwangerschaft und Geburt, der frühen Kindheit und des Schulalters von Wichtigkeit.

Den Organbefunden kommt eine miasmatische Bedeutung zu, sie sind häufig als § 153-(Organon)-Symptome zu werten.

Die Erfassung psychischer Symptome erfolgt aufgrund nonverbaler Äußerungen des Säuglings und Kleinkindes.

- In der Anamnese sind besonders Fragen nach Überforderungen wichtig, da sie kausal für die Behandlung von Bedeutung sind. Belastungen während der Schwangerschaft und der Geburt, durch eine frühe Fremdbetreuung, durch frühe Gruppenkontakte, wie Spielgruppen, Kindergarten oder zu frühe Einschulung, kommt eine große Bedeutung zu. Sie können eine Überforderung des unreifen Organismus des Kindes auf körperlicher, seelischer oder geistiger Ebene sein.
- Die klinische Untersuchung gibt für die homöopathische Behandlung des Kindes wichtige Symptome. Alle pathologischen organischen Befunde sind einzubeziehen. Körperliche Symptome bei Kindern sind Ausdruck der miasmatischen Belastung und haben deshalb in der Hierarchie einen hohen Stellenwert, sie stellen unter Umständen § 153-Symptome dar, wie eine Nabelhernie oder eine Hydrozele beim Neugeborenen.
- Die Diagnostik psychischer Verhaltensweisen erfolgt anhand von nonverbalen Lebensäußerungen des Kindes. Die Beobachtung des Säuglings und kleinen Kindes während der Untersuchung und Anamneseerhebung läßt sichere Aussagen über sein psychisches Befinden zu. Wenn ein Baby getragen werden will, ist das ein Ausdruck seiner Person, ebenso, wenn es nicht angesehen, angeredet oder berührt werden will.

Sensomotorische Entwicklung

Die frühe Erfassung von Entwicklungsstörungen macht eine frühzeitige antimiasmatische Behandlung möglich.

Für die homöopathische Behandlung ist das Wissen um die normale Entwicklung von Kindern notwendig, um Entwicklungsstörungen und ihre Auswirkungen rechtzeitig erkennen und homöopathisch behandeln zu können. Die Reifenormen der Entwicklung sind in engen Grenzen zu sehen (Tab. 3-1), da geringe Abwei-

Tabelle 3-1: **Sensomotorische Entwicklung**

Alter	Sprechen	Gehen
1. Monat	Lautäußerung	Kopfheben in Bauchlage
2. Monat	Blas- und Reibelaute	Unterarmstütz
3. Monat	Lallen	Offene Hände
4. Monat	Einzellaute	Drehen Bauch-Rücken
5. Monat	Gezielte Lautäußerung	Fortlaufendes Drehen
6. Monat	Lautfolgen	Raumerkundung
7. Monat	Doppelsilben	Vierfüßlerstand, Seitsitz
8. Monat	Mama	Krabbeln
9. Monat	Nachsprechen von Silben	Freies Sitzen

chungen im frühen Lebensalter später erhebliche Störungen zur Folge haben können. Es wird dadurch auch vermieden, dass wertvolle Behandlungszeit verloren geht.

Posturale Reifung

Die Entwicklung des Kindes entsprechend den Reifenormen bezeichnet man als posturale Reifung (Postur = Statur). Wenn ein Kind zu den angegebenen Zeitpunkten einen Entwicklungsschritt nicht erreicht hat, ist die Indikation für eine Behandlung gegeben. Es hat sich gezeigt, dass Kinder, die aufgrund einer zentralen Koordinationsstörung neurophysiologisch behandelt wurden, sich bei einer frühen Behandlung in sehr engen zeitlichen Grenzen entwickelten. Deshalb kann angenommen werden, dass sich in der Normvarianz auch Kinder mit leichten Störungen befinden. Diese leichten Störungen haben nicht unbedingt eine unmittelbar feststellbare Auswirkung auf die Gesundheit des Kindes, können aber mittelbar und vor allem im späteren Leben Ursache für verschiedene Störungen und Erkrankungen sein, im Sinne einer Krankheitsprädisposition.

> Die Normvarianz der posturalen Reifung darf in engen Grenzen gesehen werden, da schon geringe Abweichungen eine homöopathische Frühbehandlung ermöglichen, womit spätere Aktivierung miasmatischer Störungen vermieden wird.

In der Betrachtung der kindlichen Entwicklung ist zwischen **Entwicklung und Reifung** zu unterscheiden. Reifung beinhaltet die von der Natur vorgegebene zeitliche und inhaltliche Abfolge von Entwicklungsschritten. Es darf kein Schritt übersprungen werden. Wenn dies der Fall ist, ist die weitere Reifung unterbrochen und die erlernten Fähigkeiten sind nicht stabil, sie sind störbar und können wieder verloren gehen. Es kommt zum Auftreten von regressiven Symptomen. Ein Beispiel dafür ist, wenn ein Kind das freie Laufen erlernt hat, ohne vorher gekrabbelt zu sein. Diesem Kind fehlt die wichtige Koordinationsphase, welche die beiden unterschiedlichen Gehirnhemisphären miteinander vernetzt und zu einer Reifung des limbischen Systems führt. Bei diesen Kindern sind häufig Auswirkungen im Bereich der Sprache und der Handmotorik, besonders im Zusammenhang mit dem Schreiben festzustellen. Umgekehrt findet sich bei Menschen, die eine Störungen der Seitigkeit und infolgedessen Probleme beim Lernen von Lesen und Schreiben haben, überdurchschnittlich häufig eine Störung oder ein Fehlen des Krabbelns. Die Erfahrung hat gezeigt, dass jeder Entwicklungsschritt für eine ungestörte Reifung von Bedeutung ist und nicht übersprungen werden kann, ohne einer Störung Raum zu geben. In der homöopathischen Behandlung dieser Störungen benötigen wir die Arzneien, die wir in den Rubriken für den verzögerten Beginn des Laufens und das langsame Erlernen des Sprechens finden.

> Eine Entwicklung ohne synchrone Reifung ist unvollendet und jederzeit durch Belastung störbar. Der Ausfall eines Reifungsschrittes, wie zum Beispiel des Krabbelns, führt zu einer Instabilität aller erworbenen Funktionen. Die Verknüpfung beider Gehirnhälften ist für die harmonische Gesundheit des Kindes notwendig. In dem Maß, in dem die Verbindung beider Seiten unvollkommen ist, treten einseitige Symptome auf.

Arzneien bei Entwicklungsverzögerung und Entwicklungsstillstand

In Tabelle 3-2 finden wir Arzneien dargestellt, die wir in KENTS *Repertorium* (KELLER/KÜNZLI: [Hrsg.]: KK), im *The Complete Repertory*

Tabelle 3-2: **Entwicklungsrubriken in den Repertorien**

Rubriken aus *The Complete Repertory*
- GEMÜT – langsam oder spät SPRECHEN, lernt (S. 232): agar, bac, bar-c, bell, borx, calc, calc-p, carbn-s, carc, caust, mag-c, med, NAT-M, nat-p, mux-m, ph-ac, phos, puls, sanic, sil, sulph, *thuj*, tub, vip.
- EXTREMTÄTEN – GEHEN, lernt spät (S. 2180): *agar,* all-s, ars-s-f, aster, bac, *bar-c,* bell, borx, CALC, calc-f, CALC-P, carc, CAUST, cupr, lyc, merc, NAT-M, nux-v, *ph-ac, phos,* pin-s, sanic, sil, sulph.
- ALLGEMEINES – ENTWICKLUNGSSTILLSTAND (S. 2856): agar, *bac, bar-c,* borx, bufo, *calc,* CALC-P, carc, caust, chin, cupr, des-ac, elmen, kali-c, kreos, lac-d, med, nat-m, nep, ph-ac, *phos,* pin-s, *sil,* sulfa, sulph, thyr, vip.

Vergleich der Rubriken aus KENTS *Repertorium* (KELLER-KÜNZLI)

Gemüt – Reden – lernt langsam Sprechen (Band 1, Seite 77)	Extremitäten – Knochen – Gehen lernen, spät (Band 2, Seite 478)
Agaricus	*Agaricus*
Barium carbonicum	*Barium carbonicum*
Belladonna	Belladonna
Borax	
Calcium carbonicum	**Calcium carbonicum**
Calcium phosphoricum	**Calcium phosphoricum**
Causticum	**Causticum**
	Lycopodium
Medorrhinum	
	Mercurius
Natrium muriaticum	**Natrium muriaticum**
Nux moschata	
	Nux vomica
Phosphoricum acidum	Phosphoricum acidum
Phosphor	Phosphor
Sanicula aqua	*Sanicula aqua*
Silicea	*Silicea*
Sulfur	Sulfur

„langsam oder spät Sprechen, lernt" (KK Bd.1, S. 77; CR S. 232; SY S. 161) *„Gehen, lernt spät"* (KK Bd.2., S. 478; CR S. 2180, SR S. 1224) *„Entwicklungsstillstand"* (CR S. 2856, SY S. 1641)

Reifungsstörungen beruhen auf einer zentralen Koordinationsstörung.

(CR) und im *Synthesis* (SY) unter den angegebenen Rubriken: *„langsam oder spät Sprechen, lernt", „Gehen, lernt spät"* und *„Entwicklungsstillstand"* finden. In der Praxis wenden wir diese Arzneien jedesmal an, wenn die Stufen der frühen sensomotorischen Entwicklung (s. Tabelle 3-1) nicht zeitgerecht erreicht werden.

Eine Störung dieser Reifung beruht in der Regel auf einer zentralen Koordinationsstörung, die sehr häufig in leichten Formen vorkommt. In der homöopathischen Behandlung erlaubt das Eingehen auf die Symptomatik der Entwicklung schon sehr früh das für das Kind passende Arzneimittel, sein Simile, zu finden.

Die in den oben genannten Rubriken für Entwicklungsverzögerungen und -stillstand enthaltenen Arzneimittel gehören zu den häufigsten und wesentlichen im Kindesalter angewandten homöopathischen Arzneimitteln.

> Die Arzneien zur Behandlung einer Entwicklungsverzögerung sind die wichtigsten Polychreste im Kindesalter.

Agaricus

Es sind hyperaktive, aber ungeschickte Kinder. Sie haben keine Angst, klettern auf den höchsten Baum. Morgens sind sie träge, sie wollen nicht von ihrer täglichen Routine abweichen, alles bessert sich am Abend. Beim Lernen sind die Kinder unkonzentriert, hampelig und leicht ablenkbar.
Es sind Kinder mit verschiedenen Formen von zerebralen Erregungszuständen, die sich in vier Phasen entwickeln.
Im ersten Stadium ist gesteigerte Fröhlichkeit, Mut, Geschwätzigkeit und Exaltiertheit sichtbar. Im zweiten Stadium beobachtet man große Gemütserregung und unzusammenhängendes Reden, unbändigen Frohsinn abwechselnd mit Verstimmung. Es sind viele Zuckungen zu beobachten. Das dritte Stadium verursacht einen Zustand wütenden oder rasenden Deliriums, mit Schreien und Toben, und dem Wunsch sich selbst zu verletzen. Im vierten Stadium findet man Depression, Mattigkeit, Gleichgültigkeit, Verwirrung und Abneigung zu arbeiten.

> **Agaricus muscarius**, der Fliegenpilz (Agar.)
>
> Ungeschickt, doch ohne Angst.
> 1. Phase: gesteigerte Stimmung
> 2. Phase: Erregung
> 3. Phase: Delir
> 4. Phase: Depression

Barium carbonicum

Es sind Kinder, die geistig und körperlich zurückgeblieben oder zu klein sind, nicht wachsen, nicht zunehmen und sich nicht entwickeln. Die Babys sind trinkfaul, beim Stillen schlafen sie nach wenigen Schlucken wieder ein. Im Kleinkind- und Schulalter sind sie lebhaft, unruhig, hektisch oder zu langsam und verträumt. Sie können sich in der Schule nicht anpassen, leiden unter Gedächtnisschwäche und geistiger Schwäche, einem Mangel an Selbstvertrauen, haben Kummer über jede Kleinigkeit und brauchen viel Aufmerksamkeit und Liebe. Es können Kinder sein, die an Down-Syndrom oder Muskeldystrophie leiden, sie haben angeborene Hydrozele oder Kryptorchismus.

> **Barium carbonicum**, Schwererde (Bar-c.)
>
> Geistige und körperliche Entwicklungsverzögerung, verlangsamt, ohne Selbstvertrauen, Hydrozele, Hodenhochstand

Belladonna

Rote, hitzige Kinder, die zum Schwitzen neigen, auch im Schlaf. Sie schlafen mit offenen Augen und knirschen nachts mit den Zähnen. Sie leiden an Überempfindlichkeit aller Sinne. Sie schlagen den Kopf gegen Wände und Gegenstände. Sie können hartnäckig und eigensinnig sein, aber auch Spass machen, mitfühlend sein, sie tanzen gerne. Sie verlangen nach Zitronen. Die Reizung des Nervensystems kann zu Erregung, Sinnestäuschungen, Zuckungen und Konvulsionen führen, wie bei Fieberkrämpfen.

> **Atropa belladonna**, Tollkirsche (Bell.)
>
> Röte, Hitze, Schweiß, Zähneknirschen, Kopfschlagen,
> ○→ Zitronen, Halluzinationen, Fieberkrämpfe

Borax

Die Kinder sind meist blond, mager, schlaff, haben eine runzelige Haut und schlaffe Muskeln. Sie sind sehr sensibel, erschrecken bei geringsten Schmerzempfindungen. Als Schulkinder sind sie faul und vertrödeln die Zeit, sie lassen sich nicht zum Lernen zwingen, ohne krank zu werden. Die Kinder haben Furcht vor Bewegungen nach unten, schon wenn sie als Baby in die Wiege gelegt werden sollen, oder wenn sie die Treppen hinuntergetragen werden, später dann beim Schaukeln. Sie sind empfindlich gegen plötzliche Geräusche. Vor dem Stuhlgang sind sie gereizt, nachher sehr aufgeweckt. Die Mundschleimhäute neigen zur Aphthenbildung, besonders beim Zahndurchbruch.

Calcium carbonicum

Es ist eines der großen Antipsorika HAHNEMANNS. Die Kinder sind meistens schwer, dick und rund. Ihre Muskulatur ist schlaff. Ihre sensomotorische Aufrichtungsentwicklung ist verzögert, bei normaler Sprachentwicklung. Durch geistige und körperliche Aktivität sind die Kinder schnell erschöpfbar. Der Säugling und das Kleinkind sind „Spätentwickler". Die älteren Kinder sind ängstlich, vergesslich, verwirrt, niedergeschlagen und zeigen im Schulalter Abneigung gegen körperliche Anstrengung und geistige Arbeit. Sie erkälten sich leicht bei jedem Wetterwechsel. Im Schlaf neigen sie zu Kopfschweiß. Sie leiden in der Stillzeit unter tagelanger Obstipation ohne Beschwerden. Die Kinder können übertragen sein.

Calcium phosphoricum

Die Kinder sind filigran, zerbrechlich, wachsen rasch, die Gliedmaßen werden zu lang, sie sind schwach und mager. Sie sind nervös, agitiert, werden besonders abends aktiv, wollen dann nicht ins Bett. Sie sind gefühlsbetont und tun sich schwer mit der Routine des Alltags. Sie sind introvertiert, wenig beständig, sie lieben die Abwechslung, sind für Ausflüge und Reisen zu begeistern. Nichts darf zu lange dauern. Die Aufrichtungsentwicklung, auch das Zahnen ist verlangsamt. Sie neigen zu Anämie. Die Kinder sind übellaunig und schlaff mit kalten Extremitäten und einer schwachen Verdauung. Sie sind verdrießlich, vergesslich nach Kummer und Ärger. Schon beim Stillen haben sie Magenkrämpfe und erbrechen die Muttermilch. Im Kleinkindalter neigen sie zu adenoiden Wucherungen. Die älteren Kinder können an heftigen Wachstumsschmerzen leiden. Die Schulmädchen klagen über Kopfschmerzen in der Schule.

Causticum

Die Kinder haben eine fahlgelbe Haut und dunkles Haar. Sie sind steif in ihren Bewegungen, ungelenk und tollpatschig. Ihr Muskeltonus ist erhöht. Sie sind ruhelos und verdrießlich. Sie machen sich Sorgen um die Zukunft. Sie sind sensibel und mitleidend und können beim geringsten Anlass weinen. Sie gehen nicht allein ins Bett. In ihrer Entwicklung können sie durch Bewegungsstörungen behindert sein. Es können Paresen vorhanden sein, im Gesicht Lidparese und einseitige Fazialisparesen, oder vorwiegend rechtsseitige Paresen im Sinne einer spastischen Parese, mit Sehnenkontrakturen. Vor Süßigkeiten haben die Kinder einen Ekel. Die Harnblase kann inkontinent sein. An der Haut finden wir Warzen, vor allem an den Händen, besonders um die Nägel. Causticum hat eine gute Heilwirkung nach Verbrennungen.

Causticum, Ätzkali (Caust.)

dunkelhaarig, fahlgelbes Gesicht, hohe Muskelspannung, Zukunftssorgen, Mitgefühl, Lähmungen mit Kontrakturen, $\varnothing \to$ Süßes, Blasenschwäche, Warzen in Nagelnähe

Lycopodium

Die Kinder sind mager mit einem aufgetriebenen Bauch. Sie haben eine derbe, fahle Haut. Schon bei Geburt kann die Stirn gerunzelt sein. Später zeigen sich tiefe Furchen. Die körperliche Schwäche ist das Hauptmerkmal ihrer Entwicklung. Sie versuchen dies mit einer intellektuellen Frühreife zu kompensieren. Sie haben Angst vor Misserfolgen. Als kleine Babys leiden sie vorwiegend unter Störung der Verdauung. Später erleben sie ihre Schwäche im Spiel mit anderen Kindern. Sie verhalten sich verlegen, misstrauisch und vorsichtig bis feige. In der Schule zeigen sie ein schwaches Gedächtnis und haben Schwierigkeiten beim Lesen und Schreiben. Sie haben ein großes Verlangen nach Süßigkeiten, sie vertragen Mehlspeisen, Kohl und Bohnen nicht. Ihnen geht es von 16–22 Uhr schlechter.

Lycopodium clavatum, Bärlapp (Lyc.)

mager und gebläht, Stirnfalten, körperlich schwach, geistig frühreif, misstrauisch, feige, Lese- und Schreibschwäche, $\circ \to$ Süßes, < von 16–22 Uhr

Medorrhinum

Die Kinder sind blass, haben eine fettige Haut, trockenes und brüchiges Haar. Sie sind klein und unterentwickelt. Sie sind nervös und ruhelos, sie haben ein schwaches Gedächtnis. Sie können nicht reden ohne zu weinen. Sie können sich nur schwer konzentrieren. Sie haben Angst in der Dunkelheit. Sie sind entweder sehr extrovertiert oder introvertiert. Entweder sind sie sehr vital, laut, kontaktfreudig, hyperaktiv, oder scheu, schüchtern, Einzelgänger mit einer großen Tierliebe. Sie können zwischen diesen Extremen wechseln, sie können sehr brutal werden, andere angreifen, auch die Eltern, Tiere quälen oder sich selbst verletzen. Häufig ist Nägelkauen. Die Sexualentwicklung kann schon im Alter von drei Jahren einsetzen. Chronisch katarrhalische Zustände und das Asthma bei diesen Kindern finden Besserung am Meer. Sie schlafen häufig in Knie-Ellenbogen-Lage. Es können Kinder mit geistigen Behinderungen, wie einem Down-Syndrom, sein.

Medorrhinum, Gonokokken-Nosode (Med.)

fettige Haut, trockenes Haar, nervös, vergesslich, Angst im Dunkeln, überaktiv oder schüchtern, auch im Wechsel, Nägelkauen, frühe sexuelle Entwicklung, chronischer Katarrh, $\circ \to$ am Meer, genu-pektorale Schlaflage

Mercurius

Mercurius solubilis, Quecksilber (Merc.)

innerlich getrieben, langsam im Tun, misstrauisch, Störungen der Zungenfunktion, Konvulsionen mit Zuckungen der Extremitäten, Kopfschweiß, Kopfrollen, geschwollene, graugelbe Zunge, Mundgeruch, viel Speichel, Eiterbildung

Die Kinder sind instabil auf allen Ebenen. Sie sind innerlich getrieben, aber langsam im Handeln. Sie sind sehr verschlossen und misstrauisch. Sie haben einen Mangel an Selbstvertrauen. In der Schule sind sie langsam beim Beantworten von Fragen. Ihr Gedächtnis ist geschwächt und sie verlieren ihre Willenskraft. Die Kinder haben eine Störung der Zungenbewegung, sodass sie nicht sprechen können. Sie haben epileptiforme Anfälle mit Zuckungen, unkoordinierten Bewegungen der Hände und Füße. Bei akuten Erkrankungen haben die Kinder Kopfschweiß, weite Pupillen, Kopfrollen, mit nächtlicher Verschlimmerung. Die Zunge ist verdickt, zeigt Zahneindrücke, sie ist graugelb belegt, es besteht ein übler Mundgeruch und Speichelfluss. Die Kinder neigen zu eitrigen Erkrankungen besonders der Tonsillen und der Ohren.

Natrium muriaticum

Natrium muriaticum, Kochsalz (Nat-m.)

blass, mager, Frühgeburten, hastige Bewegungen und Sprache, gern allein, Rückzug bei Kummer, stimmungslabil, überempfindlich, Folgen von Kummer und Schreck, ◯→ Salz, ∅→ Brot, < von 9–11 Uhr, Anorexie

Kleine, zu magere, untergewichtige und blasse Kinder, die häufig zu früh geboren wurden. Die Entwicklung ist verlangsamt. In der Motorik sind sie hastig und ungeschickt, dies betrifft auch die Sprachmotorik. Sie sind gedankenverloren und daher unaufmerksam und vergesslich. Sie sind schüchtern, am liebsten allein. Bei Kummer ziehen sie sich zurück. Trost verschlechtert. Ihre Stimmung wechselt rasch, von Weinen zum Lachen. Sie leiden an großer Schwäche und Müdigkeit. Sie sind überempfindlich gegen alle Arten von Einflüssen. Psychische Ursachen lösen Erkrankungen aus, wie Folgen von Kummer, Schreck und Ärger. Sie sind niedergeschlagen, reizbar und geraten über Kleinigkeiten in Zorn. Sie verlangen nach Salz und lehnen Brot ab. Die Verschlechterung tritt zwischen 9 und 11 Uhr ein. In der Pubertät kann es zur Entwicklung einer Anorexia nervosa kommen.

Nux moschata

Nux moschata, Muskatnuss (Nux-m.)

launisch, verwirrt, wie im Traum, Ohnmachtsneigung

Die Kinder sind in ihrer Stimmung wechselhaft, zwischen Lachen und Weinen. Sie sind verwirrt, haben ein geschwächtes Gedächtnis. Ihre Wahrnehmung ist gestört, wie im Traum. Dies fällt besonders in der Schule auf, wenn sie sprechen, lesen und schreiben sollen. Sie zeigen eine Neigung zu Ohnmachtsanfällen und zur Absencen-Epilepsie.

Nux vomica

Nux vomica, Brechnuss (Nux-v.)

aktiv, nervös und reizbar, Folgen von Reizüberlastung, kritisch, eifrig, hitzig, tut viel, schläft wenig, ◯→ Stimulanzien, empfindlich gegen Sinnesreize

Ist vorrangig das Mittel für viele der Zustände, die mit Reizüberlastung im modernen Leben der Kinder zusammenhängen. Die Kinder sind dünn, mager, schnell, aktiv, nervös und reizbar. Sie möchten nicht berührt werden. Sie sind geneigt, anderen ihre Fehler vorzuwerfen. Sie haben ein eifriges, feuriges Temperament. Sie sind geistig angespannt und schlafen zu wenig. In der beginnenden Pubertät läßt die geistige Anstrengung das Verlangen nach Stimulanzien wie Kaffee, Alkohol und Tabak aufkommen.

Sie können den verführerischen Drogen zum Opfer fallen. Sie können keine Geräusche, Gerüche oder Licht ertragen.

Phosphoricum acidum

Bei den älteren Kinder tritt erst eine geistige Schwäche, später dann eine körperliche Schwäche auf. Es sind Kinder, die schnell wachsen, die geistig und körperlich überfordert sind. Sie sind lustlos, haben ein schlechtes Gedächtnis, sind apathisch und gleichgültig. Sie können ihre Gedanken nicht sammeln oder finden beim Sprechen nicht die richtigen Worte. Sie begreifen nur schwer. Erkrankungen sind Folgen von psychischem Schock oder Kummer, besonders nach dem ersten Liebeskummer.

Phosphoricum acidum, Phosphorsäure (Ph-ac.)

Der geistigen Schwächung folgt die körperliche Schwächung, lustlos, geistesabwesend, schwer von Begriff, Folgen von Kummer und Schock

Phosphorus

Die Kinder sind von Geburt an schlank und groß, mit wenigen blonden Haaren. Sie sind lieb, ruhig, weinen sehr wenig. Es sind sehr wache Kinder, die sich früh, zu früh entwickeln. Die Zähne können schon mit drei Monaten kommen. Im späteren Kindesalter entwickeln sie Haltungsschwächen und -schäden, die schon früh Beschwerden machen können. Es sind sensible, feinfühlige Kinder, die zu Ängsten neigen, so bei Gewittern, oder schlafwandeln. Sie sind überempfindlich auf äußere Eindrücke, besonders Geräusche und Gerüche. Empfindlich reagieren der Hals und die Stimmbänder, die sich leicht bei Wetterwechsel entzünden. Die Kinder haben oft mehrmals hintereinander Lungenentzündungen. Der Magen reagiert auf Wasser mit Erbrechen, sobald es sich im Magen erwärmt hat, besonders postoperativ. Sie haben aber Durst auf sehr kaltes Wasser.

Phosphorus, elementares Phosphor (Phos.)

blond, schlank, liebenswert, frühe Zahnung, Haltungsschwäche, sensibel, feinfühlig, ängstlich, empfindlich auf Sinnesreize, Pneumonie, Wasser wird fünf Minuten nach dem Trinken erbrochen

Sanicula

Die Lieferbarkeit ist eingeschränkt; bitte nicht mit der völlig unterschiedlichen Pflanze Sanicula europaea verwechseln!
Es sind magere Kinder mit einem geblähten Bauch und ältlichem Aussehen. Sie essen gut, nehmen aber nicht zu. Sie verlangen nach Salz, Fleisch, Speck und Schinken. Sie sind ängstlich, widerspenstig, störrisch, wollen sich nicht anfassen lassen und werfen sich vor Zorn nach hinten. Sie haben Angst berührt zu werden. Ihr Verhalten wie auch ihre Aktivitäten sind unstet. Beim Kleinkind ist die Kontrolle über Blase und Darm unreif, der Entleerungsdrang setzt ziemlich unvermittelt ein. So leiden diese Kinder auch an Enuresis. Die Kinder neigen zur Seekrankheit, zur Verstopfung und haben reichlichen Schweiß am Hinterkopf.

Sanicula aqua, Mineralwasser aus der Quelle von Sanicula Springs (Sanic.)

magere Kinder, essen gut, nehmen nicht zu, ängstlich, widerspenstig, launisch, Enuresis, Seekrankheit

Silicea

Silicea terra, Kieselerde (Sil.)

mager, kalt und geschwitzt,
trinkt schlecht,
∅ → Muttermilch,
∅ → Berührung,
Furcht vor Nadeln und Spritzen,
neurologische Folgen von
Impfungen, leicht erkältet,
Eiterungstendenz,
will immer der Beste sein, hat
aber kein Selbstvertrauen,
scheu,
Verstopfung, der Stuhl gleitet
zurück,
Keloide, Tränenkanalstriktur

Infolge einer unvollständigen Assimilation und daher mangelhaften Ernährung sind die Kinder mager. Sie fühlen sich kalt und feucht an. Die Babys wollen ihre Ruhe haben und schlafen viel. Sie trinken schlecht an der Brust, lehnen Muttermilch ab oder vertragen sie nicht. Die Kinder sind sehr scheu, wollen nicht angesehen und berührt werden. Ganz besonders haben sie Angst vor Injektionen. Störungen nach Impfungen mit Auftreten von Fieberkrämpfen und Epilepsie entsprechen oft dem Silicea-Bild. Die Kinder sind sehr zaghaft und ängstlich, nervös und erregbar. Sie sind auf ihre Mutter fixiert. Sie sind empfindlich gegen alle Eindrücke. Die Säuglinge und Kleinkinder erkälten sich leicht und bekommen eitrige Infektionen. Im Schulalter kommt dazu ein Ehrgeiz mit dem Willen, immer der Beste zu sein. Dabei fehlt das Selbstvertrauen. Bei Misserfolgen tritt geistige Erschöpfung ein. Es sind eigensinnige und dickköpfige Kinder, sie sind zerstreut und haben fixe Ideen. Bei der Obstipation ist typisch, dass der Stuhl wieder zurückschlüpft. Die Haut neigt zu Keloidbildung. Während der Schwangerschaft besteht eine Mangelentwicklung. Beim Neugeborenen kommt eine Stenose des Tränenkanals vor.

Sulfur

Sulfur lotus, elementarer
Schwefel (Sulf.)

träge, schlaff, unsauber,
∅ → Duschen und Waschen,
immer aktiv, ungeduldig,
Nimmersatt,
früh entwickelt, unordentlich,
unkonzentriert,
allergische Erkrankungen,
besonders der Haut,
früh von Stuhldrang wach,
○ → Zucker,
gerötete Körperöffnungen

Sulfur ist das große Hahnemann'sche Antipsorikum. Trägheit, Schlaffheit und Tonusschwäche sind charakteristisch. Die Kinder sehen unsauber und ungewaschen aus. Sie haben eine Abneigung gegen Duschen, weniger gegen Baden. Sie tragen tagelang die gleichen Sachen. Sie ertragen oft keine Kleidung am Körper. Sie sind empfindlich gegen Sonne. Die Kinder sind unruhig, nervös, voller Aktivität, immer in Bewegung. Sie sind sehr ungeduldig. Der Säugling, der nicht sofort die Brust bekommt, schreit. Sie werden nie satt. Es sind schwierige Kinder, die bestimmen wollen. Diese Kinder sind früh, zu früh entwickelt. Sie überfordern sich selbst und sind nervös, unsicher, ängstlich und depressiv. Im Schulalter fällt ihre Faulheit und ihre Unordnung auf. Sie sind vergesslich und unkonzentriert, tun sich schwer im Denken. Sie sind reizbar, gefühlsarm und äußerst selbstsüchtig, sie nehmen keine Rücksicht auf andere. Diese Kinder haben eine starke Allergietendenz, bevorzugt der Haut, sie sind empfindlich auf Sonnenbestrahlung. Sie neigen zu dünnen Stühlen, erwachen häufig morgens zwischen 5 und 6 Uhr durch Stuhldrang. Sie verlangen nach Zucker, vertragen ihn aber nicht. Die Körperöffnungen sind häufig gerötet und jucken.

Die Miasmen

Die Psora ist angeboren,
die Sykose, die Tuberkulinie und
die Syphilinie sind angeboren
oder erworben.

Kinder sind mit verschiedenen Miasmen belastet: der **Psora,** der **Sykose,** der **Tuberkulinie** oder der **Syphilinie**. Die Psora ist die Summe der ererbten psorischen Krankheitsanlagen und somit jedem Menschen, zumindest in der latenten Form, zu eigen. Die übrigen Miasmen sind die Folge einer entsprechenden Infektionskrankheit, der Gonorrhoe, der Tuberkulose oder der Lues, die erworben sein kann oder deren miasmatische Folgen ererbt sein können.

Der größte Teil der im Kindesalter zu behandelnden Störungen und Krankheiten ist psorischer, tuberkulinischer und sykotischer Natur.

Die Hauptmittel der zu behandelnden Psora nach Voegeli sind in Tabelle 3-3 in der Reihenfolge ihrer Anwendung angegeben.

> Die Psora, die Tuberkulinie und die Sykose sind im Kindesalter vorherrschend.

Antimiasmatische Behandlung

Zur Behandlung einer angeborenen miasmatischen Störung oder chronischen Krankheit im Kindesalter sind oft mehrere Mittel in der Folge notwendig, selten mehr als zwei oder drei Mittel. Nach Voegeli sollte die Reihenfolge der Gabe der Arzneimittel den Angaben in Tabelle 3-3 entsprechen.

> In der antimiasmatischen Behandlung ergibt sich eine bestimmmte Reihenfolge der Arzneimittel.

Tabelle 3-3: **Mittel der Psora (nach Voegeli)**

Sulfur
Calcium carbonicum
Lycopodium
Silicea
Sepia
Natrium muriaticum
Platin
Petroleum
Graphites
Conium
Causticum
Alumina
Hepar sulfuris
Nitricum acidum
Ammonium carbonicum

Mittel der Psora

Sepia

Dunkelhaarige, schlanke Kinder mit fahlgelber Haut. Sie sind gleichgültig gegenüber den am meisten geliebten Personen. Sie sind in sich zurückgezogen und launisch. Sie möchten keinen Trost und körperlichen Kontakt. Sie haben keine Lust, körperlich oder geistig zu arbeiten. Körperliche Aktivität, wie Tanzen, belebt sie. Sie sind reizbar und leicht gekränkt. Sie fürchten sich, allein zu sein. Sie sind sehr traurig. Sie weinen beim Erzählen ihrer Symptome. Sie neigen zu Ohnmachtsanfällen. Obstipation tritt nach Milchgenuss auf.

> **Sepia**, Tinte des Tintenfischs (Sep.)
>
> dunkelhaarig, schlank, fahlgelb, emotional gleichgültig,
> bewegt sich gern, tanzt gern, weint beim Reden über die Krankheit,
> leicht ohnmächtig

Platin

Platin (Plat.)

arrogant, verachtet andere,
romantisch,
großes sexuelles Verlangen,
Kopfschmerz mit Taubheitsgefühl

Es sind Jugendliche in der Pubertät, vorwiegend Mädchen, die arrogant und stolz sind, allem überdrüssig und die andere verachten. Sie haben romantische Vorstellungen über das Heiraten und das Leben. Es besteht ein starkes sexuelles Verlangen bei Jungfrauen. Sie neigen zu drückenden, bohrenden und pressenden Kopfschmerzen mit einem Taubheitsgefühl der Kopfhaut.

Petroleum

Petroleum, Steinöl (Petr.)

mager, blond, frostig,
streitsüchtig oder schreckhaft,
schwer von Begriff,
schlechte Orientierung,
Übelkeit in Auto und Schiff,
blutige Risse der Haut

Die Kinder sind mager, blond und frostig. Sie haben zwei Seiten, entweder sehr reizbar, streitsüchtig und gewalttätig, oder schüchtern, schreckhaft und nah ans Wasser gebaut. Sie leiden an lange bestehenden Beschwerden nach Schreck und Ärger. Die Kinder haben Mühe beim Nachdenken und Begreifen. Sie haben einen schlechten Orientierungssinn. Sie leiden unter Reisekrankheit. Besonders betroffen ist die Haut, die trocken, rissig und juckend ist, sie kann dicke Krusten bilden. Besonders die Fingerspitzen können aufplatzen und blutige Risse zeigen.

Graphites

Graphites, Reißblei, amorpher
Kohlenstoff (Graph.)

übergewichtig, frostig, unentschlossen, ängstlich,
weint bei Musik,
trockene, rissige, nässende
Haut,
harter, großknolliger Stuhl

Die Kinder sind übergewichtig, frieren leicht. Sie haben wenig Selbstvertrauen, sind unfähig Entscheidungen zu fällen und können deshalb ihre Aufgaben nicht vollenden. Darauf beruht der Mangel an Arbeitslust und die Ruhelosigkeit beim Sitzen an der Arbeit. Sie sind ängstlich, mit der Neigung aufzuschrecken. Sie müssen bei Musik weinen. Ihre Haut ist trocken, rauh, rissig mit blutigen Schrunden. Hinter den Ohren bilden sich nässende, krustenbildende Ekzeme. Die vergrößerten Lymphdrüsen sind hart. Sie haben eine Verstopfung mit harten, großen Stuhlknollen.

Conium

Conium maculatum, gefleckter
Schierling (Con.)

körperlich und geistig
geschwächt,
zittrig, motorisch unruhig,
unkonzentriert,
kann nicht lernen,
aufgeregt und menschenscheu,
harte Lymphknotenschwel-
lungen

Die Kinder zeigen große körperliche und geistige Schwäche, die kleinste körperliche Anstrengung verursacht große Erschöpfung. Ihre Nervenschwäche führt zu Zittern, Hinundherwerfen im Bett. Sie haben eine allgemeine Muskelschwäche. Sie können keine geistige Anstrengung ertragen und sich nicht darauf konzentrieren, was andere ihnen sagen. Schüler sind nicht zum Lernen aufgelegt, nichts interessiert sie. Sie sind unfähig, eine geistige Anstrengung aufrecht zu erhalten. Sie leiden an Gedächtnisschwäche, können nicht aufmerken und denken. Aufregung bewirkt bei ihnen Niedergeschlagenheit, Furcht und Menschenscheu, aber auch Abneigung vor dem Alleinsein. Sie haben derbe Drüsenschwellungen am lymphatischen Rachenring.

Alumina

Es sind zarte Kinder, die schwach sind oder faltig aussehen, vor allem, wenn sie künstlich ernährt wurden. Sie haben Koordinationsmängel, bis zur Ataxie und Lähmungen. Ihre Störung kann Folge von Enttäuschung oder lang anhaltender geistiger Anstrengung sein. Mädchen sehen in der Pubertät faltig und ausgetrocknet aus. Die Kinder haben Schwierigkeiten, das Erlebte auszudrücken. Sie leiden unter innerer Hast, sind im Handeln aber langsam und machen daher Fehler beim Sprechen und Schreiben. Sie können nicht angetrieben werden, es geht ihnen besser bei eigenem Tempo und schlechter bei zeitlicher Begrenzung. Es ist eine Trockenheit des Geistes, aber auch des Körpers. Die Kinder leiden an Verstopfung, sie strengen sich sehr an, sogar bei weichem Stuhl.

Alumina, Tonerde (Alum.)

wie vertrocknet,
Koordinationsstörungen,
innere Ungeduld,
aber langsames Handeln,
läßt sich nicht antreiben,
hat sein eigenes Tempo,
auch weicher Stuhl geht schwer ab

Hepar sulfuris

Die Kinder sind zart und überempfindlich gegen Eindrücke. Sie sind äußerst reizbar, geringe Dinge machen sie ärgerlich bis jähzornig. Dies richtet sich auch gegen die Eltern. Sie bekommen den Wunsch, Dinge zu zerstören. Sie sind mit nichts zufrieden. Sie sind verwundbar auf allen Ebenen und unsicher. Sie sprechen hastig. Sie leiden an einem großen Mangel an Lebenswärme und sind überempfindlich gegen Kälte und Schmerzen. Sie neigen zu Erkrankungen mit Eiterungen.

Hepar sulfuris, Kalkschwefelleber (Hep.)

reizbar, wütend, macht Dinge kaputt, unzufrieden, hastig, frostig,
< Kälte,
Eiterungstendenz

Ammonium carbonicum

Die Kinder sind fettleibig. Der Körper ist dick, die Beine sind dünn. Sie haben einen Mangel an Lebenswärme und geringe Lebenskraft. Sie sind schwach und schläfrig. Die Haut ist livide verfärbt. Sie haben Abneigung gegen Waschen, sind unreinlich in der Körperpflege. Sie sind erschöpft von Kleinigkeiten. Sie haben Abneigung gegen Sprechen und Zuhören, sie haben Schwindel beim Lesen. Sie sind vergesslich, haben verdrießliche Laune, sind trübsinnig bei stürmischem Wetter. Sie sind traurig, weinerlich und unvernünftig. Sie leiden unter Verstopfung der Nase bei Nacht. Nasenbluten tritt nach Waschen und nach Essen auf. Asthma bekommen sie im warmen Zimmer, es ist im Freien besser.

Ammonium carbonicum, Hirschhornsalz (Am-c.)

dicker Leib, dünne Beine, schwach, unreinlich,
Schwindel beim Lesen, vergesslich, übellaunig, nachts verstopfte Nase, Nasenbluten nach Waschen und Essen,
Asthma im warmen Raum

Zentrale Koordinationsstörung und Miasma

Die leichten Störungen der zentralen Koordination, die sich in einer Verzögerung der Entwicklungsparameter und funktionellen Störungen äußern, gehören der **Psora** an. Mittelschwere zentrale Koordinationsstörungen gehen mit einer dauerhaften muskulären Tonusstörung, meist Hypertonie, einher, sie entsprechen der **Sykose**. Die schweren Formen der Koordinationsstörung sind fixierte Bewegungsstörungen, die schon angeboren sein können, wie ein kongenitaler Klumpfuß oder eine kongenitale Hüftdysplasie, oder sie entwickeln sich erst im Laufe des frühen Lebens zu einer zerebralen Bewegungsstörung. Diese lassen sich der **Syphi-**

Zentrale Koordinationsstörungen sind bei der Psora leicht, funktionell; bei der Sykose mittelschwer, mit ständiger Tonusstörung; bei der Syphilinie schwer, mit fixierten, zerebralen Bewegungsstörungen; bei der Tuberkulinie finden sich Fehlbildungen, „Syndrome" mit funktionellen oder fixierten Tonus- und Bewegungsstörungen.

linie zuordnen. Ein großer Teil der angeborenen Fehlbildungen oder Syndrome ist Ausdruck einer **Tuberkulinie**, die sowohl psorische als auch syphilitische Anteile hat. Die sensomotorische Störung der Tuberkulinie kann funktionell oder fixiert sein mit einer Tonusstörung und/oder Bewegungsstörung.

Mittel der Sykose

Tabelle 3-4: **Mittel der Sykose (nach VOEGELI)**

Thuja
Medorrhinum
Natrium sulfuricum
Nitricum acidum
Silicea

Thuja

Thuja occidentalis, Lebensbaum (Thuj.)

dunkelhaarig, aufgedunsen, hypoton, hastige Sprache, geringes Selbstvertrauen, versteckt sich, täuscht andere, Tumoren, Fibrome, chronische Sinusitis, Fluor, Balanitis, Folgen von Impfungen und unterdrückten (nicht ausgeheilten) Warzen,
< Süßes, Fettes, Zwiebeln,
< 15 Uhr, 3 Uhr nachts

Die Kinder sind fleischig, aufgedunsen, sie haben dunkle Haare. Sie sind hypoton. Ihre Sprache ist hastig, holprig, sie verschlucken Worte, können sich nicht ausdrücken. Sie sind überempfindlich, weinen beim Hören von Musik. Die Kinder leiden an einem Mangel an Selbstvertrauen und dem Gefühl der Wertlosigkeit. Sie verwenden viel Energie auf den Aufbau einer entsprechenden Selbstdarstellung, die den Erwartungen der Außenwelt gerecht wird. Das Verbergen von unangenehmen Aspekten führt zu Heimlichtuerei oder sogar zu Täuschung und Lüge. Kinder, die missbraucht oder vernachlässigt werden, können **Thuja**-Symptome entwickeln. Es treten Entartungen, Gewächse und Tumoren, chronische Nebenhöhlen- und Atemwegserkrankungen, Erkrankungen der Genitalien auf. Im Kindesalter stehen chronische Erkrankungen häufig im Zusammenhang mit unterdrückenden Warzenbehandlungen und Impfungen. Süßigkeiten, fette Speisen und Zwiebeln vertragen diese Kinder schlecht. Um 3 Uhr nachmittags und nachts kommt es zu einer Verschlechterung.

Natrium sulfuricum

Natrium sulfuricum, Glaubersalz (Nat-s.)

Asthma bei feuchtem, nebligem Wetter,
langwierige Folgen von Kopfverletzungen,
Warzen an Händen und Fußsohlen

Für kindliche Asthmapatienten kann **Natrium sulfuricum** angezeigt sein. Die Verschlimmerung tritt durch feuchtes, regnerisches, nebliges Wetter, auch bei warmem feuchtem Wetter, ein. Ein anderer Bereich sind Verletzungen, die im Kindesalter ein häufiger Grund für Störungen der Gesundheit sind, vor allem Kopfverletzungen. Wenn nach einer Kopfverletzung ein Asthma auftritt, kann dies im Zusammenhang stehen. Auch bei diesem Mittel finden wir häufig Warzen an den Händen oder den Fußsohlen.

Nitricum acidum

Diese Kinder sind empfindlich gegen Geräusche, Schmerz, Berührung und Erschütterung Es sind reizbare und mürrische Kinder, die zu Hause die Schimpfworte gebrauchen, die sie im Kindergarten oder in der Schule erlernt haben. Sie sind nachtragend, abscheulich, rachsüchtig und halsstarrig. Sie zeigen hoffnungslose Verzweiflung. Schon im Kindesalter haben sie eine ungeheure Angst um ihre Gesundheit. Es kann die Furcht vor AIDS sein, mit der Kinder in den Schulen schon sehr früh durch Sexualkundeunterricht, aber auch durch die Medien (Jugendzeitschriften), konfrontiert werden. Sie haben Angst vor dem Tod. Die körperlichen Erscheinungen finden wir häufig an den Körperöffnungen, wo Schleimhäute und äußere Haut sich berühren, verbunden mit Schmerzen wie von Splittern.

Nitricum acidum, Salpetersäure (Nit-ac.)

reizbar, mürrisch, nachtragend, rachsüchtig, verzweifelt, Furcht vor Krankheiten und vor dem Tod, Splitterschmerz, Entzündungen am Haut-Schleimhaut-Übergang

Mittel der Syphilinie

Tabelle 3-5: **Mittel der Syphilinie (nach Voegeli)**

Mercurius solubilis
Syphilinum
Aurum
Kalium bichromicum
Kalium jodatum

Syphilinum

Die Kinder sind mit destruktiven Anlagen belastet. Diese können an Zahndeformierungen sichtbar werden. In der geistigen Entwicklung können ernsthafte Probleme auftauchen, dabei sind sie schwach im Rechnen und im logischen Denken. Rechenschwäche ist die typische Lernschwäche bei Syphilinum. Sie klauen, lügen und sind boshaft. Die andere Seite ist musisch, brillant und gewissenhaft. Dabei sind sie voll von Furcht und Angst. Oft betrifft es ihre Gesundheit, insbesondere Angst vor ansteckenden Krankheiten oder Bakterien. Heute ist es besonders die Angst vor Borreliose oder AIDS. Sie können eine Abneigung gegen Schmutz und die Berührung von schmutzigen Dingen entwickeln und reagieren mit Zwängen, häufig einem Waschzwang. Die allgemeine Verschlimmerung ihrer Beschwerden ist nachts, so bei Kopfschmerzen und Knochenschmerzen, die durch Bettwärme schlimmer werden. Ihre große Spannung äußert sich in nächtlichem Zähneknirschen.

Syphilinum (= Luesinum), Syphilis-Nosode (Syph.)

Zahndeformierungen, Rechenschwäche, unehrlich, boshaft, aber auch künstlerisch begabt, Furcht vor ansteckenden Krankheiten, Waschzwang, < nachts, Knochenschmerzen, Zähneknirschen

Aurum

Die Kinder sind kräftig, gewichtig, haben dunkle Haare. Sie entwickeln sich geistig schlecht. Sie sind träge, wirken leblos und zeigen einen generellen Entwicklungsrückstand. Sie haben ein schlechtes Selbstbewusstsein, sind ängstlich und mutlos. Sie haben Angst, nicht geliebt zu werden. Sie vertragen keinen Widerspruch. Ihr Lernen ist durch ein schlechtes Gedächtnis behindert. Sie leiden unter Kummer und Enttäuschung. Sie weinen im Schlaf. Sie können sehr aufmüpfig sein und machen den Eindruck, als suchen sie Streit. Die Hoden sind nicht deszendiert, das Skrotum ist schlecht entwickelt. Sie leiden häufig an hartnäckigem Schnupfen. Sie sind sehr schmerzempfindlich.

Kalium bichromicum

Es sind hellhaarige, dicke, plumpe Kinder. Bei ihnen setzen Atemwegserkrankungen allmählich ein. Erst haben sie nur leichte Atembeschwerden, der Mund bleibt geschlossen. Bei Fortschreiten der Erkrankungen tritt Fieber und eine heisere Stimme auf, mit anhaltendem Husten in Intervallen und Auswurf eines zähen, fadenziehenden Schleims. Sie leiden an Mangel an Lebenswärme, die Beschwerden verschlimmern sich durch Kälte. Bei Säuglingen finden wir einen chronischen Schnupfen, mit typischem „Schniefen", besonders bei fetten, pausbäckigen Babys.

Kalium jodatum

Es ist schwer, mit diesen Kindern auszukommen, weil sie sehr launisch und emotional verhärtet sein können. Sie sind reizbar und können grausam sein. Sie leiden an allergischer Rhinitis mit dicken, grünen Absonderungen.

Tabelle 3-6: **Mittel der Tuberkulinie (nach FARRINGTON)**

Arsenicum album
Barium carbonicum
Calcium carbonicum
Conium
Hepar sulfuris
Jodum
Kalium jodatum
Lycopodium
Phosphorus
Pulsatilla
Sepia
Silicea
Sulfur
Tuberculinum (bovinum oder purificatum)

Mittel der Tuberkulinie

Arsenicum album

Die Kinder sind schlank und zierlich, haben eine feine Haut und sind fein besaitet. Sie haben ein natürliches Äußeres, ein zuvorkommendes Verhalten. Sie sind gut gekleidet und legen großen Wert auf ihr Äußeres. Sie sind in allem sehr genau und pedantisch bis zwanghaft ordentlich. Sie sind sehr ängstlich und ruhelos, besonders bei Erkrankungen. Sie ängstigen sich vor Spuk, Geistern, Räubern, Unerwartetem und Dunkelheit. Angst vor dem Tod ist besonders ausgeprägt und hindert sie am „Leben". Sie sind egoistisch und materialistisch. Ihre Kälteempfindlichkeit führt zu vielen „Erkältungen" mit Katarrhen der Luftwege. Schnell geht die Erkrankung in Asthma über mit besonderer Angst und Ruhelosigkeit. Von Mitternacht bis drei Uhr nachts verschlechtern sich die Beschwerden.

Arsenicum album, weißes Arsenik (Ars.)

schlank, zierlich, fein,
akribisch auf das Äußere bedacht,
zwanghaft ordentlich,
ängstlich, ruhelos,
kälteempfindlich,
Asthma,
< 24 Uhr bis 3 Uhr nachts

Jodum

Die Kinder sind mager, haben dunkle Haare und Haut. Sie sind hochgeschossen. Ruhelosigkeit prägt ihr Handeln, sei es die Neigung zu rennen oder alles sofort ausführen zu müssen. Sie sind plötzlich gereizt, offenbar grundlos. Sie handeln impulsiv und unbesonnen, werfen mit ihren Spielsachen. Stillsitzen verschlechtert. Sie sind immer hungrig und essen, bleiben aber mager. Das Essen bessert vor allem Müdigkeit und Kopfschmerz. Sie leiden an trockenen Entzündungen der Schleimhäute.

Jodum, elementares Jod (Iod.)

dunkelhaarig, mager, groß,
hastig, impulsiv,
kann nicht still sitzen,
ständig hungrig, ohne zuzunehmen

Pulsatilla

Es sind kleine, feingliedrige Kinder mit blauen Augen, zarter blasser Haut, dünnem, hellem Haar, oder auch stärkere Kinder mit dunklem Haar und stärkerer Gesichtsfarbe. Sie sind verlegen, schüchtern, wankelmütig, unentschlossen, wissen nie was sie wollen. Sie wollen immer etwas mehr als sie bekommen können. Ihre Stimmung wechselt rasch. Sie sind ängstlich, fürchten sich vor Geistern und Gespenstern, in der Dunkelheit und vor dem Alleinsein. Sie sind sehr anhänglich und sie weinen leicht. Von Krankheiten betroffen sind die Schleimhäute der Augen, der Nase, der Ohren und des Magens. Sie sind fast immer erkältet. Die Körpersymptome wechseln rasch. Sie ertragen keine Wärme.

Pulsatilla pratensis, Wiesenkuhschelle (Puls.)

blauäugig, feingliedrig, blass,
wankelmütig, schüchtern,
ängstlich, anhänglich, weint leicht,
Schnupfen, Konjunktivitis,
Otitis, Magenbeschwerden

Tuberculinum

Die Kinder weisen häufig Geburtsanomalien auf, wie Schädelveränderungen, Trichterbrust oder Hühnerbrust, Skoliosen oder Deformierungen der Extremitäten. Später zeigen sich Verzögerungen der Knochenentwicklung. Die geistige Entwicklung kann retardiert sein. Die geistige Tätigkeit ist geprägt von schlechter Konzentration und Störung der Aufmerksamkeit. Daraus folgt Langsamkeit und eine Abneigung gegen geistige Tätigkeit. Die Kinder sind hyperaktiv und ruhelos. Sie sind reizbar und neigen

Tuberculinum bovinum
(Nosode aus tuberkulösen Lymphknoten von Rindern) oder
Tuberculinum purificatum
(= Tuberculinum Koch neu bzw. GT; Nosode aus gereinigtem Tuberculin)
Deformierungen des Skeletts,

überaktiv, ruhelos, unkonzentriert, gewalttätig, Furcht vor Tieren,
Atemwegsinfekte, Enuresis

zu Widerspruch, zu Zerstörungssucht und Gewalttätigkeit. Sie haben Ängste, so vor Tieren, wie Hunden und Katzen. Sie sind anfällig für Otitis, Atemwegsinfektionen und Asthma. Häufig tritt bei ihnen Bettnässen auf und in der Pubertät Dysmenorrhoe.

Carcinosinum

Carcinosinum, Nosode aus Mamma-Ca.-Gewebe (Carc.)

frühe physische und psychische Unterdrückung der kindlichen Bedürfnisse; Anforderung, wie ein Erwachsener zu handeln; Zwangshandlungen,
angespannt, überaktiv,
Nägelkauen,
viele Nävi

Carcinosinum ist eine weitere miasmatische Arznei, die in der Kinderheilkunde zunehmend an Bedeutung gewonnen hat. Es sind Kinder, die in einer gestörten Welt aufwachsen. Sei es, dass sie in irgendeiner Form missbraucht wurden, körperlich, seelisch oder auch geistig, sodass sie sich nicht frei entwickeln konnten. Durch die Unterdrückung müssen sie auf kindliche Regungen verzichten, um rasch erwachsen zu werden und um alle Pflichten erfüllen zu können. Damit sind sie dann zwangsläufig überfordert. Es kommt bei ihnen zu Zwangshandlungen im seelisch-geistigen Bereich, aber auch im körperlichen mit Abscheu vor Schmutz, einem unrealistischen Reinlichkeitsbedürfnis, bis zum Waschzwang. Durch ihre zwanghafte Pflichterfüllung kommen sie in eine ungeheure Anspannung und Überaktivität. Sie werden unkontrolliert und ziellos. Wenn sie nicht erfolgreich sind, können sie verzweifelt weinen. Die Kinder sind sehr liebebedürftig. Äußere Merkmale sind viele Muttermale und Café-au-lait-Flecken. Die Kinder zeigen oft Nägelkauen und Gesichts-Tics.

Störungen in den verschiedenen Lebensabschnitten

Bestimmte Erkrankungen kommen nur in einer Altersgruppe vor, wie eine Bronchiolitis beim Säugling oder ein Pseudokrupp beim Kleinkind.

Die Auswirkung einer Störung im Kindesalter ist immer altersabhängig. Die Reifung und Entwicklung bestimmt die Art und die Auswirkung der Erkrankung. So gibt es bestimmte Erkrankungen, die an ein bestimmtes Alter gebunden sind, wie eine Bronchiolitis, die nur beim Säugling vorkommt oder ein Pseudokrupp, der nur im Kleinkindalter auftritt.
In den folgenden Rubriken sind vorwiegend die miasmatischen Mittel angegeben. Weitere Mittel finden sich in den Rubriken der Repertorien und in den Arzneimittellehren.

Schwangerschaft

Während der Schwangerschaft werden Mutter und Kind gemeinsam behandelt.

Die homöopathische Behandlung eines Kindes kann schon während der Schwangerschaft durch die Behandlung der Mutter mit ihrem Simile beginnen. Nach der Geburt erfolgt die individuelle Arzneiverordnung entsprechend der Gesamtheit der Symptome des Kindes.

Geburt

Viele Schwangerschaften und Geburten haben Risikofaktoren, die homöopathisch behandelt werden können.

Die Geburt ist ein physiologischer Vorgang, der eigentlich keiner Behandlung bedarf. Doch viele Geburten weisen eine Reihe von Risikofaktoren auf, sodass therapeutische Überlegungen notwendig sind.

Der Übergang des Kindes aus der warmen, dunklen, nassen und geschützten Umgebung kann sehr plötzlich sein, wie bei einer Sectio. Es erfolgt der plötzliche Eintritt in einen kühlen, sehr hellen, trockenen und wenig geschützten Raum. Diese Lebenssituation, die dem Baby Angst macht, hat ihre homöopathische Entsprechung in **Aconitum**. Traumatische Belastungen während der Entbindung verlangen nach weiteren Mitteln. Häufig ist **Arnica** indiziert. Ein sichtbares Zeichen eines Traumas ist ein Kephalhämatom. Bei einer komplizierten Entbindung kann die Mutter die Arznei schon während der Entbindung erhalten. Die Arznei wirkt dann gleichzeitig bei der Mutter und auf das Kind.

> Das kindliche Trauma der Geburt kann durch Mittel wie **Aconitum** und **Arnica** behandelt werden.
>
> Geburtsverletzung: **Arnica** u.a.

Postpartal

Die Anpassung an die neue Umwelt ist das Nächste, was ein Neugeborenes leisten muss. Die Untersuchung des Babys und die Beurteilung des Apgar-Wertes nach einer Minute ergibt Hinweise für folgende Mittel:

Apgar 0–3	**Camphora**
Apgar 3–6	**Laurocerasus**
Apgar 5–8	**Aconitum**

> Mit dem „Apgar" werden die vitalen Funktionen des Neugeborenen bestimmt: Hautfarbe, Atmung, Herzschlag, Tonus und Reflexe.

Atemstörung der Neugeborenen

Eine bestehende Asphyxie des Neugeborenen läßt sich homöopathisch nach der folgenden Differenzierung behandeln:

Aconitum	bei blauer Hypoxie nach Schreck
Tartarus stibiatus	bei blasser Asphyxie durch Fruchtwasseraspiration
Arnica	bei Asphyxie durch Traumatisierung, wie Kephalhämatom oder Hirnblutung
Belladonna	bei entzündlichen Erkrankungen mit Hirnkongestion, wie Amnioninfektionssyndrom oder Stauung durch die Nabelschnur
Camphora	bei präfinaler Schnappatmung
Laurocerasus	bei blauweiß-fleckiger Asphyxie bei Herzfehler oder Stauung im kleinen Kreislauf
Opium	bei Atemdepression infolge Hirnblutungen oder nach Opiatgaben

> Die sofortige Gabe potenzierter Arzneimittel bei einer Asphyxie führt meist zu einer unmittelbaren Verbesserung des Zustands des Neugeborenen.

Auffälligkeiten des Neugeborenen (s. Tab. 3-7)

Die unmittelbar nach der Geburt sichtbaren Zeichen sind meist miasmatischen Ursprungs und Schlüssel zur Arzneimittelwahl.

> Somatische Auffälligkeiten sind miasmatische Zeichen.

Besondere Schwierigkeiten der Säuglinge (s. Tab. 3-8)

Die Nahrungsaufnahme ist die erste aktive Funktion des Neugeborenen. Schwäche beim Trinken ist eine vitale Bedrohung. Die kann bedingt sein durch allgemeine Schwäche, eine Infektion, eine Stoffwechselstörung oder eine angeborene generalisierte oder lokale Fehlbildung. Eine Erschwerung des Trinkens tritt durch das tonische Vorstrecken der Zunge auf, das auf einem erhöhten Zungentonus beruht – Zungenstoß. Ebenso kann das

> Die Störung der Nahrungsaufnahme kann die erste vitale Bedrohung des Säuglings sein. Sie gibt Hinweise auf das Vorliegen einer zentralen Koordinationsstörung.

Trinken besonders beim Stillen, aber auch an der Flasche, durch „Beißen" beeinträchtigt sein. Dieses „Beißen" wird bedingt durch eine Aktivierung des tonischen Labyrinthreflexes, ist also Ausdruck einer zentralen Koordinationsstörung.

Tabelle 3-7: **Weitere Auffälligkeiten des Neugeborenen**

Kephalhämatom	Calc-f., Merc., Sil.
Neugeborenenikterus	Als erstes Mittel ist Sulfur indiziert. Weitere Arzneien sind Acon., Bov., Card-m., Chin., Nat-s., Sep.
Brustdrüsenschwellung mit Milchabsonderung	Tub. (bov. oder pur.)
Hämangiom	Ars., Carb-an., Phos., Sil., Thuj.
Struma	Calc., Jod., Lyc., Nat-m., Phos., Sil., Tub. (bov. oder pur.)
Auffälligkeiten im Aussehen und Verhalten	Ängstlich bei Abwärtsbewegung: Borax Ängstlich, wenn das Kind aus der Wiege genommen wird: Calc. Stirn in Falten gezogen: Ars., Lyc.
Schniefen der Neugeborenen	Lyc., Nux-v., Puls.
Vaginale Schleimabsonderung	Sep.
Konjunktivitis	Calc., Caust., Hep., Lyc., Merc., Nat-m., Sil., Sulf.
Tränenkanalstenose	Calc., Nat-m., Sil.

Tabelle 3-8: **Besondere Schwierigkeiten der Säuglinge**

Trinkschwäche	Calc-p., Calc., Chin., Cina, Op, Sil., Sulf.
Unverträglichkeit von Muttermilch	Sil.
Unverträglichkeit von Milch	Calc., Con., Kali-j., Mag-m., Nat-c., Nit-ac., Phos., Puls., Sep., Sil., Sulf.
Zungenstoß	Cupr., Lach.
Beißen	Bell., Calc., Cupr., Stram.

Angeborene Störungen (s. Tab. 3-9)

Diese Störungen können angeboren sein oder sich in der ersten Lebenszeit entwickeln. Während Nabelhernien nur arzneilich und mithilfe eines Nabelpflasters (Fa. Lohmann) behandelt werden, müssen Leistenhernien in der Regel operiert werden. Bei der Phimose ist die genaue Diagnosestellung wichtig. Der gesunde Neugeborene hat eine physiologische Phimose, bei der das Präputium noch fest mit der Glans penis verwachsen ist, der Harnabfluss aber ungestört möglich ist. Die pathologische Phimose ist durch eine rüsselförmige Einengung des Präputiums gekennzeichnet und kann mit oder ohne Harnabflussstörung einhergehen.

> Angeborene – auch nicht lebensbedrohliche – Störungen sind so bald wie möglich einer homöopathischen Behandlung zuzuführen.

Tabelle 3-9: **Angeborene Störungen**

Schiefhals	Bar-c., Caust., Lach., Lyc.
Skoliose	Calc., Calc-p., Lyc., Merc., Phos., Sil., Sulf., Thuj.
Myelomeningozele	Bar-c., Calc., Calc-p., Lyc., Merc., Phos., Sil., Sulf.
Hydrozephalus	Calc., Calc-p., Lyc., Merc., Nat-m., Sil., Sulf.
Lähmung der Oberlider	Caust., Nit-ac., Phos., Sep., Syph.
Strabismus	Bell., Calc., Con., Lyc., Merc., Nat-m.
Nabelgranulom	Calc.
Nabelhernie	Calc., Lach., Nux-v., Op.
Leistenhernie	Aur., Calc., Lyc., Nit-ac., Sil., Sulf.
Hydrozele	Calc., Calc-p., Nat-m., Sil., Sulf.
Phimose	Calc., Lyc., Merc., Nit-ac., Sulf.
Hodenhochstand	Bar-c., Calc.
Milchschorf	Calc., Lyc., Merc., Nat-m., Sep., Sil., Sulf.
Mangelnder Haarwuchs	Bar-c., Phos., Sep., Sil.

Anpassungsstörungen

Anpassungsstörungen der Säuglinge und Kleinkinder
(s. Tab. 3-10).

Die Störungen der Eingewöhnung der Kinder in diese Welt sind für die Kinder besonders belastend. Ob es nun das Schreien ist, die Störung des Schlafes von Kind und Eltern, oder Ernährungsschwierigkeiten, die sich in vielerlei Symptomen äußern. Es sind dies immer Hinweise auf die Aktivierung des Miasmas.

> Die störungsfreie Eingewöhnung in diese Welt ist die Voraussetzung für ein körperlich und seelisch gutes Gedeihen.

Tabelle 3-10: **Anpassungsstörungen der Säuglinge und Kleinkinder**

Schreien im Schlaf	Aur., Calc-p., Cham., Lyc., Sulf.
Schlaflage auf dem Bauch	Bell., Calc-p.
Schlaflage auf dem Rücken	Calc., Lyc., Phos., Sulf.
Knie-Ellenbogen-Lage	Carc., Med., Tub. (bov. oder pur.)
Kopfschweiß	Calc., Calc-p., Lyc., Merc., Phos., Puls., Sep., Sil.
Bewegung des Kopfes hin und her	Ars., Op., Stram.
Kopfrollen	Bell., Lyc., Med., Merc., Tub. (bov. oder pur.)
Kopfverletzung	Arn., Cic., Hyper., Nat-m., Nat-s.
Atemanhalten plötzlich	Cham., Lyc.
Fluor bei kleinen Mädchen	Calc., Merc., Sep.
Stuhlgang im Stehen	Caust.
Nägel wachsen schnell	Fl-ac.
Daumenlutschen	Calc., Calc-p., Cham., Ip., Lyc., Med., Nat-m., Sil.
Verlangen nach Unverdaulichem	Alum., Calc., Calc-p.
Hände krampfhaft zur Faust geballt	Bell., Cupr.
Daumen einwärts gezogen	Bell., Caust., Cham., Cupr.

Die „Schreikinder" mit Trimenonkoliken sind ein ganz
wichtiges, ständig aktuelles
Problem der frühen
Säuglingszeit. Die Beschwerden
können akut gelindert und anschließend antimiasmatisch
behandelt werden.

Trimenonkolik (s. Tab. 3-11)

Die Differenzialdiagnose dieser Beschwerden ist bedeutsam, da
diese Störung meist mit massiven Schlafstörungen verbunden ist.
Die homöopathische Behandlung, für die es keine ausreichende
allopathische Alternative gibt, erleichtert das Leben des Kindes
und ganz besonders auch das der Eltern.
Die Linderung kann häufig sofort durch ein Akutmittel erreicht
werden. Es ist unmittelbar eine antimiasmatische Behandlung
anzuschließen. Besonders die folgenden Mittel werden gemäß
ihres Arzneimittelbildes akut eingesetzt:
**Belladonna, Chamomilla, Colocynthis, Magnesium carboni-
cum, Magnesium phosphoricum, Lycopodium**.

Tabelle 3-11: **Trimenonkoliken**

Arznei	Belladonna	Chamomilla	Colocynthis	Magnesium carbonicum	Magnesium phosphoricum	Lycopodium
Beginn	plötzlich					allmählich
Psyche	erregbar, alle Sinne überempfindlich, tobt, beißt, schlägt	unruhig, empfindlich, reizbar, weinerlich, ungeduldig	reizbar, leicht ärgerlich, zornig, allgemein unruhig	empfindlich gegen den leisesten Schreck, Aufschrecken	müde, matt, erschöpft	äußerst empfindlich, ständig ängstlich, furchtsam, kann nicht ertragen, etwas Neues zu sehen
Schlaf	ruheloser Schlaf	Schreien im Schlaf			schlaflos	
Aussehen	gerötetes Gesicht, glänzende Augen	Nachtschweiß, schwitzt nach Trinken, rote Wangen (einseitig), heißer Schweiß		ganzer Körper riecht sauer		Abmagerung, schüttelt den Kopf ohne ersichtlichen Grund
Haltung	nach hinten überstreckt		nach vorne gekrümmt		gekrümmt	
Nahrung	Abneigung gegen Milch	durstig			Durst auf sehr kalte Getränke	hastig beim Trinken, heftiges Verlangen nach Warmem, Hunger besonders nachts
Bauch	spasmodischer Schluckauf, Bauch aufgetrieben, heiß	Koliken, saures Aufstoßen, aufgetrieben	modriger Geruch, aufgetrieben	saures Aufstoßen, Kollern und Gluckern	Krämpfe, Schluckauf mit Würgen Tag und Nacht, Darmschmerz, Luftaufstoßen bessert nicht	das Trinken einer noch so kleinen Menge verursacht Völle und Blähung, Aufstoßen
Stuhl	dünne, grüne, durchfällige Stühle	grüne, wässrige, stinkende schleimige Stühle, wie „gehackte Eier und Spinat"	Durchfall	grüner, wässriger, schaumiger Stuhl, Milch passiert unverdaut, sauer	Verstopfung	durchfällig, oder schwierig, hart, klein

Arznei	Belladonna	Chamomilla	Colocynthis	Magnesium carbonicum	Magnesium phosphoricum	Lycopodium
Schlimmer durch	Erschütterung, Druck, Berührung, Lärm, Luftzug, nachmittags Hinlegen	Anreden Ärger, Hitze, im Freien, Wind, nachts		Bettwärme, Temperaturänderung, leisestes Geräusch, geringste Berührung, kalter Wind, kaltes Wetter	Kälte, Berührung, Luftaufstoßen das nicht bessert, nachts	16–22 Uhr, Hitze, warmes Zimmer, Liegen auf dem Rücken, wenn nicht regelmäßig getrunken wird
Besser durch	halb aufgerichtet Liegen (Sitzen)	Umhertragen, Liebkosen, feuchtwarmes Wetter	Wärme, Krümmen, harter Druck, Liegen mit nach vorn gebeugtem Kopf	warme Luft, Bewegung im Freien	Wärme, Krümmen, Druck, Reiben, Wärme, Kleidung lockern, Umhergehen, dauernd Winde ablassen	Bewegung, nachts, Mitternacht, warmes Essen und Trinken, Aufdecken, Kaltwerden, frische Luft

Zahnungsbeschwerden (s. Tab. 3-12)

Eine miasmatische, zentrale Tonusstörung wird durch das Zahnen aktiviert. Nach der Behandlung der akuten Beschwerden folgt eine antimiasmatische Behandlung.

Die Zahnentwicklung belastet den Säugling und später auch das Schulkind unterschiedlich stark. Es können im Zusammenhang mit dem Zahndurchbruch Infekte auftreten, was für eine Aktivierung des psorischen Miasmas spricht, das eher seltene Auftreten von Krämpfen ist Ausdruck der Aktivierung eines der drei weiteren Miasmen. Die Bedeutung der homöopathischen Behandlung zeigt sich in der sehr raschen Linderung der Beschwerden und Abheilung der Erkrankungen.

Tabelle 3-12: **Zahnungsbeschwerden**

Krankheiten bei Zahnung	Borx., Calc., Cham., Cic., Cupr., Hep., Hyos., Ign., Ip., Merc., Rhus-t.
Zahnung langsam	Calc., Calc-p., Sil.
Zahnung erschwert	Calc., Calc-p., Cham., Sil.

Infekte

Die in der frühen Säuglingszeit auftretenden Infekte sind sehr

Bald nach der Geburt auftretende Infekte sind in der Regel miasmatischer Natur und erlauben schon im frühen Lebensalter, das antimiasmatische Simile zu finden.

Hauterscheinungen und Absonderungen der Schleimhäute können ebenfalls erste Symptome einer miasmatischen Störung sein. Sie sollten nicht unterdrückend behandelt werden, sondern sollten uns zur Behandlung mit dem Simile leiten. Das Zurückgehen der Hauterscheinungen unter dem homöopathischen Arzneimittel ist meist ein deutliches Zeichen für die richtige antimiasmatische Behandlung. Die Behandlung erfolgt immer nach den Regeln der klassischen Homöopathie mithilfe der Gesamtheit der Symptome.

> häufig psorischen und sykotischen Ursprungs. Das Rezidivieren der Infekte weist auf das tuberkulinische Miasma hin.

> Miasmatische Hauterscheinungen und Schleimhautabsonderungen dürfen nicht unterdrückend behandelt werden.

Fieber (s. Tab. 3-13)

Das häufigste und erste Symptom, das eine homöopathische Behandlung notwendig macht, ist das Fieber. Der fieberhafte Infekt ist eine Aktivierung eines latenten Miasmas, meist der latenten Psora. Nach Behandlung dieses Infektes mit potenzierten Arzneimitteln, die der akuten Symptomatik entsprechen, ist es notwendig, eine antimiasmatische Behandlung anzuschließen.

> Fieber kann mit seinen somatischen und psychischen Erscheinungsformen und seinen Modalitäten als vollständiges homöopathisches Symptom zur Similebestimmung führen.

Impfungen

Zahlreiche Kinder kommen mit Störungen und Krankheiten „in Folge" von Impfungen in Behandlung. In unmittelbarer zeitlicher Abfolge nach der Impfung kann es zu lokalen und akuten Störungen und Erkrankungen kommen. Chronische Erkrankungen können zeitlich deutlich später nach einer Impfung beginnen. Eltern berichten bei diesen Kindern spontan, dass sich ihr Kind seit der Impfung verändert habe. Die Behandlung einer chronischen Erkrankung als Impffolge verlangt notwendigerweise das antimiasmatische Simile, da es durch die Impfung zu einer Aktivierung eines Miasmas gekommen ist. Die Problematik der Impfungen ist eine altes homöopathisches Anliegen, das schon auf die Nebenwirkungen der Pockenimpfung zurückgeht. Während ursprünglich **Thuja** und **Silicea** als wichtige Mittel zur Behandlung von Impffolgen angegeben wurden, hat sich im Laufe der Zeit die Rubrik dieser Mittel im Repertorium immer mehr erweitert. Während in KENTS *Repertorium* (KELLER/KÜNZLI) erst 9 Arzneien angegeben sind (die unten besprochen werden), enthält die Rubrik Impfung im *Complete Repertory* 41 Mittel. Dies belegt die große Bedeutung der Impfauswirkungen im Kindesalter.

> Die „Folgen" einer Impfung können zu einer akuten oder chronischen Erkrankung führen. Die Behandlung erfolgt jedesmal mit einem Simile. Bei den chronischen Erkrankungen mit einem Antimiasmatikum.

> KK Modalitäten – Impfung (Bd. 1, S. 503)
> CR Allgemeines – Impfung, nach (S. 2881)
> SY Allgemeines – Impfung, nach (S. 1657)

Apis

Es kommt kurze Zeit nach der Injektion zu Rötung, Hitze, Schwellung und Schmerz an der Impfstelle. Kalte Umschläge bessern. Die Kinder haben Angst vor der Injektion.

> **Apis mellifica**, Honigbiene (Apis)

Echinacea

Bei den Kindern kommt es nach der Impfung zum Auftreten einer Infektanfälligkeit. Es treten Erkältungen mit verstopfter Nase auf mit dem Bedürfnis, die Nase zu putzen, aber ohne Erfolg. Der Hals ist verschleimt und fühlt sich rau an und es besteht ein Völlegefühl in der oberen Brust. Das Kind muss ständig Schleim aus dem Hals entfernen. Im Liegen muss es husten, um den Schleim aus dem Hals zu bekommen.

> **Echinacea angustifolia**, schmalblättriger Sonnenhut (Echi.)

Tabelle 3-13: **Differenzierung der häufigen Fiebermittel**

Fieber	plötzlicher Beginn		allmählicher Beginn		
Arznei	Aconitum	Belladonna	Ferrum phosphoricum	Gelsemium	Eupatorium perfoliatum
Wodurch	kalter trockener Wind, Zugluft; Schreck, Ärger, Angst	Sonne, Schwitzen, Unterkühlung; Aufregung	Erschöpfung	Unterkühlung bei kaltfeuchtem Wetter; Emotionen, Aufregung, Angst	kalte Luft
Wie	plötzlich, heftig, stürmisch	plötzlich, heftig	beginnendes, mäßiges Fieber ohne besondere Charakteristika	langsam, mild, maximal 38 °C	allmählich, mild
Wann	nachts, um Mitternacht	nachmittags, abends	nachts 4–6 Uhr, früher Nachmittag, 13 Uhr	vormittags 10 Uhr	morgens 7–9 Uhr, Periodizität von 3–7 Tagen
Wo Allgemein	trocken, heiß, ohne Schweiß	dampfende, schwitzende Hitze; Kopf rot, heiß; Hände und Füße eiskalt	trockene Haut, Frösteln, blass und rot im Wechsel besonders bei Lagewechsel	Frösteln, zittrige Schwäche, Kälteschauer, Zähneklappern; dumpfer Kopfschmerz; Benommenheit; Gesicht dunkelrot, gedunsen	Zerschlagenheit; Muskel-, Knochen- und Gelenkschmerz
Durst	brennender Durst	kein Durst		kein Durst	starker Durst auf kaltes Wasser
Schlimmer durch	Lärm, Musik, warmes Zimmer, Ruhe	Licht, Sonne, Berührung, Bewegung, Hinlegen	Schwitzen, heftige Bewegung	vor Gewitter, Föhn, Bewegung, Kopftieflage	Kleiderdruck
Besser durch	Schweißausbruch, frische Luft	Hochlagerung, Einhüllen des Körpers, Dunkelheit	kalte Umschläge, leichtes Herumgehen, nach dem Aufstehen	gehalten werden, reichliches Harnlassen, Kaffee, Vorwärtsbeugen	Erbrechen, Knie-Ellenbogen-Lage, Unterhaltung
Geist, Gemüt	Angst vor Tod und Zukunft, Unruhe	Erregung, beißt, schlägt, schreit, Delirium	Reizbarkeit, Erröten, spielt, liest Bücher, Kopf klar	Apathie, Zittern	Unruhe
Organe	Herz	Kopf	Blutgefäße	Nervensystem	Knochen
Klinischer Befund	Pseudokrupp	bellender Husten beim Hinlegen	Nasenbluten		Sinusitis, Bronchitis

Hepar sulfuris

Es treten nach der Impfung eitrige Infektionen auf. Dies können eitrige Entzündungen der Bindehäute, der Nase, des Rachens, der Tonsillen oder der Haut sein. Die Kinder sind ausgeprägt gegen Kälte empfindlich.

Hepar sulfuris, Kalkschwefelleber (Hep.)

Kalium chloricum

Seit der Impfung leiden die Kinder an akuten oder chronischen katarrhalischen Zuständen des Mittelohres wie einem Tubenkatarrh. Die Kinder haben einen weißen oder grauen Belag auf der hinteren Zunge und Auswurf von dickem, weißem Schleim.

Kalium chloricum; Kaliumchlorat (Kali-chl.)

Malandrinum

Nach der Impfung treten brennende, stechende, juckende, verkrustende oder eiternde Hautausschläge wie bei einer Neurodermitis auf.

Malandrinum, Nosode der Pferdemauke (Maland.)

Ist infolge einer Impfung eine chronische Störung oder Erkrankung aufgetreten, so ist durch die Impfung ein latentes Miasma aktiviert worden und es erscheinen die Symptome einer miasmatischen Erkrankung. Dann entspricht das Arzneimittelbild jeweils einem Miasma:

Chronische Erkrankungen als miasmatische Impffolgen können jedem Miasma entspringen.

Arsenicum album	Tuberkulinie, Syphilinie
Silicea	Tuberkulinie, Syphilinie
Sulfur	Psora
Thuja	Sykose

Tabelle 3-14: **Klinische und homöopathische Differenzialdiagnose des Pseudokrupp**

Krankheitsbild	Ätiologie	Klinische Charakteristika	Arznei
Akuter infektiöser Krupp (Laryngitis subglottica, virale Laryngotracheitis, Pseudokrupp im engeren Sinne)	Parainfluenzaviren (RS-, Adeno-, Influenzaviren)	Beginn mit Erkältung während 1-3 Tagen, inspiratorischer Stridor, bellender Husten, Heiserkeit, Einziehungen	Spongia
Spastischer Krupp („spasmodic croup", „recurrent croup")	Allergisch-infektiöse Genese wahrscheinlich	Nächtlicher Befall aus vollem Wohlbefinden mit Atemnot, bellendem Husten und inspiratorischem Stridor	Aconitum
Bakterielle Laryngotracheobronchitis	Staphylococcus aureus, Pneumokokken, Haemophilus influenzae	Rasch progredienter Verlauf mit hohem Fieber, Stridor, Einziehungen, Husten, Heiserkeit, gelegentlich Schluckschmerzen	Hepar sulfuris

Pseudokrupp

Der Pseudokrupp soll beispielhaft in seiner klinischen und homöopathischen Differenzialdiagnose dargestellt werden. Die Unterschiede betreffen die klinische Symptomatik wie auch die Auslösung und die gefundenen Erreger. Diese klinischen Charakteristika entsprechen den Symptomen der Arzneimittel, die zur homöopathischen Behandlung eingesetzt werden (Tabelle 3-14).

Die Klinik und die Bakteriologie des Pseudokrupp haben eine exakte Entsprechung in den homöopathischen Arzneien.

Tabelle 3-15: **Kinderkrankheiten, ihr Miasma und ihre Arzneien**

Krankheit	Miasma	Hauptmittel	Häufige Arzneien
Windpocken	Psora	Antimonium tartaricum	Antimonium crudum, Rhus toxicodendron, Pulsatilla, Sulfur
Röteln	Psora	Aconitum	Pulsatilla
Keuchhusten	Tuberkulinie	Drosera	Cuprum metallicum, Coccus cacti, Arnica, Kalium carbonicum
Masern	Tuberkulinie	Pulsatilla	Euphrasia, Antimonium tartaricum, Rhus toxicodendron, Sulfur
Mumps	Sykose	Belladonna	Mercurius solubilis, Barium carbonicum, Pulsatilla
Scharlach	Syphilinie	Belladonna	Rhus toxicodendron, Apis, Lachesis, Sulfur, Mercurius solubilis
Diphtherie	Syphilinie	Mercurius cyanatus	
Poliomyelitis	Syphilinie	Lathyrus sativus	

Kinderkrankheiten

Die Kinderkrankheiten zeigen eine Aktivierung eines latenten Miasmas an.

Kinderkrankheiten sind in der Regel miasmatische Erkrankungen und können einem Miasma zugeordnet werden. Je nach Art und Aktivität des Miasmas kann eine Kinderkrankheit eine heilende antimiasmatische Wirkung haben, oder es können durch Aktivierung eines sykotischen, tuberkulinischen oder syphilitischen Miasmas Komplikationen der entsprechenden Kinderkrankheit auftreten. Daher ist eine frühe antimiasmatische Behandlung die beste Vorbeugung gegen Komplikationen von Kinderkrankheiten.

Die homöopathische Behandlung einer Kinderkrankheit ist zugleich eine antimiasmatische Behandlung, die bisweilen mit Sulfur, dem Antipsorikum, zum Abschluss kommt.

Sulfur bei verzögertem oder ausbleibendem Exanthem.

Die Behandlung der Kinderkrankheiten erfolgt nach der akuten Symptomatik. Da diese in der Regel und zu Beginn der Erkrankung bei den meisten Kindern gleichförmig ist, gibt es für jede Kinderkrankheit ein Hauptmittel. Mit Veränderung der Erkrankung und dem Auftreten von Komplikationen ist ein weiteres antimiasmatisches Mittel angezeigt. Eine Besonderheit bei den exanthematischen Erkrankungen ist das verzögerte oder unvollkommene Auftreten der Hauterscheinungen. Eine Gabe **Sulfur** C30 führt in der Regel zum Erscheinen des Hautausschlags und damit zur Abheilung der Kinderkrankheit. Bei Kindern, die mit einer Kinderkrankheit inkubiert sind, kann die Behandlung vor dem Auftreten der klinischen Erscheinungen mit dem Hauptmittel der Erkrankung begonnen werden.

Schulkinder

Lernen (s. Tab. 3-16 bis 3-19)

Störungen des Lernens durch Unaufmerksamkeit, Bewegungsunruhe, schlechtes Gedächtnis und damit verbundene Verhaltensauffälligkeiten (wie ADH, ADHS) sind heute ein wichtiger Teil der homöopathischen Behandlung im Kindesalter. Die homöopathische Behandlung ist die arzneiliche Behandlung der Wahl bei diesen Störungen. Nach sorgfältiger Abklärung der Kinder hinsichtlich neurologischer Störungen oder anderer Allgemeinerkrankungen, nach Untersuchung auf Wahrnehmungsstörung und Teilleistungsschwächen und nach genauer Prüfung der fami-

Bei Verhaltensauffälligkeiten sollten immer neurologische Störungen ausgeschlossen und Wahrnehmungsstörungen und Teilleistungsschwächen abgeklärt und behandelt werden.

Tabelle 3-16: **Lernstörungen**

Mangelnde Befähigung für	
alle ernsthaften Arbeiten	Bell., Calc., Merc., Nat-m.
geistige Arbeiten	Alum., Caust., Nat-c., Nat-m.
Prosa lernen	Lach., Lyc.
Verse lernen	Puls., Nux-v., Sulf.
Algebra	Alum., Caust., Graph., Staph.
Botanik	Calc., Carb-v., Sil., Sulf.
Chemie	Alum., Caust., Nat-m., Nux-v., Petr., Puls.
Geografie	Carb-v., Nat-m., Plat., Staph.
Geometrie	Alum., Ambr., Calc., Caust., Con.
Geschichte	Bell., Graph., Merc., Nux-v.
Grammatik	Alum., Bar-c., Con., Nux-v.
Handarbeiten	weiblich: Puls., Sulf.; männlich: Nux-v., Sulf.
Kunst	Bell., Calc., Hyos., Mag-c., Nit-ac., Petr., Plat., Staph., Stram., Sulf.
Lernen und Lesen	Alum., Mag-c.
Mathematik	Bell., Calc., Kali-c., Lyc., Nat-m., Sil., Sulf.
Musik	Lyc., Sil., Sulf.
Physik	Carb-v., Graph., Petr.
Schreiben und Lernen	Caust., Lyc., Sil.
Sprachen	Lyc., Sulf.
Zeichnen	Calc., Nat-m., Petr.
lernt und vergisst schnell	Calc., Sil., Staph., Sulf.

Tabelle 3-17: **Fehler bei intellektuellen Arbeiten**

Buchstabieren	Lach., Lyc.
Lesen	Cham., Hyos., Lyc., Merc., Sil., Stann.
Rechnen	Am-c., Crot-h., Lyc., Nux-v.
Schreiben	Lach., Lyc., Thuj.
lässt Buchstaben aus	Hyper., Lac-c., Lyc., Nux-m., Thuj.
Silben	Cham., Kali-br., Thuj.
Wörter	Cham., Lyc., Rhod., Thuj.
stellt Buchstaben um	Caust., Chin., Lyc., Stram.
Sprechen	Nat-m.
spricht Worte falsch aus	Caust.

Tabelle 3-18: **Gedächtnisschwäche**

allgemein	**Ars., Bar-c., Bell., Caust., Hell., Lach., Med., Merc., Nit-ac., Nux-m., Phos., Ph-ac., Plat., Sep.**
für Bezeichnung der Buchstaben	*Lyc.*
bei geistiger Arbeit	**Nat-c., Nat-m.**
was er gelesen hat	**Hell., Lach., Staph.**
was er geschrieben hat	Calad., Nux-m.
was er sagen wollte	**Hell.**
was er gerade schreiben wollte	*Croc., Nat-m., Nux-m.*

Tabelle 3-19: **Konzentrationsstörungen**

Konzentration fällt schwer	Anac., Bar-c., Carb-v., Carb-s., Caust., Glon., Graph., Grat., Ham., Hell., Lach., Lec., Lyc., Nat-a., Nux-m., Nux-v., Phos., Ph-ac., Sep., Sil. (alle 3-wertig)
Kinder	*Aeth., Bar-c.*
Lernen, Lesen	**Nux-v.**
Rechnen	**Nux-v.**
Reden	Merc-c., *Nat-m.*
Schreiben	Acon., Mag-c
Abneigung gegen Lesen	*Acon., Nux-v., Sil.*
Abneigung gegen Schreiben	Hydr., Scil., Thea
fällt schwer Ideen auszudrücken	Cact., Carb-an.
Unfähigkeit sich auszudrücken	Ign., Lyc.

liären und sozialen Umstände erfolgt die homöopathische Behandlung als Teil eines Gesamtkonzepts einer Behandlung. Die homöopathische Behandlung stellt eine ganz wesentliche Alternative zur Behandlung mit Methylphenidat („Ritalin") dar, da sie das Kind in seiner ganzen Individualität seiner Person berücksichtigen kann.

Tabelle 3-20: **Benehmen**

Albern	Anac.
Boshaft	Ars., Bell., Calc., Lach., Nat-m., Nux-v.
Ehrgeizig	Lyc., Plat., Verat.
Empfindlich	Cocc., Bufo
Frech	Hyos., Lach., Nat-m., Nux-v., Verat.
Grausam	Ars., Hep., Hyos., Lach., Nit-ac., Nicc., Sel.
Gewalttätig	Anac., Bell., Chin., Hep., Hyos., Lyc., Nat-c., Nux-v.
Hänseln, Necken	Caust., Nux-v.
Fantasieren	Calc., Nux-v., Puls., Sep., Staph., Sulf.
Sensibel	Alum., Anac., Coff., Caust., Hep., Ign., Jod., Nit-ac., Nux-v., Phos., Plat., Puls., Staph., Zinc.
Zerstreut	Alum., Cham., Olnd., Staph.
Stehlen, Lügen	Calc., Carb-v., Nat-m., Lyc., Sil., Sulf.

Verhalten

Im Zusammenhang mit Lernstörungen werden Schulkinder häufig auch verhaltensauffällig. Häufig entwickeln sich diese Auffälligkeiten aus einer Überforderung heraus. Den Kindern wird die Erfüllung der alltäglichen Pflichten abverlangt, ohne dass die Erzieher ihre Schwäche oder Unfähigkeit erkennen. Die Art des Verhaltens ist abhängig von der miasmatischen Belastung der Kinder. Während psorische Kinder eher in eine depressive Symptomatik abgleiten, äußern sich sykotische Kinder durch ein übertriebenes Verhalten, bei der Tuberkulinie und der Syphylinie beobachten wir zunehmend die Aggression. Daher muss in der Therapie von Schulkindern nicht nur auf die speziellen Lernstörungen eingegangen werden, sondern auch das Benehmen der Kinder in seiner Symptomatik zur Arzneimittelfindung herangezogen werden (Tab. 3-20).

Die homöopathische Behandlung ist der arzneiliche Teil der Therapie. Neben der konfliktzentrierten und psychotherapeutischen Intervention ist die Beachtung der sozialen Beziehungen von großer Bedeutung.

Pubertät (s. Tab. 3-21)

In der Pubertät ist es besonders wichtig, mit den Jungen oder den Mädchen ein Gespräch ohne die Eltern zu führen und ihnen zu versichern, dass der Inhalt dieser Gespräche nicht mit den Eltern besprochen wird. Die Auffälligkeiten und die Erkrankungen in der Pubertät sind die erste Manifestation miasmatischer Störungen

In der Pubertät und in der Adoleszenz zeigen sich die Schwächen in der körperlichen, seelischen und geistigen

Tabelle 3-21: **Erkrankungen in der Pubertät (MURPHY)**

Beschwerden

Beschwerden in der Pubertät bei Mädchen	*Aur., Bar-c., Bell., Calc-p., Ferr.,* **Lach.,** *Nat-m., Phos., Puls.,* **Sep.**
mit Schwermut	*Hell.,* Nat-m.
mit nervösem Herzklopfen	*Puls.*
in der Schule	*Calc-p.*
groß, schlank, Nasenbluten	*Phos.*
übermäßig verzögert, von sanftem Wesen	*Puls.*
psychische Erkrankungen	Ant-c., Bell., *Ign.,* Manc., *Nat-m., Puls., Sep.*
Blässe, mit ausgeprägter Anämie, Muskelschwäche	**Phos.**

Körperliche Entwicklung

Kleinwuchs	Bar-c., Bar-m., Calc., Calc-p., Carc., Con., Med., Sil., Sulf., Thyr., Tub. (bov. oder pur.)
Wachstumsstillstand	Bar-c.
Wachstum zu schnell	Calc., Calc-p., Ferr., Ph-ac., Phos.
Entwicklungsstillstand	Agar., Bar-c., Calc., Calc-p., Carc., Nat-m., Phos., Sil.
Wachstumsschmerzen	Agar., Bell., Calc, Calc-p., Ph-ac., Phos., Sil., Syph., Tub. (bov. oder pur.)
Menarche zu spät	Sep., Sil., Sulf., Tub. (bov. oder pur.)
mit unterentwickelten Brüsten	Lyc.
Akne	Aur., Calc-sil., Carb-an., Carb-v., Caust., Hep., Nux-v., Phos., Sep., Sil.
Tabakmissbrauch	Aven-s., Calad., Ign., Nicotinum, Nux-v., Tabelle
Drogenmissbrauch	Aven-s., Nux-v., Tabelle
Missbrauch von Alkohol,	Ars., Aur., Bar-c., Lach., Nux-v., Sulf.
Bier	Nux-v., Sulf.
Branntwein	Nux-v., Op., Sulf.
Wein	Calc., Phos., Sulf.

Seelische Entwicklung

maskulines Verhalten bei Mädchen	Carb-v., Nat-m., Sep., Petr., Plat.
Kleptomanie	Leckereien: Mag-m., Nat-c. Geld: Calc., Op., Puls.
Folgen von Missbrauch	Anac., Aur., Carc., Lyc., Nat-m., Op., Puls., Staph., Sulf.

Folgen von Misshandlung	Anac., Arn., Aur., Carc., Op., Staph.
Folgen von Bestrafung	Agar., Anac., Carc., Ign., Lyc., Nat-m., Staph.
Masturbation exzessiv	Alum., Bell., Calc., Stram.
sexuelles Verlangen exzessiv	Manc.
Depression	Aur., Calc., Carc., Caust., Lach., Lyc., Nat-m., Sulf.
Anorexia nervosa	Ars., Calc., Carc., Caust., Lach., Merc., Nat-m., Puls., Staph., Sulf.
Bulimie	Carc., Nat-m., Puls., Staph.
Bettnässen	Ars., Bell., Caust., Nat-m., Nit-ac., Puls., Sep., Sil., Sulf.
Nägelbeißen	Carc., Lyc., Nat-m., Sulf.

oder das Wiederauftreten früherer Symptomatik. In dem Alter der Selbstständigkeit, auch wenn sie nicht mit altersgemäßer Reife verbunden ist, wird der regulierende Einfluss der Eltern geringer und die Gefahr schwerer Störungen wächst. Es kann sich um schwere Essstörungen handeln oder um Verhaltensweisen, die zur Sucht führen können. Die homöopathische Behandlung kann auf die Beschwerden in der Pubertät Einfluss nehmen und die körperliche und seelische Entwicklung fördern.

Reifung. Der junge Mensch, der erwachsen werden will, bedarf der liebevollen Annahme seiner Person. Die Bestimmung des Simillimum erlaubt dann ein tiefes Verständnis seiner Person.

Schluß

Die homöopathische Behandlung im Kindesalter ist auf die Gesamtheit der Symptome ausgerichtet und muss die Besonderheiten der kindlichen Reifung und Entwicklung berücksichtigen. Dabei kommt den körperlichen miasmatischen Zeichen eine große Bedeutung zur Findung des Simillimum zu. Die frühe und rechtzeitige homöopathische Behandlung heilt aktuelle Störungen und Krankheiten. Sie ist zugleich aber durch die Behandlung des Miasmas die wichtigste Prophylaxe späterer miasmatischer Erkrankungen.

Die homöopathische, antimiasmatische Behandlung ist die weitreichendste Krankheitsprophylaxe für das ganze Menschenleben.

Lernziele

▶ Die wichtigsten Unterschiede der homöopathischen Behandlung bei Kindern im Vergleich zu Erwachsenen kennen,
▶ die Subjektivität der elterlichen Anamnese kennen und die Bedeutung der Organbefunde im Kindesalter als § 153-Symptome (Organon) kennen,
▶ die Bedeutung der Entwicklungs- und Reifungsnormen des Kindes für den frühzeitigen Beginn der antimiasmatischen Behandlung kennen, die wichtigsten Meilensteine der kindlichen Reifung lernen,
▶ die Bedeutung der disharmonischen Entwicklung und Reifungsstörung kennen und das Phänomen der Regression verstehen,
▶ die besonderen Eigenheiten der homöopathischen Arzneien im Kindesalter kennen,

▶ die Bedeutung der Miasmen für die homöopathische Behandlung und die Besonderheiten der miasmatischen Arzneien im Kindesalter kennen,

▶ die Übereinstimmung von klinischen Befunden und homöopathischen Arzneien am Beispiel des Pseudokrupp verstehen,

▶ lernen, dass Impfungen im Kindesalter akute oder chronische Erkrankungen oder Beschwerden auslösen können und diese nach dem Similegesetz zu behandeln sind,

▶ die unterschiedlichen Bereiche der homöopathischen Behandlung beim Säugling, Kleinkind, Schulkind und beim Pubertierenden kennen,

▶ lernen, dass homöopathische Arzneien in ihrer individuellen Beziehung zum kranken Kind eine wesentliche Alternative für die Behandlung von Störungen sind (Beispiel „ADHS" und die in der Schulmedizin undifferenzierte Behandlung mit Methylphenidat).

Literatur

Allen, J. Henry: Die chronischen Krankheiten. Die Miasmen. Deutsche Übersetzung. Verlag von Schlick, Aachen 1987

Boericke, William: Handbuch der homöopathischen Materia medica. Deutsche Übersetzung. Haug Verlag, Heidelberg 1994

Creasy, Sheilagh: Anmerkungen zu den Nosoden. Deutsche Übersetzung. Homöopathie Seminare und Vertrieb, Verlag, Seehausen 1998

Enders, Norbert: Bedrohte Kindheit. Haug Verlag, Heidelberg 1995

Enders, Norbert: Das „homöopathische" Kind. Haug Verlag, Heidelberg 1990

Gallavardin, Jean-Pierre: Psychismus und Homöopathie. Deutsche Übersetzung. Haug Verlag, Heidelberg 1997

Graf, Friedrich P.: Homöopathie für Hebammen und Geburtshelfer. 4. Teil: Das Neugeborene. Staude Verlag, Hannover 1990

Graf, Friedrich P.: Homöopathie für Hebammen und Geburtshelfer. 5. Teil: Der Säugling. Staude Verlag, Hannover 1992

Guernsey, Henry N.: Homöopathische Behandlung von Kindern und Säuglingen. Deutsche Übersetzung. Simillimum Verlag für homöopathische Literatur, Ruppichteroth 1996

Hahnemann, Samuel: Organon der Heilkunst. 6. Auflage. Haug Verlag, Heidelberg 1999

Hauptmann, Horst: Homöopathie in der kinderärztlichen Praxis. 2. Auflage. Haug Verlag, Heidelberg 1994

Herscu, Paul: Die homöopathische Behandlung der Kinder. Deutsche Übersetzung. Kai Kröger Verlag, Groß Wittensee 1993

Keller, Georg Künzli, Jost (Hrsg.): Kents Repertorium. 14. überarbeitete Auflage. Haug Verlag, Heidelberg 1998

Kent, James Taylor: Kents Arzneimittelbilder. Deutsche Übersetzung. 2. Auflage. Haug Verlag, Heidelberg 1958

Mohinder, Singh Jus: Kindertypen. Homöosana AG, Steinhausen 1996

Murphy, Robin: Homoeopathic Medical Repertory. Hahnemann Academy of North America, Pagosa Springs 1993

Pfeiffer, Herbert: Homöotherapie der Bewegungsstörungen im Kindesalter. In: Documenta homoeopathica, Band 9. Maudrich Verlag, Wien 1996

Schroyens, Frederik: Synthesis – Repertorium homoeopathicum syntheticum. Edition 7. Hahnemann Institut für homöopathische Dokumentation, Greifenberg 1998

Vermeulen, Frans: Kindertypen in der Homöopathie. Deutsche Übersetzung. Sonntag Verlag, Regensburg 1988

Vermeulen, Frans: Synoptische Materia Medica. Deutsche Übersetzung. Kai Kröger Verlag, Groß Wittensee 1996

Voegeli, Adolf: Homöopathische Therapie der Kinderkrankheiten. 8. Auflage. Haug Verlag, Heidelberg 2000

Zandvoort, Roger van: The Complete Repertory. Deutsche Übersetzung. Simillimum Verlag für homöopathische Literatur, Ruppichteroth 2000

4   Einfache chronische Krankheiten

Angelika Gutge-Wickert

Einführung

Zu Beginn des 19. Jahrhunderts war HAHNEMANN zufrieden mit seinen Behandlungen nach dem Ähnlichkeitsgesetz. Die Vorzüge gegenüber der Allopathie waren bei der Behandlung akuter Krankheiten, bei epidemischen Seuchen und sporadischen (vereinzelt auftretenden) Fieberkrankheiten deutlich und auffallend. Auch die venerischen Krankheiten wurden ohne äußerliche Einreibungen, Verätzungen oder chirurgische Behandlungen mit der homöopathischen Methode innerlich geheilt. Aber die Zahl der übrigen langwierigen Krankheiten bereitete ihm Sorge.

> Die ersten Erfolge hatte die Homöopathie HAHNEMANNS in der Behandlung akuter und venerischer Krankheiten.

Nach Ähnlichkeit der beklagten Beschwerden gut behandelte Patienten wurden nicht gesund. Ein scheinbar geheiltes Symptom entwickelte sich neu. Die Wiederholung der zu Anfang hilfreichen Arzneien half immer weniger. Dazu kamen immer neue Krankheitssymptome. Das chronische Siechtum ließ sich durch den homöopathischen Arzt nur wenig aufhalten und vergrößerte sich fortlaufend. HAHNEMANN schrieb in seinen *Chronischen Krankheiten* (CK) zu solchen Kuren:
„Ihr Anfang war erfreulich, die Fortsetzung minder günstig, der Ausgang hoffnungslos." (CK, S. 4)

> Die übrigen chronischen Krankheiten ließen sich anfangs auch homöopathisch nicht heilen.

Den Grund hierfür herauszufinden erschien ihm als dringlichste Aufgabe und beschäftigte ihn von 1816 bis 1827, wie er schrieb, Tag und Nacht. Er kam zu folgenden Schlüssen:
Die beim Patienten ins Auge fallenden Krankheitserscheinungen sind keine in sich abgeschlossene Krankheit. Sie sind Teil einer tiefer liegenden Grundkrankheit („Urübel"), deren großer Umfang sich in den nach und nach neu auftretenden Symptomen zeigt. Eine Heilung ist erst möglich, wenn der ganze Umfang aller Symptome der unbehandelten Grundkrankheit bekannt ist, ehe man sie vollkommen heilen kann.

> Der Grund lag in der eingeschränkten Betrachtung nur der aktuellen Symptome.

> Der Symptomeninbegriff der gesamten Krankheit über ihre gesamte Zeitdauer muss berücksichtigt werden.

HAHNEMANN in den *Chronischen Krankheiten* (CK S. 6/7):
„Die durchgängig sich wiederholende Thatsache, dass die auch auf die beste Weise mit den bis dahin ausgeprüften Arzneien homöopathisch behandelten, unvenerischen chronischen Uebel nach ihrer wiederholten Beseitigung dennoch, und zwar immer in einer mehr oder weniger abgeänderten Gestalt und mit neuen Symptomen ausgestattet wiederkehrten, ja alle Jahre mit einem Zuwachse an Beschwerden wiederkehrten, gab mir den ersten Aufschluss: dass der homöopathische Arzt bei dieser Art chronischer Uebel, ja bei allen (unvenerischen) chronischen Krankheitsfällen es nicht allein mit der eben vor Augen liegenden Krankheits-Erscheinung zu thun habe, sie nicht für eine in sich abgeschlossene Krankheit anzusehn und zu heilen habe – welche

> Die chronische Krankheit kehrte auch nach sorgfältiger Behandlung wieder.

> Das heißt: Die aktuell erscheinende Krankheit ist nicht in sich abgeschlossen, sondern nur Teil einer tiefer liegenden chronischen Störung.

sonst in kurzer Zeit und auf immer homöopathisch getilgt und geheilt worden seyn müsste, wie doch die Erfahrung und der Erfolg widerlegte – sondern dass er es immer nur mit einem abgesonderten Theile eines tief liegenden Ur-Uebels zu thun habe, dessen großer Umfang in den von Zeit zu Zeit sich hervor-thuenden neuen Zufällen sich zeige, dass er daher sich keine Hoffnung machen dürfe, die einzelnen Krankheitsfälle dieser Art, in der bisherigen Voraussetzung, als seyen sie für sich be-stehende, in sich abgeschlossene Krankheiten, dauerhaft zu hei-len, sodass sie selbst nie wieder und auch keine andern, neuen, beschwerlichern Symptome an ihrer Stelle wieder hervorsprieß-ten, dass er folglich möglichst den ganzen Umfang aller der dem unbekannten Ur-Uebel eignen Zu-fälle und Symptome erst kennen müsse, ehe er sich Hoffnung machen könne, eine oder mehre, das ganze Grunduebel mittels ihrer eigenthümlichen Symptome homöopathisch de-ckende Arzneien auszufinden, durch welche er dann das Sie-chthum in seinem ganzen Umfange, folglich auch seine einzelnen Glieder, das ist, alle seine in so verschiednen Krankheitsfällen erscheindenden Krankheits-Fragmente heilkräftig zu besiegen und auszulöschen im Stande wäre."

Das gesuchte Urübel muss miasmatisch-chronischer Natur sein, weil es – vergleichbar der Syphilis – nie von selbst ausheilt, sondern sich mit der Zeit bis zum Ende des Lebens auch unter besten Lebensbedingungen verschlimmert.

Akute und chronische Krankheiten

Vergleichen wir eine Masernerkrankung, eine akute Krankheit, mit der Syphilis, einer chronischen Erkrankung, so fällt auf, dass die Dauer der akuten Krankheit eher kurz ist, der Verlauf ein-heitlich und die Selbstheilung möglich, während die chronische Krankheit ungeheilt bis zum Ende des Lebens dauert, der Verlauf sich in mehr oder weniger langen Schüben zeigt und die Selbst-heilung unmöglich ist (vgl. hierzu auch Kapitel 13 in Band B dieser Reihe). Der Beginn der akuten Krankheit Masern äußert sich in Prodromalsymptomen von starken katarrhalischen Erscheinun-gen und entwickelt zum Ende die typischen charakteristischen Hautsymptome. Bei der Syphilis steht zu Beginn das Hautulkus im Genitalbereich, erst später werden die inneren Organe betrof-fen.

Übersichtlich können wir in der Tabelle aus GERHARD KÖHLERS *Lehr-buch der Homöopathie*, (Band 1, 3. Aufl., S. 180) erkennen, was HAHNEMANN in den CK und im Organon § 78 beschreibt (Tab. 4-1):

„Alle chronischen Krankheiten der Menschen – auch die sich selbst überlassenen, nicht durch verkehrte Behandlung ver-schlimmerten – zeigen, wie gesagt, eine solche Beharrlichkeit und Ausdauer, dass, sobald sie sich entwickelt haben (und durch die Kunst nicht gründlich geheilt werden), sie mit den Jahren immer mehr zunehmen und lebenslang durch die eigenen Kräfte selbst der robustesten Natur, auch bei der gesundesten Lebensart und Diät nicht gemindert, und noch weniger besiegt und aus-

---

Die gewählte homöopathische Arznei muss „das ganze Grundübel mittels ihrer eigen-tümlichen Symptome" abdecken.

Akute Krankheiten haben eine begrenzte Dauer und enden mit der Ausheilung oder dem Tod.

Chronische Krankheiten dauern unbehandelt bis zum Lebensende.

Weder die Selbstheilungskräfte noch besonders gesunde Lebensumstände oder Ernährung können eine chronische Krankheit beenden.

Tabelle 4-1: **Akute und chronische Krankheiten**

	Akut	Chronisch
Prototyp:	Masern	Lues
Dauer:	kurz	lebenslang
Selbstheilung:	möglich	unmöglich
Verlauf:	einheitlich	in Phasen (Lues I/II/ III)
Richtung:	von innen nach außen – zuerst Prodromal-Symptome, dann Exanthem	von außen nach innen – zuerst Ulkus, dann Tabes

gelöscht werden, nie also von selbst vergehen, sondern wachsen und sich verschlimmern bis zum Tode." (HAHNEMANN, CK, S. 11)

Die chronischen Krankheiten zeigen Ausdauer und Beharrlichkeit, sie haben keine Selbstheilungsmöglichkeit und bleiben unbehandelt lebenslang bestehen. Im Gegensatz zu den akuten geht bei den chronischen Krankheiten die Entwicklung von außen nach innen, von der Haut bzw. Schleimhaut zu den lebenswichtigen Organen. Haut- und Schleimhautsymptome haben Entlastungsfunktion für innere Leiden. Solange die Hautefforeszenzen noch erhalten sind, ist die ganze Krankheit am leichtesten durch innerlich gegebene Arzneien heilbar. Wird die Entlastungsfunktion der Haut und Schleimhaut unterdrückt durch Salben, chirurgische Maßnahmen, Kauterisieren usw., muss sich der innere Krankheitsprozess rascher und stärker ausbreiten.

> Chronische Krankheiten entwickeln sich von den Körperoberflächen zu den inneren Organen.

> Haut- und Schleimhautsymptome scheinen eine Entlastungsfunktion zu haben. Ihre Beseitigung führt zu einem schnelleren Voranschreiten der Krankheit.

Am Beispiel der Lues gibt HAHNEMANN das Grundmodell für die Entwicklung der miasmatischen chronischen Krankheiten. Das Verwirrende ist die Tendenz dieser Krankheiten, so unterschiedliche Phasen zu produzieren, dass ohne Kenntnis der einheitlichen Wurzel alle einzelnen Zweige wie selbstständige Krankheiten erscheinen. Die Lues, die als Infektionskrankheit mit ihren Spätstadien HAHNEMANN gut bekannt war, brachte ihn auf dieses Denkmodell.
Es ist sehr wichtig, einen Primäraffekt der Lues nicht chirurgisch oder durch ätzende, beizende oder austrocknende Substanzen zu behandeln, da sonst die innere Erkrankung schneller voranschreitet, was HAHNEMANN immer wieder feststellen konnte.

> Prototyp Lues: unterschiedliche Phasen, die wie eigenständige Krankheiten erscheinen.

Die zweite miasmatische chronische Krankheit ist die „Feigwarzenkrankheit", die Sykose. Sie hat Beziehung zum Tripper und sollte nicht mit einer unspezifischen Urethritis verwechselt werden. Neben den Feigwarzen zählte HAHNEMANN die Spätfolgen – rheumatische Erkrankungen, Tripperarthritis und gonorrhoische Sehnen- und Schleimbeutelentzündungen – zur Sykose.

> Prototyp Feigwarzenkrankheit: Die Spätfolgen sind fortgeschrittene Krankheitsphasen.

Nach den beiden venerischen Krankheiten Syphilis und Sykose benennt HAHNEMANN die dritte miasmatische chronische Krankheit, die Psora, die innere Krätzkrankheit, mit und ohne Hautaus-schlag.

„Die Psora ist die älteste miasmatisch-chronische Krankheit, die wir kennen. Eben so langwierig als die Syphilis oder die Sykosis, und daher, wenn sie nicht gründlich geheilt wird, vor dem Hauche auch des längsten Menschenlebens, ebenfalls nicht erlöschend (indem selbst die robusteste Natur nie durch eigene Kraft sie in sich zu vernichten und auszulöschen vermag), ist die Krätzkrankheit (Psora) noch überdies die älteste und vielköpfigste unter allen miasmatisch-chronischen Krankheiten." (HAHNEMANN, CK S. 11/12)

Auch hier sucht HAHNEMANN nach der Wurzel der Erkrankung. Da er bei allen Kranken einen zumindest in der Vergangenheit durchgemachten Krätzausschlag finden konnte oder konstatierte und von dieser Erstmanifestation auf der Haut sein Gedankenmodell entwickelt, nennt er die älteste und häufigste der chronischen Krankheiten nach der Krätze Psora. Dieser Begriff umfasst bei HAHNEMANN aber mehr als nur Skabies, dieser Begriff ist Ausdruck für den Hauptanteil aller chronischen Krankheiten, der Vorläufer und Anlass auch komplizierter chronischer Erkrankungen ist.

HAHNEMANN beschreibt immer wieder typische Reaktionsweisen chronisch kranker Menschen, welche als Folge ungenügend behandelter oder unterdrückter Infekte auftreten können oder im Erbgefüge mitgegeben werden. In diesen Reaktionsweisen entdeckte HAHNEMANN die Ähnlichkeit mit den Folgezuständen der Lues oder Gonorrhoe. Alle drei chronischen Miasmen – Psora, Syphilis und Sycosis – beschreibt HAHNEMANN als Infektionen mit anfänglichen Haut- bzw. Schleimhautsymptomen, die unbehandelt – und noch beschleunigt nach unterdrückenden Maßnahmen – innere Organe und tiefere Ebenen des lebendigen Organismus erfassen.

Einfache chronische Krankheiten

Definition: Eine einfache chronische Krankheit ist monomiasmatisch, auf eine Miasmen-Kategorie zurückzuführen. Sie ist weder durch ein zweites Miasma (vgl. Org. § 206) noch durch schädliche medizinische Maßnahmen kompliziert.

Gibt es in der heutigen Zeit noch einfache chronische Krankheiten? Wenn wir von den Andeutungen HAHNEMANNS und den Beschreibungen bei J.H. ALLEN und KENT ausgehen, wird deutlich, dass die chronischen Krankheiten nicht nur als Infektionen während des Lebens erworben, sondern auch vererbt werden.

Wenn wir im Organon §§ 34–50 HAHNEMANNS Ausführungen folgen, verstehen wir:

• Ähnliche Krankheiten suspendieren sich, die stärkere löscht die schwächere aus. Die den Krankheitssymptomen ähnlichen Kunstkrankheitssymptome (Arzneisymptome) von unseren homöopathisch gewählten Arzneien löschen die Krankheits-symptome unserer Patienten aus. Es kommt zur Heilung.

- Treffen zwei unähnliche Krankheiten zusammen, heilen sie nicht, sie bestehen nebeneinander im Organismus. Nicht nur eine neue Infektion, auch die nicht ähnliche Arznei bildet mit der bestehenden Krankheit eine komplizierte Krankheit, bleibt ohne Heilung daneben bestehen.

Einander unähnliche Krankheiten bleiben nebeneinander bestehen.

- Jede allopathische Arzneigabe, jede unähnliche Arznei, auch die nicht ähnliche potenzierte Arznei, vermehrt somit die Anzahl der unähnlichen im Organismus vorhandenen Krankheiten und kompliziert eine chronische Krankheit. Wir verstehen nun deutlicher, warum eine einfache chronische Krankheit seltener vorkommt und leichter zu heilen ist.

Nicht homöopathische Arzneigaben gleichen unähnlichen Krankheiten, sie komplizieren die chronische Krankheit.

Zum Verständnis der Charakteristiken der drei chronischen Miasmen möchte ich im Folgenden drei Beispiele zeigen, in denen sich ein Miasma deutlich hervorhebt.

1. Fall: Psorische Ängste

Lukas, ein Schuljunge von acht Jahren, wird mir vorgestellt, weil er seit vier Wochen starke Ängste entwickelt, seit er weiß, dass er auf Klassenfahrt geht. Allein geht er nur zur Schule, sonst will er nicht allein sein. Wenn ein Freund bei ihm ist, geht es gut. Tagsüber will er sehr gerne die Klassenfahrt mitmachen, aber abends kommen die Bedenken. Er schläft zu Hause nicht allein, er teilt sein Zimmer mit dem vier Jahre jüngeren Bruder. Seit zwei Jahren fragt Lukas sehr viel nach und macht sich viele Gedanken, er wollte alles wissen über AIDS oder Adolf Hitler. Er ist sonst gesund, hat lediglich eine Warze am Finger, die blutet, wenn er daran herumreißt.

1. Fall:
Angstsyndrom, eine einfache psorische Krankheit

< wenn allein, nachts

viele Gedanken
blutende Fingerwarze

Biografische Anamnese: Bei der Geburt lag die Mutter zwölf Stunden in den Wehen und das Kind wurde dann per Kaiserschnitt mit einer Schwellung am Hinterkopf geboren. Lukas hatte Milchschorf. Das Stillen hatte nicht geklappt und er hatte in der ersten Lebenswoche viel gespuckt. In der siebten Lebenswoche wurde eine Leistenbruchoperation links durchgeführt. Die Zahnung war spät, aber ohne Beschwerden. Die sonstige Entwicklung, Laufen, Sprechen und Sauberkeit war altersgemäß. Mit drei Jahren hatte er einen Fieberkrampf. Im ersten und siebten Lebensjahr wurden jeweils wegen einer Mittelohrentzündung Antibiotika gegeben. Im Nachfolgejahr wurde Scharlach antibiotisch behandelt und die Windpocken mit Zinkoxid-Lotio betupft.

Mangelnde Wehentätigkeit, Sectio.
Milchschorf.
Stillprobleme.
Leistenhernie.
Späte Zahnung.

Fieberkrampf.
Otitis media.
Scharlach.
Windpocken.

Psychisches Bild: Lukas schläft abends nur mit Licht ein. Vor dem Einschlafen will er auch in den Arm genommen werden, was er tagsüber als Trost ablehnt. Er kann lange allein spielen und ist sehr gewissenhaft in seinen Schulaufgaben, nicht so sehr im Aufräumen. Er liest gerne und schreibt eigene Geschichten mit viel Fantasie. Das Mitgefühl für andere ist da, er ist sehr hilfsbereit. Lukas erschrickt bei Donner, in der Menschenmenge fürchtet er verloren zu gehen. Er hat Angst vor Krankheiten. Von der Mutter hat er ein wenig Höhenangst geerbt. Deutlich ist die Angst

Einschlafen nur mit Licht.

Gewissenhaft.
Fantasiebegabt,
hilfsbereit.
Furcht vor Donner, Krankheiten, vor Hunden.

Tabelle 4-2: **Repertorisation Fall 1**

Arzneimittel	Calc.	Puls.	Sulf.	Sil.	Phos.	Sep.
Summe der Grade	50	48	40	35	43	42
Summe der Symptome	28	23	23	22	21	21
Gemüt – Furcht – allein zu sein	1	2	–	1	3	2
Gemüt – Furcht – vor der Dunkelheit	2	2	1	1	2	1
Gemüt – Furcht – vor Hunden	1	2	–	1	–	–
Gemüt – Furcht – vor drohender Krankheit	2	2	1	–	3	2
Gemüt – Gewissenhaft, peinlich genau in Bezug auf Kleinigkeiten	1	3	3	3	–	3
Kopf – Hautausschläge – Milchschorf	1	–	1	1	–	2
Abdomen – Hernie – Leistenhernie	2	1	2	2	1	1
Abdomen – Hernie – Leistenhernie – bei Kindern	1	–	1	1	–	–
Extremitäten – Warzen – Finger	2	–	1	–	–	2
Zähne – Zahnung – langsam	3	–	1	3	1	–
Allg. – Speisen u. Getränke – Eier – Verlangen	2	2	1	1	1	–
Allg. – Speisen u. Getränke – Fleisch – Abneigung	3	3	3	3	2	3
Allg. – Speisen u. Getränke – Milch – Abneigung	2	2	2	2	2	2
Allg. – Speisen u. Getränke – saure Speisen, Säuren – Verlangen	2	2	2	–	2	2
Allg. – Speisen u. Getränke – Süßigkeiten – Verlangen	2	2	3	1	2	2

○→ Süßes, Saures, Eierkuchen.

∅→ Fleisch, Milch.

LK-Schwellung, Handschweiß.

FA: Mutter hat Bronchitis.

vor großen Hunden und Kampfhunden. Als Haustier hätte er gerne einen Wellensittich oder eine kleine Schildkröte. Es gibt zu Hause schon einen Kater, vor dem er keine Angst hat. Es besteht etwas Eifersucht auf den kleinen Bruder. Er hat nie am Daumen gelutscht und hatte auch keinen Schnuller, aber mit Vorliebe hat er am Kissen gezuppelt.

Essensverlangen und -abneigungen: Lukas mag süß und sauer und besonders Eierkuchen. Abneigung besteht gegen Fleisch und Milch, letztere nur in der Variante von Kakao. Durst ist da und er trinkt lieber kalt.

Körperliche Untersuchung: Lymphknotenschwellungen im Kieferwinkel bds. Leicht schweißige Hände.

Familienanamnese: Die Mutter leidet an einer chronischen Bronchitis, Bruder und Vater sind gesund. Der Vater des Vaters und eine Uroma hatten Krebs.

Ausarbeitung

Im Vordergrund stehen psorische Ängste, das Verlangen nach Begleitung, sowie Schüchternheit und Verzagtheit. Wir repertorisieren: *Furcht beim Alleinsein und vor der Dunkelheit, Furcht vor Krankheiten.* In den Schularbeiten, im Spiel und in den kleinen Geschichten, die er schreibt, zeigt er deutlich *Gewissenhaftigkeit.* Wenn auch nur gegenüber bestimmten Hunden, aber es ist *Hundeangst* da.
Bei den Allgemeinsymptomen ist die langsame Zahnung auffällig, *Abneigung Milch, Abneigung Fleisch,*
Verlangen süß und sauer, Verlangen Eier.
Frühe körperliche Symptome waren der *Milchschorf* und die *Leistenhernie.* Zur Zeit gibt es eine *Fingerwarze.* Alles psorische Symptome.

Repertorisation:
Furcht vor Alleinsein, Dunkelheit, Krankheiten, Hunden.
Gewissenhaft.

Späte Zahnung,
$\emptyset \rightarrow$ Milch, Fleisch,
$\bigcirc \rightarrow$ süß, sauer, Eier.

Verlauf

Deutlich in der Repertorisation sehen wir das ähnlichste Mittel (Tab. 4-2).
Er bekommt **Calcium carbonicum** XM, eine Gabe. Nach acht Wochen berichtet die Mutter: Die Klassenfahrt war gar kein Problem mehr. Lukas zieht jetzt auch alleine los und ist wie umgewandelt. Er hatte vorübergehend eine aufbrausende Phase. Er schläft noch mit Licht ein und hat noch Angst vor den großen Hunden, aber nicht mehr vor Krankheiten und beim Alleinsein. Die Warze war unverändert.
Seitdem habe ich Lukas nicht mehr gesehen. Die Mutter hat mir drei Jahre später den Bruder wegen eines Ekzems vorgestellt und erwähnte dabei, dass sich Lukas sehr gut in der Schule und auch sonst entwickelt hat.

Therapie: **Calc.** XM.

Nach einer Gabe verlieren sich die meisten Ängste, eine insgesamt positive Entwicklung setzt ein.

Latente Psora

In der heutigen Zeit gibt es keinen absolut gesunden Menschen, aber es gibt doch hin und wieder einzelne, denen scheinbar nichts fehlt. Dazu schreibt HAHNEMANN in den CK über Zeichen aus vielen hundert Beobachtungen, an denen „innerlich schlummernde Psora" zu erkennen ist. Hier hat sich das „Krätz-Siechtum" noch nicht zur auffallenden Krankheit hervorgetan, es ist in diesem latenten Zustand viel leichter vollständig auszurotten. Auch kompliziert sich die Psora in ihrem latenten Zustand nicht mit den anderen Miasmen.
Hier einige Beispiele aus CK, S. 58ff., wo die latenten Psorazeichen aufgeführt werden:

- Meist bei Kindern: öfterer Abgang von Spulwürmern und Maden, unleidliches Kriebeln von letztern im Mastdarm
- Oft aufgetriebener Unterleib
- Blässe des Gesichts und Schlaffheit der Muskeln
- Oeftere Augenentzündungen
- Halsdrüsen-Geschwülste (Skropheln)
- Schweiß am Kopfe, abends nach dem Einschlafen

Absolute Gesundheit ist ein Ideal.

Die Abwesenheit von gravierenden Krankheitssymptomen bedeutet nicht Gesundheit, sondern latente chronische Krankheit.

Latente Zeichen chronischer Krankheit:

Wurmbefall,
Blähungen,
Blässe,
Konjunktivitis,
Lymphknotenschwellungen,
Kopfschweiß,

Nasenbluten,
Kribbelparästhesien,

Wadenkrämpfe,
anhaltender Schnupfen,

morgendlicher Husten,
leichtes Verheben,

Gesichtshitze,

Zyklusstörungen,
Schweißneigung,
saurer Geschmack,
flauer Magen,
Bauchweh,

Pruritus ani,
Krampfadern,

Hühneraugen,
Gelenkschwäche,

beunruhigende Träume,
Wundheilungsstörungen,
Ekzeme.

- Nasenbluten bei Mädchen oder Jünglingen
- Bei geringer Veranlassung, Einschlafen der Arme oder Hände, der Beine oder Füße
- Oefterer Klamm in den Waden
- Oefter oder langwieriger Stock- oder Fließschnupfen
- Langwierige Verstopfung eines beider Nasenlöcher
- Kurzes Frühhüsteln
- Leichtes Verheben, oft schon vom Tragen oder Aufheben eines kleinen Gewichtes
- Oeftere, fliegende Gesichtshitze und Röthe, nicht selten mit einiger Ängstlichkeit
- Mangel der Regeln, Unordnung in der Monatreinigung
- Gar zu leichtes Schwitzen am Tage, bei geringer Bewegung
- Säuregeschmack im Munde
- Leerheits-Empfindung im Magen
- Leibschneiden oft, oder täglich (besonders bei Kindern), mehr früh
- Jücken am After
- Geschwollene, erweiterte Adern an den Beinen (Aderkröpfe, Wehadern)
- Hühneraugenschmerz, ohne äußeren Druck der Schuhe
- Leichtes Verknicken, Verstauchen, Vergreifen dieses oder jenes Gelenks
- Unruhige, schreckhafte oder doch allzu lebhafte Träume
- Unheilsame Haut
- Hie und da eine rauhe, sich abschuppende Stelle der Haut, die zuweilen wohllüstiges Jücken und, nach dem Reiben, Brennen verursacht.

Oft sind nur wenige dieser Symptome vorhanden, ein Krankheitsgefühl besteht nicht.

Eine solche latente Phase kann viele Jahre bestehen.

Eine latent chronisch kranke Person hat nicht alle Zeichen zugleich, die eine hat mehr davon, die andere weniger, die eine mehr diese Symptome, die zweite ganz andere. Mit solchen Beschwerden behaftet halten sich die Menschen für gesund. Sie können so viele Jahre hindurch ein erträgliches Leben führen, solange sie kein besonderes Ungemach von außen erleiden, nicht in Ärgernis oder Kummer leben oder sich über ihre Kräfte anstrengen. Die Psora wird so viele Jahre im Inneren fortschlummern, ohne sie in eine anhaltende chronische Krankheit zu versetzen.

Geringe Anlässe können bei latenter Psora eine unverhältnismäßig schwere Erkrankung hervorrufen, die manifeste chronische Krankheit.

Wenn aber durch geringfügige Anlässe wie Ärger, Erkältung oder Diätfehler ein heftiger Anstoß von vielleicht auch nur kurzer Krankheit hervorgebracht wird, deren Heftigkeit meist nicht im Verhältnis zu der mäßigen Erregungsursache steht, erwacht die bisher schlummernde Psora und zeigt sich unter erhöhten und gehäuften Symptomen in ihrem Übergang bis zur Bildung schwerer Übel.

2. Fall: Sykotischer Fall

2. Fall:
Herpes corneae seit Masern,
Rezidiv nach Scharlach,

Die zehnjährige Jana leidet an einem *Herpes im linken Augenbereich* an der Hornhaut und der Wange, er wurde ausgelöst durch Stress und rezidivierte nach Scharlach vor zwei Jahren stärker. Das allererste Mal trat er mit zweidreiviertel Jahren nach Masern auf. Der Herpes läßt auf der Hornhaut Narben zurück. Wenn er sich verschlechtert, sieht sie Punkte, die wackeln und sich vermischen. Sie ist lichtempfindlich und durch den Hornhautdefekt sieht sie wie durch eine gesprungene Fensterscheibe. Rechts hat sie dicke Augenlider, mehrmals trat eine Bindehautentzündung auf, einmal ein Gerstenkorn und immer ist eine Lidrandentzündung mit dabei.

> Hornhautnarben, Sehstörung: wackelnde Punkte oder wie durch gesprungene Scheibe.

Frühere Krankheiten und körperliche Symptome:
Einmal Harnwegsinfekt als Kleinkind. Mit acht Jahren Windpocken. Bald darauf Scharlach, der mit Antibiotika behandelt wurde. Seit dieser Zeit bei Stress Rezidive des Herpes. Vor zwei Monaten Mandelentzündung mit leichten Schluckbeschwerden. Seit der Babyzeit hat sie unreine Haut. Es gibt ganz selten Nasenbluten. Kopfschmerzen fast nie, nur in Belastungssituationen und dann auch Bauchweh. Gefühl, als sei die Stirn verstopft. Öfter sind die *Lippen ganz aufgesprungen und trocken* und sie leidet unter *Rissen in den Mundwinkeln.*

> Unreine Haut.
> Stirn wie verstopft.
> Lippen aufgesprungen.
> Mundwinkelrhagaden.

Wenn etwas Unangenehmes bevorsteht, hat sie Bauchweh.
Bei Aufregungen wie vor einer Klassenarbeit ist sie nervös und zappelig. *Beim Lachen gehen* ihr manchmal *unfreiwillig einige Urintropfen ab*, das kann schon zwei- bis dreimal die Woche vorkommen. Sie hat braune unregelmäßige Flecken an den Oberschenkeln. An den Fingern sind Niednägel zu beobachten.

> Unwillkürlicher Urinabgang beim Lachen.

Wenn sie nervös ist, *beißt sie auf ihre Wangenschleimhäute beim Sprechen* und *spielt mit ihren Händen.*

> Beißt sich beim Sprechen in die Wangen.

Allgemeinsymptome: *Schlaflage ist auf dem Bauch* mit einer Hand unter dem Kopfkissen. Sie rollt sich auch gern ein. Es besteht *Empfindlichkeit gegen Zugluft*. Ab und zu Albträume, in einem war der Papa gestorben. – Sie trinkt Mineralwasser, Milch, auch gerne warm, warmen Tee und heiße Zitrone. Sie isst zwar Süßes, aber es darf *nicht zu süß* sein.

> Schläft auf dem Bauch.
>
> Empfindlich gegen Zugluft.

Psychische Symptome: Jana ist das zweite Geschwisterkind, der Bruder ist anderthalb Jahre älter. Die Geschwister verstehen sich gut. Sie ist ein *willensstarkes* Kind, was sie will, will sie, heutzutage ist sie mehr bockig. Bei Gewitter geht sie nachts zum Vater ins Bett. Auch stören sie nachts Geräusche, wenn sie aufwacht. Sie ist ein sehr *mitfühlender Mensch*, zum Beispiel als die kleine Schwester auf ein Eisenrost gefallen war, hatte sie viel Angst um sie. Sie schimpft sehr, wenn sie *sich ungerecht behandelt* fühlt. Die Klassenkameraden werden verprügelt, wenn die Ungerechtigkeit zu groß wird und unlängst hat sie einen Brief an den Schuldirektor geschrieben, um sich über etwas zu beschweren

> Willensstark, nachts ängstlich,
>
> viel Mitgefühl,
>
> empfindlich gegen Ungerechtigkeit.

Der Vater muss jetzt für sieben Wochen weg, da hat sie *Furcht, dass ihm was passiert.* Trost ist für sie wichtig. Wenn sie traurig ist, spielt sie allein oder geht zu ihrem Hund. Bei großen Hunden und Pferden ist sie vorsichtig, es könnte was passieren, auch im Umgang mit Feuer ist sie sehr zurückhaltend. Früher hat sie am Daumen gelutscht.

> Angst um andere.

Familienanamnese: Der Vater und die Geschwister sind gesund. Die Mutter leidet an Allergien und Krampfadern. Die Mutter der Mutter hat Kniebeschwerden und Schilddrüsenprobleme und eine Niere wurde ihr entfernt. Der Vater der Mutter ist Alkoholiker, leidet an Krampfadern und hat Herz- und Pankreasbe-

Tabelle 4-3: **Repertorisation Fall 2**

Arzneimittel	Caust.	Sep.	Phos.	Nux-v.	Nat-m.	Calc.	Sulf.
Summe der Grade	71	40	50	46	43	32	38
Summe der Symptome	36	27	25	24	24	24	24
Gemüt – Eigensinnig, starrköpfig	2	1	1	3	1	3	2
Gemüt – Fluchen	1	–	1	2	2	1	–
Gemüt – Furcht – vor der Dunkelheit	2	1	2	1	1	2	1
Gemüt – Furcht – durch Geräusche – nachts	2	–	–	–	–	–	–
Gemüt – Furcht – geschehen, es werde etwas	3	1	3	3	2	3	–
Gemüt – Furcht – vor Gewitter	1	2	4	–	2	1	1
Gemüt – Gesten, Gebärden, macht – Hände, unwillkürliche Bewegungen der	1	1	2	–	1	–	–
Gemüt – Gesten, Gebärden, macht – Tics, nervöse	1	1	–	1	–	–	–
Gemüt – heftig, vehement	1	2	2	3	2	1	2
Gemüt – Mitgefühl, Mitleid	2	1	3	2	2	1	–
Gemüt – Ungerechtigkeit, erträgt keine	3	1	1	1	2	1	1
Auge – Hautausschläge – um die Augen – Herpes	2	–	–	–	–	–	1
Gesicht – rissig – Lippen	1	2	2	2	2	2	3
Gesicht – rissig – Mundwinkel	1	2	–	–	2	1	1
Gesicht – Trockenheit – Lippen	1	2	2	2	2	2	3
Mund – beißt – Wangen, beißt sich in die – Sprechen oder Kauen, beim	3	–	–	–	–	–	–
Blase – Urinieren – tröpfelnd – unwillkürlich	3	–	–	2	–	–	2
Blase – Urinieren – unwillkürlich – Lachen, beim	4	4	–	3	3	–	–
Schlaf – Lage – Abdomen, auf dem	1	3	2	–	2	1	2
Allg. – Masern – Beschwerden nach	2	2	2	1	–	2	2

schwerden. Die Mutter des Vaters hat Diabetes Typ II, der Großvater hatte einen Schlaganfall und Durchblutungsstörungen.

Ausarbeitung

In der Psyche des Kindes überwiegt das sykotische Bild mit geistiger Unruhe und extrovertiertem Verhalten. Es besteht *Eigensinn*
und *Hartnäckigkeit*. Das zeigt sich in der Art und Weise, wie sie
bei *Ungerechtigkeiten agiert, mit Schimpfen und Prügeln*. Eine große Handlungsbereitschaft zeigt sich auch im Schreiben des Brie-
fes an den Direktor, was für eine Zehnjährige eher ungewöhnlich
ist. – Sie ist sehr *mitfühlend* und im sykotischen Sinn überängst-
lich nach dem Sturz der kleinen Schwester. Sie *denkt oft, es könnte
etwas passieren*, z.B. wenn der Vater wegfährt. – Die *Angst bei
Gewitter* und *vor Geräuschen* ist nur *nachts*, es besteht *Angst vor
der Dunkelheit*. Bei Aufregung macht sie *nervöse Gebärden, unwillkürliche Handbewegungen* und *beißt sich beim Sprechen auf die
Wangenschleimhaut*, ein § 153-Symptom.

> Wahlanzeigende Symptome:
> Eigensinn,
> Gerechtigkeitssinn,
> Mitgefühl,
>
> Sorge um andere,
>
> nächtliche Ängste,
>
> Wangenbisse beim Sprechen.

Das vorrangige körperliche Symptom, der *Herpes corneae*, ist
sykotischer Art. Weitere Symptome wie die unreine Haut, Nasenbluten, lebhafte Träume und Empfindlichkeit auf Zugluft weisen
auf Psora hin, aber hier noch in latenter Form.

> Herpes corneae,
> rissige Lippen,

Für die Repertorisation (Tab. 4-3) verwenden wir noch die *rissigen
und trockenen Lippen*, das *unfreiwillige Urintröpfeln*, auch ein
§ 153-Symptom und die Allgemeinsymptome *Schlaflage Bauch*
sowie den *Beginn der Erkrankung nach Masern*.

> Urinabgang beim Lachen,
> Schlaflage auf dem Bauch,
> Folge von Masern.

Verlauf

Bei der Repertorisation ergibt sich deutlich **Causticum**, was sie in
der C200 erhält. Der Herpes am Auge bildet sich dann gut zurück.
Sie meldet sich sieben Jahre später mit einem Rezidiv, erneut
Herpes am linken Auge. Bindehaut- und Lidrandentzündungen
waren nicht mehr aufgetreten. Die Mundecken reißen nicht mehr
auf. Es gibt keine Beschwerden durch Aufregung, und sie läßt
auch die Hände ruhig. Es besteht kein Harntröpfeln. Vor ein bis
zwei Jahren gab es wieder das Beißen auf die Wangenschleimhaut, aber dann beim Essen. Niednägel sind noch zu sehen, das
Muttermal am Oberschenkel ist mitgewachsen. Die Haut ist im
Gesicht und Dekolleté sehr unrein. Vor einem Jahr hatte Jana
einen juckenden Hautausschlag unter den Achseln, was wieder
an latente Psora denken läßt. Es hat sich neu eine Warze in der
linken Handfläche gebildet. Es besteht jetzt keine Gewitterangst
mehr, aber sie hat nach wie vor sehr großes Mitgefühl. Das Beißen
auf die Wangenschleimhaut beim Sprechen, der Herpes am Auge
und die Warze an der Hand sprechen wieder für **Causticum**, was
nun in der C1000 wiederholt wird.

> Therapie: **Caust.** C200.
>
> Nächste Konsultation nach
> 7 Jahren.
>
> Besserung vieler Symptome.
>
> Neu: Palmarwarze.
>
> Wieder: Herpes corneae.
> Therapie: **Caust.** C1000.

Fall 3: Syphilitischer Fall

3. Fall:
Atopisches Ekzem,
autistisches Syndrom.

Familie politisch verfolgt.

Trennung der Eltern.

Kind wurde allein gelassen.

Ängste vor Blättern, Toilette,
Hunden.

Problematische Vater- und
Vaterersatz-Beziehungen.

Verschiedene Therapieme-
thoden.

Verzögerte Sprachentwicklung,

spätes Eingehen sozialer
Kontakte.

Rhagaden.

Abschälen der Fingerkuppen.

Bruno ist 1990 sieben Jahre alt, kommt aus der Tschechoslowakei. Als er drei Jahre alt war, ist eine Neurodermitis Hand in Hand mit einem autistischen Syndrom aufgetreten.

Sein Vater ist Deutscher, der aus politischen Gründen damals verhaftet und vermisst wurde. Bruno wuchs im Kreis der mütterlichen Familie auf. Da war alles harmonisch. Als er zwei Jahre alt war, starb die Großmutter an Krebs. Vor ihrem Tod ließ man die Großmutter mit ihren Metastasenschmerzen ohne Morphin. Die Familie sah das als Repression des Staates an. Die Mutter ging dann mit Bruno nach Berlin und stand unter sehr existenzieller Not. Als der Vater aus dem Gefängnis kam, verstand die Mutter sich nicht mehr mit dem Vater, und sie trennten sich. Um sich über Wasser zu halten, übte die Mutter Jobs aus wie Zeitungenaustragen und musste in dieser Zeit Bruno allein lassen und einschließen.

Der Junge entwickelte daraufhin Phobien; Phobien vor Blättern, vor der Toilette, vor Hunden. Bruno ist mit sieben Jahren noch bange, wenn er einen Hund trifft. Mit drei Jahren hatte Bruno Hustenanfälle und Atemnot in der Nacht. Die Neurodermitis entwickelte sich am Daumen, um die Augen herum, die Ohrläppchen waren eingerissen, die Hauterscheinungen dehnten sich aus bis zum Nacken, zu den Kniekehlen und Ellenbeugen.

Bruno hatte als Bezugsperson in Berlin nur die Mutter, die Familie fehlte ihm sehr. Erst im Alter von fünf Jahren kam er erst wieder in die CSSR. In Berlin hatte die Mutter zwei Männerfreundschaften. Bruno hatte sich sehr an diese Männer gebunden. Zu dem eigenen Vater hat Bruno keinen guten Kontakt. Die Mutter lebt jetzt überwiegend vom Geld des Vaters, das aber weitgehend von den vielen Therapien für Bruno aufgezehrt wird, und sie geht zusätzlich noch putzen. Die Therapien waren: mit drei Jahren anderthalb Jahre logopädische Behandlung, mit vier Jahren fünf Monate Ergotherapie, mit sechs Jahren eine vier Monate lange esoterische Therapie. Hier hat er zum ersten Mal ein Tier gemalt.

Kurz bevor er drei Jahre alt wurde, hatte er leichte Beschwerden im rechten Ohr. In dieser Zeit reagierte er nicht auf andere. Er reagierte auch nicht den Situationen angemessen und lief immer im Kreis herum. Als Bruno vier Jahre alt war, sprach er noch nicht. Mit drei Jahren äußerte er sich über Schaukeln und Klatschen und fasste sich ständig am Penis an – er wollte sich selber fühlen. Er vermied den Blickkontakt. Im Moment ist die Mutter glücklich, dass Bruno in eine normale Schule gehen kann, denn er nahm erst mit sechs Jahren Kontakt zu anderen Kindern auf. Bruno ist wissbegierig und zielstrebig.

Im letzten Sommer war seine Haut sehr schön, dann bildeten sich sehr tiefe Rhagaden an Fersen und Großzehen und in den Ecken der Zehennägel beiderseits. Bruno konnte kaum auf den Fersen laufen. Eine Diät ohne tierisches Eiweiß konnte die Haut gut beruhigen. Als er mit fünf Jahren in der CSSR war, wo die Diät nicht streng einzuhalten war, kamen die Hauterscheinungen wieder stärker hervor, die Fingerkuppen schälten sich und er pellte sich wie eine Schlange. Bruno hat Schmerzen, wenn ihm die Fingernägel geschnitten werden, er hat sehr harte und gedrehte Nägel. Das Fußnägelschneiden tut auch weh.

Die Mutter berichtete noch über die mühsame Arbeit, Brunos Defizite in der Fein- und Grobmotorik zu beseitigen, aber er kann jetzt Rad fahren. Im Winter hatte Bruno Atembeschwerden, er hatte so geschluckt, als sei ein Kloß im Hals, aber beklagte sich nie über Gefühle. „Weinen?", frage ich. „Früher nicht, heute ganz selten, einmal im Jahr." Die Mutter erläutert, sie sehe seine Verletztheit in den Augen, aber er weine nicht. Er sage teilweise provokativ genau das Gegenteil von dem, was er wolle. Seit Schulanfang macht er eine analytische Therapie und Spieltherapie.

Früher reagierte die Haut sehr stark auf Hühnerei. Nach dem Essen von Eis erschien ein roter Hautausschlag. Das sei jetzt nicht mehr so. Impfungen: BCG, DTP sowie MMR. Vor einem Jahr hatte er eine Lungenentzündung, die mit Antibiotika behandelt wurde. – In der Familie sind Tbc, Altersdiabetes, Parkinson, Epilepsie, Krebs, Herzfehler, Hautallergien und Neurodermitis aufgetreten.

Bruno hat ein sehr gutes Gedächtnis und erinnert sich heute noch an Dinge, die er mit drei Jahren erlebt hat. Er vergesse nie, betonte die Mutter, und von seiner Großmutter habe er seine Sensibilität und sein Einfühlungsvermögen.

Die Mutter war im siebten Schwangerschaftsmonat klinisch tot und wurde reanimiert, das war ein großer psychischer Schock für sie. Aber Bruno war bei der Geburt 4200 g schwer, groß und gesund. Lange Zeit bestand ein Pendelhoden, die Vorhaut war verengt. Bruno lief mit 17 Monaten, ging früh auf die Toilette, war mit 15 Monaten tags sauber und mit zwei Jahren auch nachts. Die Zahnung war unauffällig, er wurde fünf Monate gestillt, hatte nie die Flasche oder einen Nuckel, aber spielt viel mit seiner Zunge. Um das dritte Lebensjahr knirschte er oft mit den Zähnen, auch tagsüber, das ging ungefähr ein Jahr lang.

Die Verdauung ist regelmäßig, einmal hatte er mit drei Jahren Durchfall und später mal eine starke Verstopfung, die manuell entleert werden musste. Bruno ist mit sich selbst sehr penibel und achtet sehr auf sich. Er lehnt Erbsen und Linsen ab, isst gerne Süßigkeiten und Eis. Früher mochte er gerne Kartoffelbrei und Würstchen. Zur Zeit isst er nichts von toten Tieren. Er liebt Milchreis mit Zimt und Zucker, hat eine Abneigung gegen Milch, trinkt gerne Cola und Fanta. Joghurt sollte Schokolade oder Honig enthalten. Ich frage nach Durst. „Wenig" ist die Antwort.

Von klein auf vermied Bruno, barfuß zu laufen. Mit sechs Jahren wurden ihm Warzen an der rechten Ferse und am Schienbein links weggeätzt. Bei der körperlichen Untersuchung fallen die stark gebogenen, dicken Fingernägel auf, ein leichtes Schielen auf dem rechten Auge, das Ekzem befindet sich perioral im Gesicht, im Nacken und in den Ellenbeugen. Es juckt ihn, wenn er aufgeregt ist und in der Nacht. Er schläft meistens abgedeckt, dreht sich und wandert im Bett. Er lacht im Schlaf.

Ängste hat er immer dann, wenn etwas Neues bevorsteht. Nach der Blätter-Phobie hatte er sich ein Herbarium zugelegt.

Verzögerte motorische Entwicklung,

kaum Gefühlsäußerungen, provokatives Verhalten.

Allergische Reaktion auf Hühnerei.

Gutes Gedächtnis.

Reanimation der Mutter während der Schwangerschaft.

Nahrungsmodalitäten

Empfindlichkeit der Fußsohlen, Warzen, Strabismus, Ekzem, Juckreiz,

Lachen im Schlaf.

Ängste:
Blätter,
Toiletten,
Dunkelheit,
Alleinsein.

Als Kleinkind zunächst unauf-
fällige Entwicklung, nach
familiären Problemen Retar-
dierung und Aggressivität.

Schockerlebnis

Liebt spiegelnde Gegenstände.

Provokationen

Analyse der miasmatischen
Prägung:
Syphilinie.

Panik,
Gleichgültigkeit im Wechsel mit
Aggressivität, auch gegen sich
selbst.

Hyperaktivität

Während der Toiletten-Phobie ging er nicht auf fremde Toiletten. Er läßt die Lampe beim Schlafen an. Er wurde oft allein gelassen, spielt am liebsten für sich, will aber nicht allein bleiben. Er sehnt sich nach Gesellschaft, schmust viel mit der Mutter, kann gut Trost annehmen. Er ist eigenwillig, begeistert sich leicht für technische und unlebendige Dinge. In Bezug auf Wärme oder Kälte ist er sehr unempfindlich. Nach dem Turnen schwitzt er an den Haaren, Händen, Füßen und am Nasenrücken.

Als Bruno noch sehr klein war, sprach er sechs Worte im Tschechischen. Als die Mutter dann mit ihm von der Familie wegging und er in eine neue Umgebung kam, ging es mit ihm bergab. Er wurde sehr aggressiv, er hat die Mutter zum Beispiel mit dem Spielauto ins Gesicht geschlagen, als Strafe musste er dann im dunklen Zimmer schlafen. Die Mutter musste ihn oft allein lassen. Er hat oft geweint und wollte immer Licht an haben.

Bruno musste mit dreieinhalb Jahren mitanhören, dass seine Mutter um Hilfe schrie, da sie mit dem Mann, von dem sie sich trennen wollte, kämpfte. Der Mann wollte die Mutter umbringen, Bruno kam aber nicht aus seinem Zimmer heraus. In der Folgezeit war der Junge sehr aggressiv. Er schlug sich selber auf den Kopf. Eine Hypermotorik war dauernd präsent und zeigt sich in Oberkörperkreisen, Schaukeln von Seite zu Seite im Stehen und ständig zappelnden Beinen.

Bruno interessierte sich für alles, was reflektiert, besonders für den Regenbogen, beschäftigte sich aber nur mit unlebendigen Dingen. Er ließ gerne alles Mögliche aus dem Fenster herausfallen. Im fünften Lebensjahr hatte er Albträume.

Bruno provoziert gerne, ärgert die Menschen, wiederholt permanent Fragen, findet Kaputtes schön. Er macht unkoordinierte Bewegungen, hält sich am Penis. Zum Schlafen muss er unbedingt Licht anhaben. Er bleibt nicht allein, sonst ist er total verstört. Muss er mal allein bleiben, ruft er Bekannte an. Er hört gerne klassische Musik, Mozart, auch schon im dritten Lebensjahr. Von Orgelmusik ist er mal sehr irritiert worden, da fing er wieder an zu kreisen.

Ausarbeitung

Auffallend in der Krankengeschichte ist der psychische Zustand des Jungen. Wir müssen ansehen, wie er auf die vielen Kummer- und Schreckerlebnisse reagiert, die er in seinem jungen Alter durchgemacht hat. Er zeigt keine Angstsymptome im Sinne von Schüchternheit, Langsamkeit oder Verzicht, wie ORTEGA es für die Psora formuliert. Es besteht auch nicht das Fluchtverhalten der Sykose. Bruno zeigt panikartige Ängste, teilweise Gleichgültigkeit, dann wieder Angriffslust, indem er die Mutter schlägt, indem er provoziert und andere ärgert. Wenn er sich selber auf den Kopf schlägt, wird er sogar selbstzerstörerisch. Sein autistisches Verhalten ist Ausdruck seiner Isolation und Menschenfeindlichkeit. Aber am auffälligsten offenbart sich in der Hypermotorik der syphilitische Aspekt von Brunos Psyche.

Tabelle 4-4: **Repertorisation Fall 3**

Arzneimittel	Stram.	Bell.	Hyos.	Acon.	Puls.
Summe der Grade	39	24	27	17	19
Summe der Symptome	15	15	12	11	10
Gemüt – Furcht – allein zu sein	2	1	3	1	2
Gemüt – Furcht – Dunkelheit, vor der	4	1	1	2	2
Gemüt – Furcht – Hunden, vor	3	4	2	–	2
Gemüt – Gesten, Gebärden, macht – Hände, unwill-kürliche Bewegungen der – klatscht	2	2	–	–	–
Gemüt – läuft umher	3	2	3	1	–
Männl. Genitalien – fasst sich an die Genitalien	2	1	2	2	2
Männl. Genitalien – hochgezogen – Hoden	2	1	–	–	1
Zähne – Zähneknirschen	2	3	3	2	–

Im körperlichen Bereich haben wir die Hautrisse und teilweise Eiterungen, die in Richtung Syphilis weisen. Ein Hodenhochstand, das Schielen und die deformierten Fingernägel gehören zum syphilitischen Miasma. Das Zähneknirschen wird mehr der Tuberkulinie zugeordnet, hat aber auch seinen syphilitischen Aspekt.

Rhagaden, Eiterungen, Kryptorchismus, Strabismus.

Verlauf

Wir repertorisieren die auffallenden Symptome an sich:
Furcht vor der Dunkelheit, beim Alleinsein, vor Hunden; die Automatismen: *in die Hände klatschen und im Kreis rennen, das Spielen mit den Genitalien* und die Lokalsymptome *Hodenhochstand* und *Zähneknirschen* (Tab. 4-4). Anfang März 1990 wird eine Gabe **Stramonium** XM gegeben.

Kurzrepertorisation

Therapie: **Stram.** XM.

Bericht fünf Monate später: Bruno ist jetzt freier, das Unausgelebte kommt heraus. Er läuft zwar mehr im Kreis als vorher, aber er lacht mehr, er weint mehr, er nimmt mehr wahr. Er tobt mehr, macht mehr Unfug, Fensterscheiben gingen kaputt, in einem fremden Hof hat er Schilder abmontiert. Er ruft: „Der Krieg ist schön! Erdbeben ist schön!" Er geht mehr als früher auf andere Kinder ein. Er wollte bis zum späten Nachmittag im Hort bleiben und mit den Kindern spielen. Er hat einen großen Nachholbedarf.

Verlauf:
Gesteigerte Aktivität und Emotionalität.

Die Fingernägel sind noch dicker geworden, krümmen sich, er hat Angst vor dem Schneiden. Er hat trockene, schuppige Haut und viele Rhagaden am Fuß, sie tun aber nicht weh. Am Nacken ist die Haut am schlimmsten. Gesicht, Augen, Mund und Nacken hatten zuerst eine Verschlimmerung, dann Handflächen und Füße. An Augen und Mund ging es zurück, am Nacken blieb es. Hände und

Hautsymptome verstärkt.

Füße besserten sich auch. Zur Zeit sind Nacken und Hände am stärksten betroffen. Wenn Bruno Probleme hat, wird die Haut sofort schlechter.

Die Schrift hat sich geändert, sie ist legerer und nicht mehr so schön, wie es ihm die Mutter eingeübt hat. Die Gefühle sind mehr da, er widerspricht mehr. Das Zahleninteresse hat sich verstärkt. Er malt Hochhäuser. Wenn etwas auf Anhieb nicht gelingt, bricht sein Selbstbewusstsein zusammen. Vor drei Wochen hatte er Husten und Schnupfen. Er ist sehr selbstständig und größer, reifer. Er wiederholt seine Rituale, er weint häufiger. Er spürt die Schwäche des anderen und provoziert. Kein Zähneknirschen mehr. Verdauung gut. Vor drei Wochen zweimal Durchfall. Er hat keinen Juckreiz mehr und kratzt sich nicht. Er fängt an, Bücher zu lesen, er blättert, ist immer beschäftigt. Er bekommt wenig tierisches Eiweiß zu essen, aber nicht ganz strikt. Einmal ist er sogar abends allein geblieben. Es gab dafür einen wichtigen Grund, und er hat es eingesehen. Er interessierte sich für Tanz, speziell einen Walzer von Strauß fand er sehr gut. Im Moment hat er Husten und Heiserkeit. Er soll ein paar Tage der Schule fernbleiben, bekommt aber kein weiteres Mittel.

Weitere fünf Wochen später: Die Haut hat sich weiter gebessert. Es gab nochmal Husten, aber keine Temperatur. Emotional gab es für Bruno viel zu verarbeiten. So klagte er einmal über Bauchweh und einmal über Verstopfung, als eine Frau, die ihn vier Wochen lang betreut hat, weggegangen ist. Danach entwickelte sich auch der Husten. Bruno klagt auch über Konzentrationsschwierigkeiten. Die Lautstärke in der Klasse kostet ihn viel Kraft, sodass er während des Unterrichts geistig abwesend ist. Schwierigkeiten mit der Deutschlehrerin konnte er überwinden. Er ist insgesamt offener. Ein Junge spielt ab und zu mit ihm. Als er mit diesem Sandburgen bauen konnte, wollte er gar nicht mehr nach Hause gehen. Wo es Bruno gelingt, Kontakt aufzunehmen, tut er sich auf. Bevor sich die Haut vor drei Wochen verbesserte, gab es nochmals eine kurzfristige Verschlimmerung. Füße und Zehen, so wie es letztes Jahr war. Die Mutter nennt er nicht mehr beim Vornamen, sondern er spricht sie mit „ Mutti" an, was sie als Zuneigung und Liebe deutet.

Weitere drei Monate später: Es waren Ferien in der Tschechoslowakei. Dort hat er sich den Fuß an einem Eisen gestoßen, er wurde geröntgt und er bekam eine Tetanusspritze. Die Haut ist glatt. Ellenbogen, Hals, Beine, Fußzehen sind sehr gut geworden. Die Nägel sind auch nicht mehr so krallig.

Weitere drei Wochen später: Bruno hat etwas Husten, erhöhte Temperatur, ist müde und abgeschlagen, am Morgen etwas Durchfall. Keine Arznei – abwarten.

Drei Jahre später: Die Mutter berichtet, dem Jungen gehe es gut, er komme gut in der Schule mit. Die Neurodermitis bestehe in sehr geringer Form am Hals.

(Dieser Fall wurde auf der 145. Jahrestagung des DZVhÄ in Kiel 1994 vorgetragen.)

Freiere Bewegungen, mehr Widerspruch, größeres Interesse.

Kurzfristige körperliche Reaktionen auf seelische Eindrücke.

Deutliche Äußerungen seines Befindens.

Besserer Kontakt zu anderen.

Besserung der Hautsymptome.

Lernziele

▶ Den charakteristischen Unterschied von akuten und chronischen Krankheiten kennen,

▶ chronische Krankheiten auf unterschiedliche Ansteckungen bzw. auf unterschiedliche Reaktionsweisen zurückführen,

▶ einfache chronische Krankheiten als monomiasmatisch definieren und ihre Behandlung mit Arzneien der jeweiligen miasmatischen Kategorie beschreiben.

Literatur

Allen, J.H.: Die Chronischen Krankheiten. Die Miasmen, Band 1 und 2. Aachen 1993

Barthel, H.: Charakteristika homöopathischer Arzneimittel. Berg 1984

Gantenbein, M.: Symptome der primären und sekundären Miasmatik. Buchs 2000

Hahnemann, S.: Die chronischen Krankheiten (siehe Anhang)

Hahnemann, S.: Organon der Heilkunst (siehe Anhang) insbesondere §§ 169–184 und 210

Kent, J.T.: Zur Theorie der Homöopathie, 2. Auflage. Leer 1981

Köhler, G.: Lehrbuch der Homöopathie, Band 1 (siehe Anhang)

Ortega, P.S.: Beiträge zu Theorie und Praxis der chronischen Miasmen Hahnemanns. Göttingen 1989

5 Einseitige Krankheiten

Angelika Gutge-Wickert

Begriffsbestimmung

Einseitige Krankheiten definiert HAHNEMANN im *Organon der Heilkunst* §§ 173 ff. als chronische Krankheiten, bei denen „nur ein paar Hauptsymptome hervorstechen, welche fast den ganzen Rest der übrigen Zufälle verdunkeln". Das kann „ein vieljähriges Kopfweh, ein vieljähriger Durchfall, eine alte Cardialgie u.s.w." sein, aber auch „ein mehr äußeres Leiden", welches als Lokalkrankheit bezeichnet wird.

Oft ist es nur die „Unaufmerksamkeit des ärztlichen Beobachters", die verhindert, dass das vollständige Krankheitsbild erkannt wird (§ 175). Bei einer zu geringen Zahl spontan geäußerter und direkt erkennbarer Symptome muss eine besonders ausführliche Anamnese und Untersuchung erfolgen, wie sie in Band B dieser Reihe beschrieben ist. Besonders das genaue Abfragen der Krankheitsentstehung, der Biografie, sowie der Ängste, Stimmungen, Schlaf und Träume, Verlangen und Abneigungen, eventuell der Menses, bringt meist genügend weitere Symptome an den Tag, die zur Wahl des passenden Arzneimittels herangezogen werden können.

Selten gibt es Fälle, bei denen außer wenigen Hauptsymptomen keine weiteren Krankheitserscheinungen zu eruieren sind.

> „Einseitig" heißt hier: nur in einem Organbereich oder auf einer Ebene des Organismus.

> Oft liegt die „Einseitigkeit" an der unvollständigen Anamnese und unzureichender Untersuchung.

Therapeutisches Vorgehen

Zur Behandlung empfiehlt HAHNEMANN, die nach diesen wenigen Symptomen am besten passende Arznei zu wählen und dabei besonders auf die auffallenden, sonderlichen und sehr charakteristischen Symptome abzustellen.

> Therapie: In klassischer Weise, unter Berücksichtigung der sonderlichen Symptome.

Beispiel für eine einseitige Krankheit: Mononukleose

Hausbesuch bei einem 14-jährigen Mädchen, das seit zwei Wochen an Fieber und Hautausschlägen leidet. Der Untersuchungsbefund ergibt stark geschwollene Tonsillen, der ganze innere Hals ist dunkelrot entzündet, gräuliche Beläge, starke Lymphknotenschwellung im Kieferwinkel und Foetor ex ore. Der Halsschmerz tritt auf beim Schlucken und zieht zum Ohr. Es ist angenehmer, kalt zu trinken. Die Blutuntersuchung ergibt später eine infektiöse Mononukleose. Erste Mittelgabe nach folgender Repertorisation und unter besonderer Berücksichtigung des Leitsymptoms *dunkelrote Verfärbung des inneren Halses* ist **Phytolacca**, was einmal in der C30 gegeben wird (Tab. 5-1).

> Fallbeispiel:
> Pfeiffer'sches Drüsenfieber.
>
> Innerer Hals dunkelrot,
> graue Beläge,
> übler Mundgeruch,
> Schluckschmerz >→ Ohr,
> >kalte Getränke.

Tabelle 5-1: **Erste Repertorisation des Mononukleose-Falles**

Arzneimittel	Phyt.	Lach.	Nit-ac.	Lac-c.	Lyc.	Merc.	Apis
Summe der Grade	15	10	10	9	8	7	6
Summe der Symptome	6	5	4	5	4	4	4
Innerer Hals – Schwellung – Tonsillen	3	3	3	3	3	2	2
Innerer Hals – Farbe – Rachen dunkelrot	2	–	–	–	–	–	–
Innerer Hals – Belag – grau	3	1	1	1	1	1	1
Innerer Hals – Schmerz – erstreckt sich zu – Ohr – Schlucken, beim	2	1	3	2	–	1	–
Innerer Hals – Schmerz – Getränke – kalte Getränke – bessern	2	2	–	1	2	–	2
Mund – Geruch – übelriechend	2	3	3	2	2	3	1

Tabelle 5-2: **Zweite Repertorisation des Mononukleose-Falles**

Arzneimittel	Merc.	Hep.	Sulf.	Nit-ac.	Lyc.	Sep.	Calc-s.
Summe der Grade	16	15	15	13	12	12	8
Summe der Symptome	6	6	6	6	6	6	6
Mund – Farbe – Zunge – gelb	3	2	2	2	1	2	1
Mund – Geruch – übelriechend	3	2	3	3	2	2	1
Innerer Hals – Eiterung – Tonsillen	3	3	2	1	2	2	2
Innerer Hals – Schwellung – Tonsillen	2	3	3	3	3	2	2
Äußerer Hals – Schwellung – Halsdrüsen	3	2	3	2	3	2	1
Allgemeines – Abszesse, Eiterungen – Eiter – gelb	2	3	2	2	1	2	1

Verlauf:
Die Verfärbung wird heller, die Lymphknoten weicher, es zeigt sich gelblicher Eiter.

Neues Symptom: Eitrige Absonderung.

Am Folgetag sind die Lymphknoten weich, die Zunge gelblich belegt, die Tonsillen sind noch geschwollen, jetzt hellrot, und sondern gelblichen Eiter ab. Die Krankheit geht auf die nach den anfangs vorhandenen Symptomen verordnete Arznei nicht zurück, aber sie ändert ihr Bild, in dem wir jetzt **Calcium sulfuricum** erkennen können.

Es geht jetzt hauptsächlich um die Abszessbildung und Eiterung. Für **Hepar sulfuris**, das durch seine Empfindlichkeit gegen Luft oder Entblößung bekannt ist, finden wir keine Bestätigung, auch nicht besonders für **Mercurius solubilis**, dessen Leitsymptom ein verstärkter Speichelfluss ist. Dagegen ist **Calcium sulfuricum** das Mittel bei Eiterungen, wenn der Eiter schon zu fließen beginnt, um die Heilung zu Ende zu führen (Tab. 5-2).

Das Mädchen bekam jetzt **Calcium sulfuricum** C200, aufgelöst in Wasser, verkleppert, jede halbe Stunde ein Teelöffel. Am Folgetag hielt das Fieber um 38 °C noch an, die Tonsillenschwellung war rückläufig, aber noch Eiter da, die Zunge weniger belegt und weniger übler Mundgeruch. Der Halsschmerz zog noch beim Schlucken zum Ohr. Am nächsten Tag erst war die Diagnose klar. Im Blutbild war eine zweistellige Monozytose erkennbar, es gab keine Linksverschiebung. Eine Leber- und eine Milzschwellung fehlten. Auf den Mandeln war noch Eiter sichtbar, aber die Schwellung der Mandeln war noch deutlicher zurückgegangen. Es bestand kein Mundgeruch mehr, die Lymphknotenschwellungen waren geringer. Kein Fieber mehr. Weiter mit **Calcium sulfuricum** C200, in Wasser verkleppert, 3-mal täglich. Am vierten Behandlungstag war dann endlich der Eiter im Hals weg, kein Fieber mehr und deutlich bessere Energie.

> Neues Mittel: **Calc-s.**
>
> Weiterer Verlauf: langsamer Rückgang aller Beschwerden.

Beispiel für eine einseitige Krankheit: Neurodermitis

Gabriele, ein knapp 3-jähriges Mädchen, wird vorgestellt wegen juckender Effloreszenzen in Gesicht, Dekolleté, Schultern, Armen bis zu den Händen und vereinzelten Stellen am Rumpf. Es begann mit etwa eineinhalb Jahren. Zuerst waren Oberschenkelinnenseite, Kniekehlen und Waden betroffen, dann zog es über die ganzen Beine und jetzt generalisierte es sich über Ellenbeugen, Hals, Gesicht und seit den letzten Monaten am Rumpf.

Gabriele wurde ein halbes Jahr gestillt. Die Mutter bemerkte Pickelchen beim Baby, wenn sie Ananas gegessen hatte. Jetzt hat sie festgestellt, dass Milch das Hautbild stark verschlechtert. Nach dem Genuss von Orangen vor einem Jahr trat eine deutliche Verschlimmerung auf. Es wurden kurzfristig verschiedene Salben ausprobiert. Gabriele schwitzt im Schlaf und kratzt sich dann, wenn sie aufwacht. Nachts kratzt sie nicht, auch nicht beim Einschlafen, aber deutlich beim Ausziehen.

Nach der Geburt bestand drei Monate Milchschorf. Sie hatte alle üblichen Impfungen einschließlich der BCG-Impfung, die sie auch alle gut vertragen hat. Mit einen Jahr bekam sie wegen einer Angina Antibiotika. Erkältungen hatte sie selten. Die Entwicklung war normal. Bis vor zwei Wochen hat sie am Daumen gelutscht. Schlaflagen sind Rücken und Bauch, wenn die Bettdecke wegrutscht, geht sie auch in die Knie-Ellenbogen-Lage. Sie ist ein warmes Kind. Vereinzelt traten Aphthen auf.

Sie mag gerne Nudeln und Fisch, besonders salzigen Fisch, den Seelachsersatz sehr gerne. Sie isst auch süß, aber zum Mittag muss es herzhaft sein, sie ist kein Kuchenfreund. Trinken möchte sie lieber kalt. Eiscreme mag sie gerne.

Psychisch imponiert ihre Aufgeregtheit, wenn sie mit den Eltern einen Ausflug in die nächste große Stadt macht, da kann sie gar nichts essen. Auch wird in solchen Situationen der Hautausschlag verstärkt. Ängste bestehen nicht, nur vor bellenden Hunden. Gabriele geht auf fremde Menschen zu, erzählt viel und singt auch

> Fallbeispiel: Atopisches Ekzem.
>
> Juckende Herde zuerst an den Beinen, dann generalisiert.
>
> < durch Ananas, Milch, Orangen.
>
> Nachtschweiß, Juckreiz beim Erwachen und beim Auskleiden.
>
> Verschiedene Schlaflagen.
>
> ○→ Nudeln, Fisch, Salziges, Herzhaftes, kalte Getränke, Eiscreme.
>
> Vor Ausflügen aufgeregt und appetitlos.
>
> Angst vor Hunden.

Tabelle 5-3: **Erste Repertorisation des Ekzem-Falles**

Arzneimittel	Phos.	Sil.	Puls.	Ars.	Nat-m.	Carc.	Tub.
Summe der Grade	21	16	14	12	12	10	9
Summe der Symptome	9	8	7	7	7	7	7
Haut – Jucken – Entkleiden agg.	1	1	1	1	1	1	2
Gemüt – Beschwerden durch – Erwartungsspannung	2	3	3	2	1	3	1
Kopf – Schweiß der Kopfhaut	3	3	3	–	1	–	1
Rücken – Schweiß	2	2	2	1	–	–	–
Schweiß – Schlaf, im	2	3	3	2	2	1	1
Allg. – Speisen u. Getränke – Eiscreme – Verlangen	3	2	1	2	–	1	1
Allg. – Speisen u. Getränke – Fisch – Verlangen	1	–	–	–	2	1	–
Allg. – Speisen u. Getränke – kalte Getränke, kaltes Wasser – Verlangen	3	1	1	3	1	1	1
Allg. – Speisen u. Getränke – Salz – Verlangen	4	1	–	1	4	2	2

Fantasievoll, verschmust, viel Mitgefühl.

Lieder vor. Sie ist sehr anhänglich, läßt sich gut trösten. Sie spielt gerne mit anderen Kindern zusammen, hat viel Fantasie, komponiert Lieder oder baut neue Geschichten zusammen und hat ein gutes Gedächtnis für Reime. Sie ist sehr verschmust. Die Frage nach Eifersucht wird verneint, aber auf die Frage nach Mitgefühl antwortet die Mutter, dass Gabriele zu fremden Kindern, die weinen, hingeht und sie streichelt.

Kalte Füße, warmschweißige Hände.

Bei der körperlichen Untersuchung werden neben den Effloreszenzen auf der Haut kalte Füße und schwitzige warme Hände festgestellt. Sonst alles o.B. Die Eltern von Gabriele haben beide Heuschnupfen, der eine Großvater Diabetes und eine Großmutter ein Ekzem.

Ausarbeitung

Ein auffälliges Symptom ist das Jucken und Kratzen beim Entkleiden. Psychisch ist die Aufregung bei Unternehmungen herausragend. Ansonsten repertorisieren wir noch das Schwitzen im Schlaf, das Schwitzen an Kopfhaut und Rücken und die Verlangen nach Fisch, Salz, Eiscreme und kalten Getränken (Tab. 5-3).

Mittelwahl mit nur wenigen Symptomen: **Phosphorus.**

Wir haben sehr wenig Symptome, eigentlich nur den juckenden Hautausschlag, das Schwitzen und die besonderen Nahrungsvorlieben. Aufgrund ihres anhänglichen Wesens, ihres Fantasiereichtums und der beschriebenen Offenheit denke ich gleich an **Phosphorus** und gebe ihr jetzt, da das Muster der Essensverlangen auch perfekt passt, eine Dosis **Phosphorus** C30 (Fa. ISO).

Verlauf

In den nächsten Tagen reagiert die Haut auffällig und ist sehr sensibel auf Milch. Ich lasse Milch durch Reismilch ersetzen und warte weiter. Zehn Tage nach der Mittelgabe ist Kratzen nach dem Ausziehen deutlich. Durch den Juckreiz ist Gabriele auch nervöser geworden. Ein Kontakt mit Katzen hat den Juckreiz verstärkt. Im Schlaf kein Juckreiz. Gegen einen kleinen Husten gab die Mutter Thymiansaft. Fünf Wochen nach der Mittelgabe ist der Hautausschlag noch am ganzen Körper, er kommt und geht. Es gab einen halben und einen ganzen Tag, wo die Haut ganz frei war. Hals und Gesicht sind nicht mehr so betroffen. Der Juckreiz ist nicht mehr so extrem. Die Mutter bemerkte erleichtert, dass der Infekt nach einer Woche auch ohne Antibiotikum vorbei war. Eine Angst vor einem großen Pferd war das einzige, was noch zu beobachten war. **Neuvorstellung des Kindes drei Wochen später:** Jetzt träumt Gabriele sehr stark. Sie wimmert im Schlaf, fängt dann an zu kratzen und spricht im Traum. Sie läßt sich trösten, aber heute Nacht war das sehr schwer. Sie hat in den letzten drei Wochen wieder langsam Milchprodukte bekommen. Sie schläft jetzt überwiegend auf dem Rücken. Hat nicht mehr Heißhunger auf Salz und Fisch, jetzt mehr auf Süßes. Es besteht Juckreiz im Bett und beim Ausziehen. In der frischen Luft ist es aber besser mit dem Juckreiz. Warmes Badewasser verschlimmert auch. Ich schaue die Haut an: Sie ist geprägt durch Rötungen und Rauigkeit über den ganzen Körper mit vereinzelten schorfigen Stellen. Ich beobachte keinen Juckreiz beim Ausziehen. Die Mutter beschreibt nochmals, dass Gabriele nachts schwitzt und zwar an Kopf, Rücken und Beinen. Der Durst auf Kaltes besteht noch. Eine Information, die wir bisher noch nicht erhoben haben, ist Gabrieles Eigensinn. Der sei doch recht ausgeprägt!

Was ist passiert? Da war eine Ähnlichkeit von Arznei und Patientin da. Es gab durchaus positive Reaktionen. Die Haut hat sich etwas verbessert im Sinne der HERING'schen Regel, indem die zuletzt betroffenen Körperregionen, hier das Gesicht und der Hals, zuerst abheilten. Aber insgesamt reicht das noch nicht. Wir erwarten in solchen Fällen nach der passenden homöopathischen Arznei doch eine deutlichere Besserung des gesamten Hautbildes und des ganzen Befindens. Was hat sich verändert, welche neuen Informationen gibt es? Weinen und Schreien im Schlaf und Albträume, das Kratzen der Haut nachts in der Bettwärme und die Veränderung der Essensverlangen geben neue Symptome. Der Juckreiz beim Ausziehen wurde von mir nicht beobachtet, das Symptom wird unsicher. Die Schlaflage ist jetzt überwiegend auf dem Rücken und kann so gegenüber den wechselnden Positionen vorher mitrepertorisiert werden. Eine weiterer Hinweis ist der Eigensinn, der vorher nicht abgefragt wurde. Die neu aufgetrete-

Verlauf:
Stärkere Reaktion auf Milch, mehr Juckreiz beim Auskleiden.

Im weiteren Verlauf langsame Besserung des Ekzems.

Neue Symptome nach drei Wochen:
Wimmern und Kratzen im Schlaf, Schlaf auf dem Rücken, veränderte Vorlieben: weniger Salz und Fisch, eher Süßes.

Raue, gerötete Haut, stellenweise verschorft.

Nächtliches Schwitzen an Kopf, Rücken und Beinen.

Analyse: Die zuletzt betroffenen Hautareale heilten zuerst ab, das Gesamtbefinden hat sich nicht verbessert, neue Symptome sind aufgetreten.

Tabelle 5-4: **Zweite Repertorisation des Ekzem-Falles**

Arzneimittel	Calc.	Rhus-t.	Puls.	Sulf.	Phos.	Lyc.	Ars.
Summe der Grade	32	25	27	27	25	23	19
Summe der Symptome	16	14	13	13	13	13	13
Gemüt – Beschwerden durch – Erwartungsspannung	3	1	3	1	2	3	2
Gemüt – Eigensinnig, starrköpfig, dickköpfig	3	1	1	2	1	2	2
Gemüt – Sprechen – Schlaf, im	2	2	2	2	1	1	1
Gemüt – Weinen – Schlaf, im	1	1	2	1	1	1	1
Kopf – Schweiß der Kopfhaut	3	2	3	1	3	2	–
Kopf – Schweiß der Kopfhaut – nachts	3	1	–	–	–	–	–
Rücken – Schweiß	2	2	2	3	2	2	1
Rücken – Schweiß – nachts	1	1	–	–	–	1	1
Extremitäten – Schweiß – Beine – nachts	1	–	–	–	–	–	1
Schlaf – Lage – Rücken, auf dem	2	–	4	3	2	2	1
Träume – Albträume, Albdrücken	2	1	1	3	1	1	1
Schweiß – Schlaf, im	1	3	3	2	2	1	2
Haut – Jucken – warm – Bett, beim Warmwerden im	2	2	2	3	2	2	–
Allg. – Speisen u. Getränke – Eiscreme – Verlangen	2	–	1	2	3	–	2
Allg. – Speisen u. Getränke – kalte Getränke, kaltes Wasser – Verlangen	2	2	1	1	3	2	3
Allg. – Speisen u. Getränke – Süßigkeiten – Verlangen	2	2	2	3	2	3	1

Weiterer Verlauf: Hautrötung verschwindet, Juckreiz wird seltener, Nachtschweiß seltener. Nach Antibiotikum erneutes Auftreten der Ängstlichkeit und Verstärkung des Juckreizes.

nen Symptome wurden jetzt in der Repertorisation höher bewertet, sie sind der Hinweis auf die besser passende Arznei.

Die neue Repertorisation (Tab. 5-4) ergibt jetzt **Calcium carbonicum**, was in der C30 (DHU) gegeben wird. Nach fünf Wochen berichtet die Mutter: Eine Woche nach der Gabe ging die Hautrötung weg. Die Beine wurden ganz frei, es gibt noch minimale Stellen in den Kniekehlen. An Unterarmen, Händen und Gesicht ist die Haut trocken, aber es besteht keinerlei Rötung. Der Juckreiz ist noch da, besonders bei Aufregung. Gabriele schwitzt nicht mehr in jeder Nacht, eventuell in jeder zweiten, dann ist der

Schlafanzug klamm und es juckt. Beim Ausziehen beobachtet die Mutter nicht mehr so den Juckreiz.

Insgesamt nahm die Heilung einen guten Verlauf. Fünf Monate später kam die Meldung der Mutter erst, nachdem Gabriele wegen eines Hustens Antibiotika eingenommen hatte. Die Aufregung vor den kleinen Reisen, die schon besser war, wurde wieder schlechter. Eine Woche nach Beendigung des Antibiotikum ist der Juckreiz wieder stark. **Calcium carbonicum** wirkt erst wieder nach einer Zwischengabe **Sulfur** C30 (DHU). Später reagiert die Haut nur, wenn Gabriele einen kleinen Infekt hat. Im Verlauf zeigte sich weiterhin das gute Ansprechen von Gabriele auf **Calcium carbonicum**. Leider ließ die Mutter immer wieder Antibiotika bei Infekten geben, ohne eine homöopathische Behandlung anzufragen und Gabrieles chronischer Krankheitsverlauf konnte so bisher nicht gestoppt werden.

Zwischengabe: **Sulfur**, anschließend **Calc.-c**

Zu wenig Symptome?

Häufig passt eine Arznei nur zum Teil, da wir zu wenig Symptome haben und wenn wir sie geben, werden sich Nebenbeschwerden entwickeln mit Symptomen aus ihrer eigenen Symptomenreihe, die sich zu den Beschwerden des Kranken zumischen. Diese sind bisher noch nicht oder selten gefühlte Beschwerden seiner Krankheit. Denn es werden nur Symptome von einer Arznei hervorgelockt, zu denen der eigene Körper fähig ist.

Die unvollkommene Arzneiwahl leistet so den Dienst der Vervollständigung des Symptomenbilds der Krankheit und damit das Auffinden der zweiten, passenderen homöopathischen Arznei. Sehen wir von der Wirkung der ersten Arzneigabe keinen Vorteil mehr für den Kranken, wird der neue Bestand der Krankheitssymptome aufgenommen und ein zweites homöopathisches Mittel gewählt, das jetzt angemessener aufgrund der zahlreicheren Symptome gefunden wird. Nach jeder vollendeten Wirkung einer Arznei, wird, wenn sie nicht mehr passend oder hilfreich befunden wird, der Zustand der noch übrigen Krankheit den übrigen Symptomen gemäß jedes Mal von neuem aufgenommen und die passendste homöopathische Arznei gesucht und so fort bis zur Genesung.

Die geringe Anzahl wahlanzeigender Symptome macht die Wahl ungenau. Die erste Arznei kann Arzneisymptome hervorrufen.

Diese neuen Symptome helfen bei der Wahl der besseren Arznei.

Lokalübel

Als Lokalübel werden von HAHNEMANN einseitige Krankheiten äußerer Teile des Körpers bezeichnet, man kann auch sagen örtliche Krankheiten.

Häufiges Beispiel ist eine Warze. Ein Patient kommt in unsere Behandlung, damit seine Warze verschwindet, weist aber sonst keine besonderen Symptome auf. Wir beginnen dann die Behandlung mit dem am besten passenden Mittel aus der winzigen

Lokalübel sind Hautkrankheiten ohne deutlich erkennbare innere Symptome.

Symptomenauswahl. Dabei kommt uns eventuell ein besonders auffallender Sitz der Warze zugute.

Zum Beispiel: *Nase, Warzen*: **Caustium**, *Nit-ac.*, **Thuja**.

Oder: *Männliches Genital, Condylomata, Penis, Vorhaut, Frenulum*: **Cinnabaris**.

Ein Hindernis der Heilung wäre es, dieses lokale Symptom chirurgisch oder mittels Ätzung zu beseitigen. Symptome an den äußeren Teilen des Körpers haben ihre Quelle in inneren Leiden, es sei denn, sie entstehen durch Beschädigung von außen. Lokalübel wie Hautausschläge, Atherome, Warzen, Geschwüre usw. sind keine ausschließlich an der Haut stattfindenden Erkrankungen, sie stehen in Beziehung zum gleichzeitigen inneren Übelbefinden des Menschen. Deshalb müssen wir die Behandlung auch mit einer auf das Ganze gerichteten inneren Arznei durchführen. Nach dem ersten Entwurf des vollständigen Krankheitsbildes wird die Arznei gegeben und es zeigt sich im Verlauf, dass das Lokalübel Teil eines Ganzen ist. Die innerlich gegebene Arznei sollte nicht gleichzeitig äußerlich angewandt werden, weil sonst das Hauptsymptom früher verschwindet als die innere Krankheit vernichtet ist und damit ein wichtiger Verlaufsparameter verloren geht. An seinem Verschwinden nur auf die innere Arznei hin sehen wir nämlich, wann das Übel bis zur Wurzel ausgerottet ist.

Äußere Erscheinungen innerer Krankheiten dürfen nicht äußerlich entfernt werden, weil sich die Krankheit dann weniger erkennbar im Inneren abspielt.

Lernziele

▶ Einseitige Krankheiten als Fälle mit wenigen Symptomen beschreiben können,

▶ Lokalkrankheiten als Sonderfall der einseitigen Krankheiten kennen,

▶ als wichtigsten methodischen Schritt die vollständige Anamnese und Untersuchung benennen können,

▶ wissen, dass bei geringer Symptomatik die Therapie in mehreren kleinen Schritten mit jeweils weiter präzisierter Arzneiwahl erfolgt.

Literatur

Hahnemann, S.: Organon der Heilkunst, 6. Auflage (s. Literatur im Anhang), besonders §§ 172–203

6 Unterdrückung und Symptomverschiebung

Heinz Möller

Voraussetzung für die Behandlung dieser komplexen Thematik ist in erster Linie ein holistisches Krankheitsverständnis und damit ein ganzheitliches Menschenbild, das ein untrennbares Geist-Körper-Seele-Wesen im Zustand der Gesundheit beschreibt. Mit der Krankheitsdefinition HAHNEMANNS (Org. ab § 5) als „Gesamtheit dieser ihrer Symptome" wird diese holistische Betrachtung festgesetzt. Krankheit ist zwar zunächst (Org.§ 11) nur die Verstimmung der geistartigen Lebenskraft, sie zeigt sich aber insbesondere durch die Symptome und Zeichen indirekt durch das Verhalten des beseelten Körpers. Indem die Erkrankung nun ihren Ursprung im menschlichen Geist zuerst zeigt, wird hierdurch auch die Hierarchie der Symptome bestimmt. Das macht den Standpunkt von J.T. KENT bei der Hierarchisierung der Symptome verständlich.

Die (Hinter-)Gründe von solch selbstläuferartigen Erkrankungen sind entweder unbekannt oder miasmatisch. Auch die nächstmögliche Verursachung (Folge von Durchnässung, kaltem Wind, Ärger, Zorn oder anderem) führt zwar näher an die wahre (Krankheits-)Ursache, bleibt aber meist approximativ. Die Konsequenzen dieser grundsätzlichen Gedanken zur Symptomatik als Ganzes führen zu einer Neubewertung von Einzelsymptomen und Symptomenkomplexen über die üblichen universitären Krankheitstheorien hinaus.

> Grundsätzlich kann jedes Symptom für ein anderes stehen, wenn es zeitlich das andere ablöst.

Der Gedanke eines präformierten Symptomennetzes, manche nennen es Idiosynkrasie, könnte aufkommen, indem quasi „Symptomentausch" wie eine Krankheitsmelodie gespielt wird. Diese Idee ist zwar manchem in der Praxis stehenden Homöopathen keineswegs fremd, für einen strengen Allopathen ist sie nahezu absurd, weil für ihn jede Krankheit eine gleichwertige Entität darstellt. Dass es auch in der Schulmedizin eine eigene Hierarchisierung in Form der Gliedertaxe gibt, zeigt recht deutlich, wie schwer man sich in der Medizin ganz allgemein mit klaren, konsequent umgesetzten philosophischen Konzepten bei der Bewertung von Phänomenen tut.

Die homöopathische Praxis hat nun gezeigt, dass es nicht nur ein horizontales Netz der Symptome gibt, wo verschoben werden kann, sondern dass auch ein vertikales Netz der Symptome existiert, das in der Gewaltanwendung durch Medikamente (also als Unterdrückung) erfahren werden kann. Unterdrückung entsteht oft durch lokale Behandlung wie Verätzung oder Elektrokauterisation oder Operation. Dieser Begriff der Unterdrückung geht schon auf SAMUEL HAHNEMANN zurück. Er verwendet diesen Begriff für die allopathische Medizin (Org. § 39) seiner Zeit insgesamt.

Alle Krankheitszeichen repräsentieren die Krankheit in ihrem ganzen Umfang, bilden zusammen die wahre und einzig denkbare Gestalt der Krankheit. (HAHNEMANN, Org. § 6)

Einzig die krankhaft gestimmte Lebenskraft bringt die Krankheiten hervor. (Org. § 12)

Das Leiden der krankhaft verstimmten Lebenskraft im unsichtbaren Innern und der Inbegriff der von ihr im Organismus veranstalteten, äußerlich wahrnehmbaren Symptome, bilden ein Ganzes, sind Eins und Dasselbe. (Org. § 15)

Sich abwechselnde Symptome gehören zur selben Krankheit.

Jede ärztliche Behandlung muss daher auf das Ganze, auf die Vernichtung und Heilung des allgemeinen Leidens, mittels innerer Heilmittel gerichtet sein, wenn sie zweckmäßig, sicher, hilfreich und gründlich sein soll. (Org. § 190)

Wird nun von dem Arzt, in der Meinung, er heile dadurch die ganze Krankheit, das Lokalsymptom durch äußere Mittel örtlich vernichtet, so ersetzt es die Natur durch Erweckung des inneren Leidens (Org. § 202).

Tabelle 6-1: **Unterdrückung = Umkehrung der Hering'schen Regel**

	Umkehrung ‚Hering'	Hering'sche Regel
Deutung	Weg der Krankheit	Weg der Heilung
Polarität	von unten nach oben	von oben nach unten
Tiefe	von außen nach innen	von innen nach außen
zeitlicher Ablauf	Hervorbringung neuer Symptome (produktiv)	im umgekehrten Ablauf der Symptome (reproduktiv)

Für Hahnemann ist die Erzeugung jeder erzwungenen unähnlichen Erkrankung, ob durch Purgieren, i.e. eine künstliche Darmkrankheit, oder durch Fontanellen, i.e. ein künstliches Hautgeschwür, eine Unterdrückung der Naturkrankheit.

Ebenso gehört hierzu die lokale Hautkrankheit (Org. § 194), weshalb die externe Behandlung des Dermatologen nur als Unheilskunst zu begreifen wäre.

In Kents „Theorie der Homöopathie" (S. 69f) wird das für unsere Zeit griffiger formuliert, zumal zu Kents Zeit die Allopathie schon beachtliche Fortschritte gemacht hat.

Die „Teiltherapie" besteht darin, einen kleinen Teil der Symptome für sich zu betrachten und sie allein zu behandeln, eine Doktrin, deren Unlogik ja in die Augen springt. (Kent)

Heute sollte man besser sagen, dass Unterdrückung eine Symptomverlagerung nach innen und in die Tiefe des Organismus zu den wichtigeren Organen meint. Eine davon abzugrenzende Symptomverschiebung beteiligt meist die gleiche physiologische Ebene. Leitend bei der Bewertung der Symptomentwicklung als grobe Richtschnur sollte die umgekehrte Hering'sche Regel sein (Tabelle 6-1).

Die Unterdrückung eines äußeren Symptoms verlagert die Krankheit weiter nach innen. Die Symptomverschiebung bleibt auf der gleichen physiologischen Ebene.

Tritt beispielsweise ein Ekzem an der rechten Handfläche auf und springt nach lokaler Behandlung auf die linke Hand, so ist dies (noch) eine Verschiebung. Entsteht aber nach dem Verschwinden des Ekzems ein Asthma bronchiale oder gar eine Depression, so entspricht dieser Vorgang, da jetzt wichtigere Organe betroffen sind, einer Unterdrückung. Die Mittel des Unterdrückungvorganges (allopathisch, chirurgisch, phytotherapeutisch, psychotherapeutisch oder gar homöopathisch) sind von sekundärer Bedeutung. Wegener hält eine Unterdrückung mit homöopathischen Mitteln für unmöglich (Gennerer/Wegener, S. 251). Dies mag theoretisch so erscheinen, aber die Praxis zeigt, dass bisweilen auch mit homöopathischen Mitteln in homöopathischen Potenzen Unterdrückungsverläufe möglich sind. Einige Autoren wie Masi-Elizalde (1993) behaupten sogar, dass erfolgreiche homöopathische Unterdrückungen als besonders hartnäckig und gefährlich gelten müssen (Sykotisierung des Patienten).

Die Unterdrückung einer (äußerlichen) Symptomatik kann grundsätzlich durch jeden therapeutischen Eingriff geschehen, auch durch falsch gewählte, nur symptomatisch wirkende homöopathische Arzneimittel.

Eine ausführlichere Darstellung des Themas finden wir bei H.H. Reckeweg, der in seinem Werk „Homotoxikologie" die möglichen Verschiebungs- und Unterdrückungswege gewissermaßen kartografiert und beschrieben hat. Im **Kontinuum des menschlichen**

Reckeweg ordnet die Krankheiten den verschiedenen embryonalen Gewebeklassen zu und

Homotoxikologie
Hans-Heinrich Reckeweg

◄ Heilung   Siechtum ►

Gewebe	Humorale Phasen – Krankheiten der Disposition			Zelluläre Phasen – Krankheiten der Konstitution		
	Exkretionsphasen	Reaktionsphasen	Depositionsphasen	Imprägnationsphasen	Degenerationsphasen	Neoplasmaphasen
1. Ektodermale						
a) epidermale	Schweiß, Zerumen, Talg u. a.	Furunkel, Erythem, Dermatitis, Ekzem, Pyodermien u. a.	Atherome, Warzen, Keratosen, Clavi u. a.	Tätowierung, Pigmentierung u. a.	Dermatosen, Lupus vulgaris, Lepra u. a.	Ulcus rodens, Basaliom u. a.
b) orodermale	Speichel, Schnupfen u. a.	Stomatitis, Rhinitis, Soor u. a.	Nasenpolypen, Cysten u. a.	Leukoplakie u. a.	Ozaena, Rhinitis atrophicans u. a.	Ca. d. Nasen- u. Mundschleimhaut
c) neurodermale	Neurohormonale Zellabsonderung u. a.	Poliomyelitis im Fieber-Stadium, Herpes zoster u. ä.	benigne Neuroma, Neuralgien u. a.	Migräne, Tics u. a., Virus-Infektion (Poliomyelitis)	Paresen, M. Skler., Opticusatrophie, Syringomyelie u. a.	Neurom. Gliosarkom u. a.
d) sympathiko-dermale	Neurohormonale Zellabsonderung u. a.	Neuralgien, Herpes zoster u. a.	benigne Neurome, Neuralgion u. a.	Asthma, Ulcus ventr. ol duodeni u. a.	Neurofibromatose u. a.	Gliosarkome u. a.
2. Entodermale						
a) mukodermale	Magen-Darm-Sekrete, CO₂, Sterkobilin u. a., Toxine mit Faeces	Pharyngitis, Laryngitis, Enteritis, Colitis u. a.	Schleimhautpolypen, Obstipation, Megacolon u. a.	Asthma, Heiserkeit, Ulc. ventr. et duod., Karzinoid-Syndr. u.a.	Tuberkulose der Lunge u. d. Darms u. a.	Ca. d. Larynx, Magens, Darms, Rektums u. a.
b) organodermale	Galle, Pankreassaft, Hormone d. Thyreoidea u. a.	Parotitis, Pneumonie, Hepatitis, Cholangitis u. a.	Silicosis, Struma, Cholelithiasis u. a.	Toxische Leberschäden, Lungeninfiltrat, Virus-Infekte u. a.	Leberzirrhose, Hyperthyreose, Myxödem u. a.	Ca. d. Leber, Gallenblase, Pankreas, Thyreoidea, Lungen
3. Mesenchymale						
a) interstitiellodermale	Mesenchymale Interstitialsubstanz, Hyaluronsäuren u. a.	Abszess, Phlegmone, Karbunkel u. a.	Adipositas, Gichttophi, Ödeme u. a.	Vorstadien von Elephantiasis u. a., Grippe-Virus-Infekt	Sklerodermie, Kachexie, Hottentottenschürze u. a.	Sarkom verschiedener Lokalisation u. a.
b) osteodermale	Hämopoese u. a.	Osteomyelitis u. a.	Hackensporn u. a.	Osteomalazie u. a.	Spondylitis u. a.	Osteosarkome u. a.
c) hämodermale	Menses, Blut- u. Antikörperbildung	Endocarditis, Typhus, Sepsis, Embolie u. a.	Varizen, Thromben, Sklerose u. a.	Angina pectoris, Myokardose u. a.	Myocardinfark., Panmyelophthise, Anaemia permic. u. a.	Myeloische Leukämie, Angiosarkome u. a.
d) lymphodermale	Lymphe u. a., Antikörperbildung	Angina tonsillaris, Appendizitis u. a.	Lymphdrüsenschwellungen u. a.	Lymphatismus u. a.	Lymphogranulomatose u. a.	Lymphat. Leukämie, Lymphosarkome u.a.
e) cavodermale	Liquor, Synovia	Polyarthritis u. a.	Hydrops u. a.	Hydrocephalus u. a.	Coxarthrose u. a.	Chondrosarkome u.a
4. Mesodermale						
a) nephrodermale	Urin mit Stoffwechsel-Endprodukten	Cystitis, Pyelitis, Nephritis u. a.	Prostatahypertrophie, Nephrolithiasis u. a.	Albuminurie, Hydronephroso u. a.	Nephrose, Schrumpfniere u. a.	Nieren-Karzinom, Hypernephrom u. a.
b) serodermale	Absonderungen der serösen Häute	Pleuritis, Pericarditis, Peritonitis u. a.	Pleuraexsudat, Ascites u. a.	Vorstadien von Tumoren u. a.	Tbk. der serösen Häute u. a.	Ca. der serösen Häute u. a.
c) germinodermale	Menses, Semen, Prostatasaft, Ovulation u. a.	Adnexitis, Metritis, Ovariitis, Salpingitis, Prostatitis u. a.	Myome, Prost. hyp., Hydrocele, Zysten, Ovarialzyste u. a.	Vorstadien von Tumoren (Adnexe, Uterus, Hoden u. a.)	Impotentia virilis, Sterilität u. a.	Ca. d. Uterus, der Ovarien, Testes u. a.
d) muskulodermale	Milchsäure, Laktazidogen u. a.	Muskelrheuma, Myositis u. a.	Myogelosen, Rheuma u. a.	Myositis ossificans u. a.	Dystrophia musculorum progressiva u. a.	Myosarkome u. a.
	Exkretionsprinzip. Fermente intakt. Selbstheilungstendenz. Prognose günstig.			**Kondensationsprinzip. Fermente geschädigt. Verschlimmerungstendenz. Prognose dublos.**		

Biologischer Schnitt

Abbildung 6-1: **Tabelle der Homotoxikosen (RECKEWEG)**
Mit freundlicher Genehmigung des Aurelia-Verlags, Baden-Baden

beschreibt eine Krankheitsentwicklung als Verschiebung in tiefere Phasen.

Krankheiten der ektodermalen, entodermalen, mesenchymalen und mesodermalen Gewebe werden in ihrer Entwicklung in sechs Phasen beschrieben: Exkretions-, Reaktions- und Depositionsphase auf humoraler Ebene sowie Imprägnations-, Degenerations- und Neoplasmaphase auf zellulärer Ebene.

Der „biologische Schnitt" grenzt die spontan heilbaren von den chronischen Krankheiten ab.

Symptomverschiebung ist das Verschwinden eines Symptoms mit Auftreten eines anderen Symptoms der gleichen „Phase".

Körpers stellt sich immer wieder die Frage nach innen und außen. RECKEWEG löst diese Hierarchisierung durch die Einbeziehung der biologischen Grundlagenforschung bis zu den 70er Jahren des 20. Jahrhunderts ein. Wie RECKEWEG seine Pathologie als Folge toxischer, „homotoxischer" (er meint hier die lateinische Wortwurzel, d.h. für den Menschen giftig) Einwirkung ablaufen sieht, mag der Interessierte aus der Originalliteratur entnehmen. Uns aber interessiert die von ihm dargestellte 6-Phasen-Tabelle der Homotoxikosen (Abb. 6-1).

Er unterscheidet eine *Hierarchie der Gewebe* (Ektoderm, Entoderm, Mesenchym, Mesoderm) von der *Hierarchie der Erkrankungstypen* (Krankheiten der Disposition und Krankheiten der Konstitution). Letztere werden als zelluläre Krankheitsphasen erneut unterteilt in Imprägnations-, Degenerations- und Neoplasmaphase. Es handelt sich – unschwer zu erkennen – um die fortgeschrittenen Erkrankungsphasen. Befindet sich der Patient mit seiner Krankheit hier, ist die Prognose zweifelhaft, weil die Erkrankung weit fortgeschritten ist; außerdem liegen in der Anamnese oder in der Vererbung Unterdrückungen vor, die vor der Behandlung zu berücksichtigen sind. Wenn wir heute einen Patienten mit chronischem Asthma in Behandlung bekommen, so können wir die Zuordnung nach RECKEWEG nutzen, um festzustellen, dass der Patienten zwar „nur" ektodermal, aber in der 4.-5. Phase erkrankt ist. Steht der Patient nun auch noch unter Cortison-Dauertherapie, dann ist er bereits auf dem Weg zur 6. Phase, d.h. zur Neoplasmaphase, oder mit anderen Worten: er unterdrückt sein Asthma und nimmt spontane zelluläre Dysplasien und Neoplasien in Kauf.

Die ersten drei Phasen, auch humorale Phasen genannt, beherbergen die Exkretions-, Reaktions- und Depositionsphase. In all diesen drei Phasen vor dem biologischen Schnitt neigen die Patienten nach RECKEWEG zur Selbstheilung; sie bedürfen also nur geringer homöopathischer Impulse. Diese Einschätzung sollte aber nicht zum Leichtsinn verführen; befindet sich doch gerade in der Reaktionsphase eine Erkrankung wie die Pneumonie, die durchaus eine Abkürzung zum Finale ohne Neoplasma sein kann. Zwischen diesen beiden Phasentypen formuliert RECKEWEG einen „biologischen Schnitt", womit er signalisieren möchte, dass hinter diesem Schnitt die biologischen Kräfte oder, nach HAHNEMANN, die Lebenskraft allein eine Heilung nicht mehr hervorbringen kann.

Dieser Standpunkt präzisiert am Beispiel der Pathologie die homöopathischen Begriffe von Symptomverschiebung und Krankheitsunterdrückung. Eine Symptomverschiebung meint daher die Bewegung in ein- und derselben Phase. In der Abbildung 6-1 bedeutet dies die gleiche Spalte der Tabelle. Kommt es nach einer Nebenhöhlenentzündung durch Antibiose zu einer Blasenentzündung, so kann der Arzt von einer robusten Konstitution des Patienten ausgehen, denn der gleiche Krankheitstyp, die Entzündung (RECKEWEGS Reaktionsphase) wechselt nur den Ort vom Entoderm zum Mesoderm. Es handelt sich um Patienten, die einen Facharzt nach dem anderen konsultieren. Allerdings kann die Abwehrkraft per continuitatem erlahmen und die Entzündung erreicht das Nierenbecken oder es bilden sich Abszesse oder, noch problematischer, Allergien, die sich humoral generalisiert darstellen. In einem solchen Fall erlahmender Abwehrkraft wird die Schwelle zur Unterdrückung überschritten. Reckeweg nennt die Unterdrückung, die Verschiebung ins Krankhaftere, die „progressive Vikariation" (i.e. voranschreitende Stellvertretung der Krankheit). Er beschreibt Unterdrückungswege, die wir alle schon in Anamnesen erlebt haben: Angina → Agranulozytose → Leukämie oder Grippebronchitis → Ulcus duodeni. Die Aufhebung von durch Unterdrückung entstandenen Krankheiten nennt er „regressive Vikariation„ (i.e. zurückschreitende Stellvertretung). Wird aus dem Ulcus duodeni ein Furunkel und sei es auch durch moderne Behandlung zur Helicobacter-Eradikation, oder aus dem Asthma ein Ekzem, so befindet sich der Patient eindeutig auf dem Weg der Besserung. Die Bewertung solcher Verläufe, die ja nicht der Erfahrung widersprechen, muss in jedem Einzelfall getrennt vorgenommen werden.

> Unterdrückung ist das Verschwinden eines Symptoms mit Auftreten eines anderen Symptoms einer krankhafteren Phase, eine progressive Vikariation.

Sehen wir im Repertorium nach, was sich alles unterdrücken läßt, so erhalten wir zunächst die Absonderung von Körpersekreten. Dabei überragen die Menses und Lochien mit 95 Symptomen zahlenmäßig alles andere bei weitem. Darauf folgen Hautausschläge, andere Absonderungen von Körperflüssigkeiten und Ähnliches erfahren eine geringere Repräsentanz. Aber auch der Sexualtrieb und Emotionen können expressis verbis unterdrückt werden. Auf den bei den Menses entstehenden Zusammenhang zwischen Gemütszustand und Unterdrückung sei hier nochmals hingewiesen. Eine besondere Art der Unterdrückung betrifft den gonorrhoischen Harnröhrenausfluss. Wenn die Unterdrückung von Hautausschlägen das unterdrückbare Miasma der primären Psora hervorhebt, so geht aus dem Repertorium nicht hervor, ob hiermit die Unterdrückung der primären Sykose (spezifisch, d.h. Tripper) oder der sekundären, unspezifischen Absonderung gemeint ist. Zur näheren Erläuterung dieser Problematik sei auf J.H. Allen verwiesen.

> Stichwort „Unterdrückung" im Repertorium:
> Menses, Lochien, Hautausschläge, Absonderungen, Sexualtrieb, Emotionen.

Wir versuchen nun also ganz pragmatisch eine Definition des Begriffs von Symptomverschiebung bzw. Symptomunterdrückung:

> Eine Erkrankung oder ein Symptom gilt als verschoben, wenn es seine Existenz zugunsten einer anderen Krankheit oder eines anderen Symptoms aufgibt. In der Regel bleibt sowohl das betroffene Gewebe als auch die Natur der Erkrankung gleich.
> Eine Unterdrückung führt primär zum Verschwinden einer normalen oder pathologischen Sekretion. Sekundär entsteht eine neue, schwerer wiegende Pathologie.

Aus dem Gesagten läßt sich die hohe Bedeutung aller Symptomrubriken herleiten, die eine Unterdrückung bezeichnen und von solchen, die den Ablauf oder das Wechselspiel beschreiben. In diesen Rubriken sind oft ganz wenige Mittel aufgeführt (Beispiel: Alternieren von Rheuma und Durchfall: **Abrotanum**).

> Besonders wichtige Repertoriumsrubriken:
> „Unterdrückung von" sowie „abwechselnd mit".

Die wichtigen Unterdrückungsrubriken (220) des Repertoriums sollten dem Homöopathen vertraut sein, auch als kurzer Weg einer Arzneimittelfindung (Tabelle 6-2).

Unterdrückt werden nach dem Sprachgebrauch des KENT'schen Repertoriums:

- normale Ausscheidungen (Menses, Urin, Speichel, Schweiß)
- pathologische Ausscheidungen (Menorrhagie, Hämorrhoidalblut)
- Hautausschläge (= Psora)
- Harnröhrenausfluss (= Sykose)
- Steuerungsvorgänge wie Fieber, Sexualität, Emotionen.

Tabelle 6-2: **Unterdrückungsrubriken im Repertorium (KR, in Klammern die Zahl der genannten Arzneimittel,** 1. Grad = Kleinbuchstaben, 2. Grad = Großer Anfangsbuchstabe)

Menses (82 Rubriken)
Das Hauptmittel für das Hervorbringen einer unterdrückten Menstruation ist **Pulsatilla pratensis**. Es kommt in über der Hälfte der Rubriken vor. Auf den Plätzen finden sich dann die Polychreste **Nux vomica**, **Phosphorus** und **Sulfur** mit jeweils 13 Rubriken.

Weibliches Genitale
(1) Blutandrang Ovarien durch unterdrückte Menses: *Apis*.
(2) Menses unterdrückt Trinken von Milch: *lac-d, phos*.
(186) ! Menses Unterdrückung
(2) – durch Zorn: *cham, Coloc*.
(2) – durch Baden: *Aeth, ant-c*.
(5) – durch Kummer: *acon, Chin, COLOC, puls, Staph*.
(6) – durch Frieren: *bell, dulc, nux-m, puls, sep, Sulf*.
(14) – durch Erkältung: *aral, bry, caj, Cimic, Coc-c, Con, Dulc, nux-m, nux-v, podo, Puls, senec, Sep, sulf*.
(1) – durch kaltes Bad: *Acon*.
(2) – durch Eintauchen der Hände in kaltes Wasser: *Con, Lac-d*.
(2) – durch Feuchtigkeit: *Dulc, Rhus-t*.
(1) – nach übermäßigem Tanzen: *cycl*.
(1) – bei Auswanderern: *Plat*.
(1) – durch Gefühlsregung: *Cimic*.
(2) – durch Anstrengung: *Cycl, Nux-m*.
(9) – durch Schreck: *Acon, bry, calc, coff, gels, Kali-c, Lyc, nux-v, Op*.
(1) – durch Kummer: *IGN*.
(2) – nach Überhitzung: *Bry, Cycl*.
(4) – enttäuschte Liebe: *hell, ign, nat-m, ph-ac*.
(12) – bei vollblütigen Frauen: *Acon, arn, Bell, bry, calc, glon, nux-v, op, plat, sulf, verat, VERAT-V*.
(1) – durch Gewitter: *nat-c*.
(1) – durch Arbeiten im Wasser: *calc*.
(8) – durch Nasswerden: *acon, Calc, Dulc, Hell, nux-v, Puls, Rhus-t, Senec*.
(7) durch Nasswerden der Füße: *Acon, Graph, Hell, Nat-m, nux-m, PULS, RHUS-T*.
(3) ! Schmerzen Uterus bei unterdrückten Menses: *Cocc, Kali-c, PULS*.

(1) Schmerzen Ovarien durch unterdrückte Menses: *ant-c*.

(8) ! Allgemeinsymptom Konvulsionen Krämpfe durch unterdrückte Menses: *Bufo, Calc-p, Cocc, cupr, Gels, Mill, oena, Puls*.

Bauch
(8) ! Schmerzen durch Unterdrückung der Menses: *acon, agn, Cham, cocc, coloc, graph, Puls, Spong*.
(1) Blähbauch bei unterdrückten Menses: *rat*.

Magen
(25) Magen Übelkeit durch unterdrückte Menses
(15) ! Magen Erbrechen durch unterdrückte Menses

Rektum
(2) – Verstopfung während bei unterdrückten Menses: *Graph, Ham*.
(4) Blutung Hämorrhagie vom After Anus bei unterdrückten Menses: *Graph, Ham, Ust, Zinc*.
(2) After Anus Hämorrhoiden während bei unterdrückten Menses: *phos, Sulf*.

Blase
(2) – Entzündung nach Unterdrückung von Menses: *Nux-v, Senec*.
(9) – häufiger Harndrang bei unterdrückten Menses: *Canth, cham, Dig, dros, Gels, ign, nat-m, PULS, sulf*.
(1) – Dysurie bei unterdrückten Menses und ziehenden Schmerzen im Bauch: *Puls*.
(1) Harnröhre Blutung Hämorrhagie durch unterdrückte Menses: *zinc*.
(6) Urin blutig durch unterdrückte Menses: *laur, lyc, mez, mill, nux-v, senec*.

Rückenschmerzen
(15) ! – bei unterdrückten Menses
(3) – lumbal bei unterdrückten Menses: *kali-c, Nux-m, PULS*.
(11) – Steissbein bei unterdrückten Menses

Brustraum
(18) – Haemoptoe nach Unterdrückung der Menses
(1) – Lungenentzündung unterdrückte Menses: *PULS*.
(13) – Milchabsonderung bei unterdrückter Menses
(1) – Schmerz Mammae unterdrückte Menses: *zinc*.
(17) – Herzklopfen bei unterdrückten Menses
(1) – Lungentbc akut unterdrückte Menses: *SENEC*.

Husten
(1) – trocken morgens unterdrückte Menses: *Cop*.
(1) – trocken durch unterdrückte Menses: *Cop*.
(4) ! – unterdrückte Menses: *Cop, mill, puls, Senec*.
(9) Auswurf blutig spuckt speit Blut unterdrückte Menses: *acon, Carb-v, Dig, Led, Lyc, NUX-V, Phos, puls, sulf*.

Atmung
(3) – Asthma bronchiale unterdrückte Menses: *Asaf, Puls, spong*.
(1) – Atemnot unterdrückte Menorrhagie: *fl-ac*.
(3) – Atemnot unterdrückte Menses: *chen-a, PULS, spong*.

Glieder
(1) – Schweregefühl Arme unterdrückte Menses: *graph*.
(7) – Schweregefühl Beine unterdrückte Menses: *Graph, nat-m, nux-v, phos, rhus-t, ruta, verat*.
(1) – Zittern Fuß unterdrückte Menses: *Puls*.
(1) -schmerzen reißend unterdrückte Menses: *dig*.

Kopf
(22) Blutandrang unterdrückte Menses
(1) Pulsieren Klopfen unterdrückte Menses: *Puls*.
(9) Kopfschmerzen unterdrückte Menses: *acon, alum, Bry, Carbn-s, glon, karl, lac-f, PULS, Verat*.

Gesicht
(11) blasse Lippen unterdrückte Menses: *ars, chin, cycl, Ferr, ferr-ar, ferr-p, ph-ac, rhus-t, Senec, Sep, sulf*.

Augen
(1) Entzündung bei unterdrückten Menses: *Puls*.
([8], 1) Blindheit unterdrückte Menses: *chen-a*.
(12) Schwellung der Augenlider bei unterdrückten Menses: *acon, arg-n, Ars, Calc, calc-ar, cycl, kali-ar, Kali-c, merc, nux-v, rhus-t, sulf*.

Ohr
(3) ! Tinnitus unterdrückte Menses: *calc, graph, puls*.
(3) Schmerz unterdrückte Menses: *am-c, puls, sulf*.

Nase
(1) Schnupfen unterdrückte Menses: *seneg*.
(24) Nasenbluten unterdrückte Menses: *acon, bell, BRY, Cact, calc, calc-n, Con, Croc, ferr, Gels, Ham, hyos, kali-hp, kali-i, karl, LACH, nit-ac, ol-j, Phos, PULS, Rhus-t, Sabin, senec, Sep*.
Kommentar: gut dokumentierte Rubrik, sie zeigt wie aus einer normalen Ausscheidung eine paranormale wird.

Mund
(1) Zahnfleischbluten unterdrückte Menses: *Calc*.

(1) Zahnschmerzen stechend unterdrückte Menses: *PULS*.

Gemüt
Diese Symptome sind besonders wertvoll, weil sie den kurzen Weg zwischen ‚Geistwesen‘ und Ausscheidung des Körpers darstellen.
(1) Verzweiflung religiös unterdrückte Menses: *VERAT*.
(2) Wahnsinn bei unterdrückten Menses: *ign, Puls*.
(1) Manie nach unterdrückten Menses: *PULS*.
(13) Mannstollheit bei unterdrückten Menses
(10) Ruhelosigkeit während unterdrückten Menses
(23) Depression bei unterdrückten Menses
(8) Bewusstlosigkeit unterdrückte Menses: *acon, cham, chin, con, lyc, NUX-M, nux-v, verat*.

(18) Schwindel bei unterdrückten Menses

Haut
([23], 1) Ausschläge Ekzem unterdrückte Menses: *kali-m*.

Schwangerschaft und Kindbett (13 Rubriken)
(27) ! weibliches Genitale Lochien Unterdrückung
(1) – – durch Zorn: *coloc*.
(7) – – durch Erkältung: *Acon, Bry, cham, Cimic, Dulc, PYROG, Sulf*.
(1) – – durch Erregung: *cimic*.
(3) – – durch Schreck *acon, ign, op*.
(1) – – durch Kummer: *ign*.
(2) – – nach Ärger: *acon, coloc*.
(4) Fieber Kindbettfieber durch unterdrückte Lochien: *Lyc, mill, puls, SULF*.
(4) Kopf Blutandrang Blutfülle durch unterdrückte Lochien: *acon, bell, bry, cimic*.
(Anm. d. V.: Diese letzte Lochienrubrik ist ein Beispiel von vielen im KR, die eine verräterische alphabetische Häufung aufweist. Solche Rubriken sind unvollständig, weil die Sammlung der Arzneimittel offensichtlich nicht fortgesetzt wurde.)

(38) ! Brustraum Muttermilch unterdrückt
(1) Brustraum Milch unterdrückt durch Zorn: *Cham*.
(2) weibliches Genitale Abort Fehlgeburt durch unterdrückten Kummer: *ign, nat-m*.
(1) Allgemeinsymptom Konvulsionen durch unterdrückte Laktation: *Agar*.

Sexualtrieb (5 Rubriken)
(27) Allgemeinsymptom Unterdrückung des Sexualtriebs verschlechtert
(1) Allgemeinsymptom Unterdrückung des Sexualtriebs bessert
(2) Kopfschmerzen allgemeine nach Unterdrückung von sexuellem Verlangen
(16) männliches Genitale Beschwerden durch Unterdrückung des Sexualtriebs
(1) Gemüt gutes Gedächtnis durch unterdrücktes sexuelles Verlangen

Gonorrhoe (16 Rubriken)

Die Unterdrückung des gonorrhoischen Ausflusses bedeutet immer auch die Entstehung einer progressiven Vikariation nach RECKEWEG. „Heilung von Sykose" führt meist nur zu einer Depotbildung in Form von Warzen oder anderen exophytischen Tumoren. Betrachtet man die wichtigsten Mittel der unterdrückten Sykose, so sind **Medorrhinum**, **Thuja** und **Pulsatilla** zu nennen, also HAHNEMANNS Antisykotika.

Die ‚Gonorrhoe' hat in der Homöopathie nicht die enge an Neisserien gebundene Bedeutung, sie schließt eine ganze Reihe von Infektionskrankheiten ein, die im Genitalbereich ihren Ausgang nehmen. Wenn man die Pathophysiologie der Chlamydieninfektion, insbesondere auch die hypothetische Beteiligung beim Herzinfarkt, betrachtet, kommt man dem Verständnis der homöopathischen Gonorrhoe näher.

(8) Bauch Furunkel nach unterdrückter Gonorrhoe Tripper

(6) Blase Katarrh durch unterdrückte Gonorrhoe Tripper: *benz-ac, cub, Med, Puls, sil, Thuj.*
Die Rubrik kennzeichnet den Krankheitsfortschritt der Sykose per continuitatem.

(2) Husten trocken nach unterdrückter Gonorrhoe: *benz-ac, sel.*

(4) ! Husten nach unterdrückter Gonorrhoe: *benz-ac, Med, sel, Thuj.*

(2) Extremitäten Entzündung Knie durch unterdrückte Gonorrhoe: *Med, sil.*

(2) weibliches Genitale Entzündung Ovarien nach unterdrückter Gonorrhoe Tripper: *Canth, MED.*

(67) ! Allgemeinsymptom unterdrückte Gonorrhoe

(2) Nieren Retention von Urin durch unterdrückte Gonorrhoe: *CAMPH, CANTH.*

(29) männliches Genitale Entzündung Hoden durch unterdrückte Gonorrhoe

(14) Gliederschmerzen rheumatisch nach unterdrückter Gonorrhoe

(9) Gliederschmerzen Gelenke rheumatisch nach unterdrückter Gonorrhoe: *clem, con, cop, lyc, MED, merc, phyt, psor, THUJ.*
(Hier finden Sie wichtige Mittel für die rheumatologische Erstverordnung.)

(2) Gliederschmerzen Knöchel nach unterdrückter Gonorrhoe: *Med, thuj.*

(16) Prostata Entzündung durch unterdrückte Gonorrhoe

(1) Rektum Mastdarm Diarrhoe Durchfall nach unterdrückter Gonorrhoe: *MED.*

(1) Harnröhre Zusammenkrampfen durch unterdrückte Gonorrhoe: *PULS.*

(1) Harnröhre Hämorrhagie nach unterdrückter Gonorrhoe: *PULS.*

Urin (10)

Diese Rubriken sind ein gutes Beispiel dafür, wie auch in einer Disziplin wie der Homöopathie durch unklaren Sprachgebrach von ‚suppression' (= Unterdrückung) im KR als Quelle Verwirrung entsteht. Man könnte argu-

mentieren, dass man hier durch retention (=Zurückhaltung) ersetzt, muss aber dann erklären, warum im Kapitel BLASE genau dieser Begriff eingesetzt wird.

(1) Blasenschmerzen bei Unterdrückung des Urins
(99) Nieren Harnsperre Retention von Urin
(7) Nieren Harnsperre Retention von Urin bei Cholera
(3) Nieren Harnsperre Retention von Urin durch Erschütterung des Rückenmarks
(5) Nieren Harnsperre Retention von Urin mit Konvulsionen Krämpfen
(13) Nieren Harnsperre Retention von Urin mit Fieber
(1) Nieren Harnsperre Retention von Urin während bei Menses
(13) Nieren Harnsperre Retention von Urin mit Schweiss
(3) Nieren Harnsperre Retention von Urin mit Stupor
(4) Nieren Harnsperre Retention von Urin heftig

Hautausschlag (42 Rubriken)

Zum Hervorbringen eines unterdrückten Hautausschlages gilt **Sulfur** als Hauptmittel, gefolgt von **Hepar sulfuris** und **Zincum metallicum**.

([28], 1) + Bauch Kolik durch unterdrückten Hautausschlag: *caj.*
(2) Brustraum Herzklopfen nach unterdrückten Hautausschlägen: *Ars, Calc.*
(1) Husten unterdrückter Hautausschlag: *dulc.*
(3) Ohr Absonderung nach unterdrückten Hautausschlägen: *aur-s, cist, Sulf.*
(1) Ohr Gehör verschlechtert Schwerhörigkeit nach unterdrückten Hautausschlägen am Kopf: *MEZ.*
(1) Extremitäten Jucken Juckreiz Arme nach unterdrücktem Hautausschlag: *Hep.*
(5) Extremitäten Lähmung nach bei unterdrückten Hautausschlägen: *caust, Dulc, hep, Psor, Sulf.*
(2) Extremitäten Lähmung nach bei unterdrückten Hautausschlägen intermittierend: *nat-m, rhus-t.*
(1) Extremitäten Lähmung Arme durch einen unterdrückten Hautausschlag: *hep.*
(1) Extremitäten Lähmung Beine nach bei unterdrückten Hautausschlägen: *Psor.*
(4) ! Gesicht Schmerzen nach unterdrücktem Hautausschlag: *DULC, Kalm, MEZ, thuj.*
(5) Allgemeinsymptom Chorea durch unterdrückte Hautausschläge: *Caust, CIC, cupr, SULF, zinc.*
(17) Allgemeinsymptom Konvulsionen durch unterdrückte Hautausschläge: *Agar, Ant-c, Bry, Calc, Camph, Caust, CIC, Cupr, Cupr-acet, Hyos, Ip, Kali-m, psor, Stram, Sulf, Urt-u, Zinc.*
(5) Allgemeinsymptom Lähmung einseitig durch Unterdrückung eines Hautausschlags: *Caust, Dulc, hep, Psor, Sulf.*
(9) Kopfschmerzen allgemeine durch unterdrückte Hautausschläge: *Ant-c, bry, DULC, kali-ar, lyc, MEZ, nux-m, PSOR, Sulf.*
(3) männliches Genitale Hydrocele nach unterdrückten Hautausschlägen: *Abrot, Calc, hell.*

(9) Gemüt Geisteskrankheit nach unterdrückten Hautausschlägen: *ant-t, bell, Caust, cupr, Hep, MEZ, stram, Sulf, Zinc.*
(4) Gemüt Manie unterdrückter Hautausschlag: *ant-t, Caust, Hep, Zinc.*
(2) Gemüt Bewusstlosigkeit nach Unterdrückung von Hautausschlägen: *MEZ, zinc.*
(1) Mund Geschwüre schmerzlos nach unterdrücktem braunem herpetischem Hautausschlag im Gesicht: *phos.*
(1) Gliederschmerzen Knie nach unterdrücktem Hautausschlag: *Sep.*
(11) Rektum Durchfall unterdrückter Hautausschlag: *ant-t, apis, bry, dulc, Hep, Lyc, MEZ, petr, Psor, SULF, Urt-u.*
(2) Atmung angehalten unterdrückter Hautausschlag: *Ars, Sulf.*
(12) Atmung Asthma bronchiale nach unterdrückten Hautausschlägen: *Apis, Ars, Carb-v, Dulc, Ferr, ferr-ar, hep, Ip, Psor, PULS, sec, Sulf.*
(1) Atmung Atemnot durch unterdrückte Hautausschläge: *APIS.*
(1) Haut Anästhesie nach unterdrückten Hautausschlägen: *Zinc.*
(9) ! Haut Hautausschläge Herpes unterdrückt
(1) Haut Hautausschläge Friesel Exanthem unterdrückt
(23) Haut Hautausschläge Skabies Krätze unterdrückt
(24) Haut Hautausschläge Skabies Krätze unterdrückt durch Quecksilber und Schwefel
(118) ! Haut Hautausschläge unterdrückt
(1) Haut Jucken nach unterdrückten Hautausschlägen: *Ars.*
([29], 1) Hautausschläge Ekzem durch unterdrückte Menses: *kali-m.*
(1) Schlaf komatös nach unterdrückten Hautausschlägen: *Zinc.*
(11) Schwindel bei unterdrückten Hautausschlägen
(1) Husten nach unterdrücktem Juckreiz: *psor.*
(1) Nase Ozaena nach unterdrücktem Juckreiz: *calc.*
(1) Kehlkopf Entzündung durch unterdrückte Urtikaria: *Ars.*
(1) Magen Erbrechen durch Unterdrückung einer Urtikaria: *Urt-u.*
(7) Rektum Durchfall nach Unterdrückung von Exanthemen: *ant-t, Bry, graph, hep, merc, psor, sulf.*
(3) Atmung Asthma bronchiale nach Unterdrückung eines akuten Exanthems Frieseln: *acon, Apis, Puls.*
(3) Atmung Atemnot durch unterdrückte Masern: *CHAM, PULS, Zinc.*

Schweiß (20 Rubriken)
Folge von Schweißunterdrückung allgemein kennt kein Hauptmittel, wohl aber ist das Hauptmittel für unterdrückten Fußschweiß bekannt: SILICEA.

(1) Brustraum Engegefühl nach unterdrücktem Fußschweiß: *SIL.*
(2) Brustraum Herzklopfen nach unterdrücktem Fußschweiß: *Ars, Sil.*
(1) Frieren durch unterdrückten Schweiß Schlucken verschlechtert: *Merc-c.*

(2) Extremitäten Kälte Fuß bei unterdrücktem Fußschweiß: *con, Sil.*
(2) Extremitäten Lahmheit Beine bei unterdrücktem Schweiß: *COLCH, RHUS-T.*
(4) Extremitäten Lähmung durch unterdrückten Schweiß: *Colch, Gels, Lach, Rhus-t.*
(1) Augen Katarakt nach unterdrücktem Fußschweiß: *SIL.*
(1) Augen Trübsehen nach unterdrücktem Fußschweiß: *SIL.*
(1) Fieber Gelbfieber wenn Schweiß durch Zugluft unterdrückt wurde: *Cadm-met.*
(1) Allgemeinsymptom Konvulsionen durch unterdrückten Fußschweiß: *SIL.*
(16) Kopfschmerzen allgemeine durch unterdrücktes Schwitzen
(1) Nase Trockenheit innen nach unterdrücktem Fußschweiß: *SIL.*
(1) Nase verstopft durch unterdrückten Fußschweiß: *SIL.*
(4) Rektum Mastdarm Durchfall durch unterdrückten Schweiß: *acon, caj, cham, ferr-p.*
(54) Schweiß durch unterdrückte Beschwerden
(102) Schweiß schlimme Folgen durch unterdrückten Schweiß
(48) Schweiß böse Folgen von unterdrücktem Fußschweiß
(1) Zähne Schmerzen durch unterdrücktes Schwitzen: *cham.*
(1) Zähne Schmerzen nach unterdrücktem Fußschweiß: *SIL.*

Fieberhafte Erkrankungen (6 Rubriken)
(1) Husten durch unterdrücktes Fieber: *eup-per.*
(1) Husten hektisch nach unterdrücktem intermittierendem Fieber: *eup-per.*
(2) Ohr Schwerhörigkeit nach unterdrücktem intermittierendem Fieber: *Calc, Chin-s.*
(1) Atmung Atemnot nach unterdrücktem Auswurf: *Sep.*
(1) Ohr Schmerzen nach Unterdrückung von Grippe oder Malaria: *Puls.*
(3) Gesicht Schmerzen nach unterdrückter Malaria: *NAT-M, sep, Stann.*

Absonderung im Allgemeinen (4 Rubriken)
(14) Ohr Absonderung unterdrückt
(3) Allgemeinsymptom Konvulsionen durch unterdrückte Absonderung: *Asaf, cupr, stram.*
(1) Allgemeinsymptom Konvulsionen durch unterdrückte Sekrete und Exkrete: *Stram.*
(2) Gemüt Hysterie nach Unterdrückung von Absonderungen: *ASAF, Lach.*

Schnupfen (4 Rubriken)
(21) ! Kopfschmerzen allgemeine durch unterdrückten Schnupfen
(30) ! Nase unterdrückter Schnupfen
(1) Nase unterdrückter Schnupfen durch geringsten Kontakt mit kalter Luft: *dulc.*
(53) Nase Absonderung unterdrückt

Speichel (2 Rubriken)
(7) Mund Speichel unterdrückt:
bell, cahin, cann-s, merc-c, op, phyt, stram.
(1) Mund Speichel unterdrückt bei zahnenden Kindern: *kali-br.*

Hämorrhoiden (7 Rubriken)
Nux vomica ist das erste Mittel für die Folge von unterdrückten Hämorrhoiden, gefolgt von **Sulfur.**
(1) ! Bauchschmerzen allgemein durch unterdrückte Blutung der Hämorriden: *NUX-V.*
(2) Blase Entzündung nach Unterdrückung von Menses oder Hämorrhoidalblut: *Nux-v, Senec.*
(8) Brustraum Hämoptoe nach Unterdrückung von Hämorrhoidalblut: *acon, Carb-v, Led, Lyc, mill, NUX-V, phos, Sulf.*
(2) Nase Nasenbluten bei unterdrücktem Fluss von Hämorrhoiden: *Nux-v, sulf.*
(1) Gliederschmerzen rheumatisch bei unterdrückten Hämorrhoiden: *abrot.*

(21) After Anus Beschwerden durch unterdrückte Hämorrhoiden
(5) Magen Erbrechen Blut nach unterdrückter Hämorrhoiden Blutung: *acon, Carb-v, NUX-V, Phos, Sulf.*

Durchfall und Flatulenz (4 Rubriken)
(1) Gliederschmerzen rheumatisch nach plötzlich aufhörendem Durchfall Diarrhoe *ABROT.*
(1) Rektum Mastdarm Schmerzen Tenesmus beim Versuch den Abgang von Blähungen zu unterdrücken: *acon.*
(4) ! Magen Aufstoßen unterdrückt: *AM-C, bar-c, Calc, Con.*
(2) ! Magen Schmerzen nach unterdrücktem Aufstoßen verschlechtert: *bar-c, Con.*
Emotion (2 Rubriken)
(13) Gemüt Beschwerden durch unterdrückten Zorn: *aur, aur-mn, cham, germ, hep, Ign, IP, LYC, mand, Nat-m, sacch, sep, STAPH.*
(2) Gemüt Schlafwandeln nach unterdrückten Gefühlsregungen: *aeth, Zinc.*

Auch eine antibiotische Therapie kann unterdrückend wirken.
Nicht die therapeutische Maßnahme, sondern der darauf eintretende Verlauf zeigt, ob es sich um eine Unterdrückung handelt.

Wer aber glaubt, dass der offizielle Sprachgebrauch das Wortfeld „Unterdrückung" hinreichend beschreibt, der müsste auf Unterdrückung von Symptomatik und Krankheit durch moderne Arzneimittel verzichten. Ich habe selbst einen Fall erlebt, in dem eine „erfolgreich" antibiotisch behandelte Lungenentzündung im rechten Mittellappen nach vier Wochen in loco (Röntgenbild) ein unübersehbares Bronchialkarzinom zur Folge hatte. Solche Verläufe lassen sich zwar als Unterdrückung durch Antibiotika darstellen, aber eine Beweiskraft besitzen diese Modellvorstellungen nicht. Für den Adepten der Homöopathie ist es wichtig, diese Vorstellungen zur Auffindung von Arzneimitteln nutzen zu können.

Wesentlich an der Unterdrückung von irgendwelchen Absonderungen ist ihr Verschwinden im Krankheitsverlauf und das Auftauchen einer neuen, schwerer wiegenden Symptomatik. Symptomverschiebung besteht dagegen in der fehlenden Kausalität, sie stellt nur die Veränderung der Symptomatik fest, ohne dass hier eine Bewertung vorgenommen wird.

Eine Symptomverschiebung entsteht meist spontan, also – anders als die Unterdrückung – nicht durch therapeutische Maßnahmen.

Die entsprechenden Rubriken sind besonders gute Wegweiser zum homöopathischen Heilmittel.

Auch diese Symptome sind im Repertorium aufgeführt, z.B. als Alternans durch die Formulierung „im Wechsel mit" oder „abwechselnd" oder auch als Folge. Diese Symptome müssen ebenfalls studiert werden, da ihre Kenntnis häufig das Verständnis für den Charakter einer Arznei wesentlich erleichtert. Außerdem sind diese Rubriken oft so spezifisch, dass eine eindeutige Mittelzuordnung zu finden ist. So lernt der Homöopath eigentümliche Raster für die Arzneisuche kennen. Aus diesem Grund wurden diese Rubriken (492) aus dem Repertorium extrahiert (s. Tabelle 6-3).
Die korrekte Kenntnis der Verschiebungshierarchien bzw. die Vorstellung von unterdrückbarer Symptomatik erlaubt die Bewertung von Behandlungsverläufen. Dies gelingt umso besser, wenn man die Begrifflichkeiten um die HERING'sche Regel und die RECKEWEG'schen Tabellen erweitert.

Tabelle 6-3: **Wechselsymptome im Repertorium**

Gemüt (105 Rubriken)
(1) – versunken in Gedanken abwechselnd mit Übermut: *arg-n.*
(15) – Zorn Gereiztheit abwechselnd mit Heiterkeit
(7) – Zorn Gereiztheit abwechselnd mit schneller Reue
(2) – Angst abwechselnd mit Gleichgültigkeit: *nat-m, trikres.*
(2) – Apathie Teilnahmslosigkeit abwechselnd mit Angst und Ruhelosigkeit: *ant-t, nat-m.*
(2) – Apathie Teilnahmslosigkeit abwechselnd mit Ärger: *cham, chin.*
(4) – Apathie Teilnahmslosigkeit abwechselnd mit Heiterkeit: *agn, androc, meny, tarent.*
(1) – Apathie Teilnahmslosigkeit abwechselnd mit Weinen: *phos.*
(3) – Abneigung gegen Gesellschaft abwechselnd mit Ausbrüchen von Scherzhaftigkeit und Sarkasmus: *rad, rhus-r, rhus-t.*
(1) – Konzentration schwierig im Wechsel mit Uterusschmerz: *gels.*
([14], 1) – Mut abwechselnd mit Furcht: *Alum.*
(1) – Tanzen abwechselnd mit Seufzen: *bell.*
(1) – Delirium abwechselnd mit Koliken: *plb.*
(2) – Delirium abwechselnd mit Coma oder Somnolenz: *plb, stram.*
(6) – Delirium abwechselnd mit Sopor: *acet-ac, cocc, Coloc, plb, plb-ace, vip.*
(1) – Delirium abwechselnd mit tetanischen Konvulsionen liegt auf seinem Rücken Knie und Hüften gebeugt Hände gefaltet: *stram.*
(1) – Delirium fröhlich heiter abwechselnd mit Singen Pfeifen Schreien Lachen: *stram.*
(1) – Delirium fröhlich heiter abwechselnd mit Melancholie: *agar.*
(1) – Verzweiflung religiös abwechselnd mit sexueller Erregung: *LIL-T.*
(2) – Entmutigung abwechselnd mit Überheblichkeit: *agn, tung.*
(2) ! – Denken und Verstehen fällt schwer abwechselnd mit Ausgelassenheit: *jab, spong.*
(1) – Ekstase abwechselnd mit Schwermut: *senec.*
(4) – Heiterkeit abwechselnd mit Schwermut: *agn, ox-ac, ozon, ziz.*
(1) – erregbares Erregung abwechselnd mit Konvulsionen: *STRAM.*
(1) – erregbares Erregung abwechselnd mit Delirium: *agar.*
(2) – erregbares Erregung abwechselnd mit Trägheit: *alum-p, anac.*
(12) – erregbares Erregung abwechselnd mit Schwermut
(1) – Furcht abwechselnd mit Manie Wahnsinn: *Bell.*
(1) – Furcht vor moralischer Entgleisung abwechselnd mit sexueller Erregung: *lil-t.*
(1) – Frohsinn abwechselnd mit Abneigung gegen Arbeit: *spong.*
([15], 1) – Frohsinn abwechselnd mit Ungeduld: *tell.*
(3) – Frohsinn abwechselnd mit Manie: *bell, cann-s, croc.*
(1) – Frohsinn abwechselnd mit Schmerzen: *plat.*

(10) – Frohsinn abwechselnd mit Zornesausbrüchen
(1) – Frohsinn abwechselnd mit körperlichen Leiden: *plat.*
(64) ! – Frohsinn abwechselnd mit Schwermut = Cyclothymie
(3) – Frohsinn abwechselnd mit Gewaltanwendung: *aur, croc, stram.*
(1) – Frohsinn abwechselnd mit Mangel an Mitgefühl: *merc.*
(4) – hoffnungsvoll im Wechsel mit Schwermut: *acon, croc, kalic, raph.*
(1) – Wahnsinn abwechselnd mit Metrorrhagie: *crot-c.*
(1) – Wahnsinn abwechselnd mit Benommenheit: *op.*
(2) – Wahnsinn im Wechsel mit anderen Geistsymptomen: *Con, sabad.*
(7) – Wahnsinn abwechselnd mit körperlichen Beschwerden: *cere-b, Croc, hyos, Lil-t, Plat, Sabad, tub.*
(26) ! – Reizbarkeit abwechselnd mit Heiterkeit
(6) – Reizbarkeit abwechselnd mit Teilnahmslosigkeit: *ASAF, bell, carb-an, colch, sep, ziz.*
(3) – Reizbarkeit abwechselnd mit Schwermut: *ambr, asar, zinc.*
(1) – Reizbarkeit abwechselnd mit Zärtlichkeit: *plat.*
(4) ! – Reizbarkeit abwechselnd mit Weinen: *aur, bell, graph, kali-i.*
(1) – Jammern abwechselnd mit Delirium: *bell.*
(1) – Jammern abwechselnd mit Schreien: *bufo.*
(2) – Lachen abwechselnd mit Raserei: *acon, stram.*
(6) – Lachen abwechselnd mit Ächzen: *ars-s-f, bell, crot-c, hyos, stram, verat.*
(1) – Lachen abwechselnd mit Abscheu vor dem Leben: *Aur.*
(1) – Lachen abwechselnd mit Metrorrhagie: *crot-c.*
(8) – Lachen abwechselnd mit Schwermut
(2) – Lachen abwechselnd mit Ernsthaftigkeit: *nux-m, plat.*
(3) – Lachen abwechselnd mit schlechter Laune: *croc, sanic, stram.*
(3) – Lachen abwechselnd mit Gewaltbereitschaft: *aur, croc, stram.*
(2) – Geschwätzigkeit abwechselnd mit Lachen: *bell, carbns.*
(2) – gutes Gedächtnis abwechselnd mit Trägheit: *caj, rhus-t.*
(2) – gutes Gedächtnis abwechselnd mit schlechtem: *ars-s-f, cycl.*
(1) – gutes Gedächtnis abwechselnd mit Mattigkeit: *Aloe.*
(19) – geistige Symptome abwechselnd mit körperlichen
(2) – Frohsinn abends abwechselnd schlechte Laune am Tag: *sulf, viol-t.*
([14], [24], 5) – Fröhlichkeit abwechselnd mit Ängstlichkeit: *ant-t, cast, spig, staph, trikres.*
([4], 2) – Fröhlichkeit abwechselnd mit Geistesabwesenheit oder Zerstreuung: *alum, spong.*
(4) – Fröhlichkeit abwechselnd mit Ausbrüchen von Entrüstung: *aur, caps, croc, ign.*
([14], 1) – Fröhlichkeit abwechselnd mit Schüchternheit: *m-arct.*

(4) – Fröhlichkeit abwechselnd mit Manie: *bell, Cann-i, cann-s, croc.*
(1) – Fröhlichkeit abwechselnd mit Herzklopfen: *spig.*
([3], [4], 2) – Fröhlichkeit abwechselnd mit Abneigung zu sprechen: *asar, sacch.*
(3) – Fröhlichkeit abwechselnd mit Ernsthaftigkeit: *cann-s, plat, spong.*
(22) ! – Fröhlichkeit abwechselnd mit Weinen
(97) – abwechselnde Stimmung
(1) – verspielt abwechselnd mit Melancholie:
(3) – Streitsucht abwechselnd mit Fröhlichkeit und Gelächter: *croc, spong, Staph.*
(1) – Streitsucht abwechselnd mit Sorge und Unzufriedenheit: *ran-b.*
(2) ! – Streitsucht abwechselnd mit stiller Depression: *Con, sulfonam.*
(1) – Streitsucht abwechselnd mit Singen: *croc.*
(1) – Raserei abwechselnd mit herzlicher Stimmung: *Croc.*
(1) – Raserei abwechselnd mit Bewusstsein: *acon.*
([14], 6) – Raserei abwechselnd mit Heiterkeit: *acon, bell, cann-s, croc, hyos, seneg.*
(1) – Raserei abwechselnd mit religiöser Erregung: *agar.*
(2) – religiöse Affektionen abwechselnd mit sexueller Erregung: *lil-t, Plat.*
(1) – Ruhelosigkeit abwechselnd mit Schläfrigkeit und Benommenheit bei Fieber: *Ars.*
(1) – Traurigkeit abwechselnd mit Exzentrizität: *petr.*
(2) – Schwermut abwechselnd mit physischer Energie: *Aur, hir.*
([15], [27], 5) – Schwermut abwechselnd mit Euphorie: *aster, meph, nid, onop, ozon.*
(1) – Schwermut abwechselnd mit sexueller Erregung: *lil-t.*
(3) – Schwermut abwechselnd mit Heftigkeit: *ambr, cadmmet, plut.*
(1) – Singen abwechselnd mit Zorn: *CROC.*
(1) – Singen abwechselnd mit Zerstreutheit: *spong.*
(1) – Singen abwechselnd mit Ächzen: *Bell.*
(1) – Singen abwechselnd mit Hass auf Arbeit: *spong.*
(2) – Singen abwechselnd mit Ärger: *agar, CROC.*
(4) – Singen abwechselnd mit Weinen: *Acon, bell, der, stram.*
(1) – Benommenheit abwechselnd mit Konvulsionen: *Aur.*
(1) – Benommenheit abwechselnd mit Gewalttätigkeit: *absin.*
(1) – möchte schweigen, will nicht reden im Wechsel mit Streitlust: *Con.*
(1) – Schüchternheit abwechselnd mit Sicherheit: *Alum.*
(2) ! – Bewusstlosigkeit abwechselnd mit Konvulsionen: *agar, aur.*
(1) – Bewusstlosigkeit abwechselnd mit gefährlicher Gewalttat: *absin.*
(1) – Bewusstlosigkeit abwechselnd mit Ruhelosigkeit bei Fieber: *ars.*
(1) – Munterkeit abwechselnd mit Traurigkeit: *tarent.*
([2], 2) – Weinen abwechselnd mit Optimismus: *CROC, raph.*

(2) – Weinen abwechselnd mit schlechter Laune: *bell, kali-i.*
(44) ! – Weinen Stimmung abwechselnd mit Gelächter:
(2) – Weinen abwechselnd mit unsinnigen Streichen: *carb-an, cupr.*

Schwindel (1)
(1) Schwindel abwechselnd mit Schläfrigkeit: *Ant-t.*

Kopf (57)
(1) – Blutandrang abwechselnd mit Blutandrang zum Herzen: *Glon.*
(1) – Blutandrang abwechselnd mit eisig kaltem Gefühl: *Calc.*
(2) – Spannung abwechselnd mit Entspannung: *calc, lac-c.*
(1) – Spannung Stirn abwechselnd mit Ausdehnungsgefühl: *tarax.*
(1) – Spannung Hinterkopf abwechselnd mit Spannung im Gesicht: *viol-o.*
(7) – Hitzegefühl abwechselnd mit Frieren: *asaf, bell, calc, merc, Phos, sep, verat.*
(1) – Hitzegefühl abwechselnd mit Durchfall: *Bell.*
(1) – Hitzegefühl abwechselnd mit Rigor im Rücken: *spong.*
(1) – Hitze Hitzegefühl Stirn abwechselnd in jedem Stirnhöcker: *lact.*
(1) – Schweregefühl abwechselnd mit Klarheit im Denken: *murx.*
(1) – Pulsieren Klopfen abwechselnd zwischen Kopf und Brust: *bell.*
(1) – abwechselnd Schlaffheit und Ausdehnungsgefühl in Stirn: *Lac-c.*
(1) -schmerzen brennend abwechselnd mit einfachen Schmerzen: *brom.*
(1) ! -schmerzen ziehend Stirn abwechselnd mit Schmerzen im Handgelenk: *sulf.*
(1) ! -schmerzen ziehende Hinterkopf Seiten abwechselnd mit ähnlicher Empfindung im Daumenballen: *argm.*
(1) -schmerzen Stirn abwechselnd mit pelvinem Schmerz: *brom.*
(1) -schmerzen Stirn abwechselnd mit krampfartigen Schmerzen im Brustkorb Thorax schließlich mit Reißen in Nase und Schultern: *lachn.*
(4) ! -schmerzen Stirn abwechselnd mit Schmerzen im Hinterkopf: *acon, agn, mosch, sulf.*
(3) ! -schmerzen Stirn abwechselnd von einer Seite zur anderen: *Iris, LAC-C, Lil-t.*
(1) -schmerzen Stirn abwechselnd mit gichtigen Gelenkschmerzen: *sulf.*
(1) -schmerzen Stirnhöcker abwechselnd mit Nackenschmerzen: *thuj.*
(3) -schmerzen Stirn über den Augen abwechselnde Seiten: *Iris, LAC-C, Lil-t.*
(1) -schmerzen abwechselnd mit Beschwerden in Bauch und Uterus: *aloe.*
(3) ! -schmerz allgemein abwechselnd mit Asthma: *ang, glon, kali-br.*
(2) -schmerz allgemein abwechselnd mit Husten: *lach, psor.*

(1) ! -schmerz allgemein abwechselnd mit schrecklichen Träumen: *chin.*
(2) -schmerz allgemein abwechselnd mit Hämorrhoiden: *abrot, aloe.*
(1) -schmerz allgemein abwechselnd mit Rückenschmerzen in der Lumbosakralregion: *meli.*
(1) -schmerz allgemein abwechselnd mit Übelkeit: *scil.*
(1) ! -schmerz allgemein abwechselnd mit Brustbeklemmung: *glon.*
(8) ! -schmerz allgemein abwechselnd mit Bauchschmerzen: *aesc, Ars, cina, Gels, Iris, plb, plb-ar, rhus-r.*
(3) ! -schmerz allgemein abwechselnd mit Rückenschmerzen: *aloe, brom, meli.*
(1) ! -schmerz allgemein abwechselnd mit Brustschmerz: *lachn.*
(3) ! -schmerz allgemein abwechselnd mit Gelenkschmerz: *Lyc, meli, sulf.*
(2) -schmerz allgemein abwechselnd mit Lendenschmerz: *aloe, lycps.*
(1) -schmerz allgemein abwechselnd mit Nackenschmerz: *hyos.*
(1) -schmerz allgemein abwechselnd mit Beckenschmerz: *Gels.*
(4) ! -schmerz allgemein abwechselnd mit Magenschmerz: *ars, bism, chel, ign.*
(3) ! -schmerz allgemein abwechselnd mit Zahnschmerz: *kali-p, Lycps, psor.*
(1) -schmerz allgemein abwechselnd mit analem Prolaps: *Arn.*
(1) -schmerz allgemein abwechselnd mit rotem Sand im Urin: *Lyc.*
(1) -schmerz allgemein abwechselnd mit Zwerchfellstichen: *aesc.*
(1) -schmerz ruckend abwechselnde Seiten: *samb.*
(1) -schmerz Stirn ruckend abwechselnd mit dumpfen Schmerzen: *stann.*
(1) -schmerz Hinterkopf abwechselnd mit Gelenkschmerz: *sulf.*
(3) -schmerz Hinterkopf abwechselnd mit Sacrumschmerz: *alum, carbv, Nit-ac.*
(2) ! -schmerz Hinterkopf abwechselnd mit Schläfe: *bry, zinc.*
(1) -schmerz drückend Stirn abwechselnd mit Ausdehnung: *tarax.*
(1) -schmerz drückend Stirn abwechselnd mit Stechen: *VALER.*
(28) -schmerz einseitig wechseln von einer Seite zur anderen
(1) -schmerz einseitig wechseln mit Schmerzen im linken Arm: *ptel.*
(1) -schmerz abwechselnde Seiten parietal: *agar.*
(1) -schmerz Schläfen stechend abwechselnd heiss und kalt: *bor.*
(1) -schmerz Schläfen stechend abwechselnd mit Druckgefühl: *tab.*
(1) -schmerz Stirn reissend abwechselnd mit Armschmerzen: *sil.*
(1) -schmerz Schläfe links abwechselnd mit Knieschmerz rechts: *meli.*

(1) -schmerzen Schläfen abwechselnd mit Hitzegefühl Gesicht: *coc-c.*
(3) -schmerzen Schläfen abwechselnde Seiten: *hyper, karl, LAC-C.*

Gesicht (8)
(4) Kälte abwechselnd mit Hitze: *Calc, chel, lyc, merc.*
(76) ! Verfärbung rot abwechselnd mit Blässe
(1) Verfärbung rot abwechselnd mit Blässe bei Menses: *zinc.*
(2) Mund einseitig verzerrt abwechselnde Seiten: *cham, nit-ac.*
(1) Hitze abwechselnd mit kaltem Körper: *stram.*
(2) Hitzewellen abwechselnd mit Frösteln: *cedr, petr.*
(1) Schmerzen abwechselnd mit Gliederschmerzen: *Kali-bi.*
(1) Schmerzen abwechselnd mit Schmerzen in der Schulter: *mag-p.*

Augen (11)
(3) ! -schmerzen abwechselnde Seiten: *CHIN, lac-f, nat-c.*
(1) – Trübsehen abwechselnd mit Taubheit: *cic.*
(1) -entzündung abwechselnd mit wundem Hals: *par.*
(1) -entzündung abwechselnd mit Schwellung der Füße: *Ars.*
(1) – Blindheit Sehverlust abwechselnd mit Kopfschmerz: *Kali-bi.*
(1) ! -schmerz abwechselnd mit Bauchschmerz: *Euphr.*
(1) -schmerz abwechselnd mit Schmerz im linken Arm: *plb.*
(1) ! -schmerz abwechselnd mit Schmerz im Ovar: *sulf.*
(1) -schmerz drückend abwechselnd mit Brennen: *sars.*
(1) ! -schmerz Klopfen abwechselnd mit Stechen: *calc.*
(22) – Pupillen abwechselnd verengt und erweitert im gleichen Licht

Ohr (9)
(1) – schwerhörig abwechselnd mit Augensymptomen: *guare.*
(1) – schwerhörig abwechselnd mit Verdunklung des Gesichtsfeldes: *cic.*
(1) – schwerhörig abwechselnd mit Otorrhoe: *puls.*
(3) ! – Hitze abwechselnd mit Kältegefühl: *berb, Cic, verat.*
(1) ! – Jucken abwechselnd mit Juckreiz im After: *sabad.*
(1) – Tinnitus Summen abwechselnd mit Pfeifen: *mag-c.*
(1) – Tinnitus Pfeifen abwechselnd mit Sausen Brausen: *mag-c.*
(1) -schmerzen abwechselnd mit Schmerzen in den Augen: *bell.*
(1) – verstopftes Gefühl abwechselnde Seiten: *cocc.*

Nase (9)
(2) – Schnupfen mit Absonderung abwechselnde Seiten: *aran, LAC-C.*
(41) ! – Schnupfen ohne Absonderung abwechselnd mit Absonderung
(1) – Trockenheit innen abwechselnde Seiten: *sin-n.*
(1) – Nasenbluten abwechselnd mit Speien von Blut: *FERR.*

(6) – verstopft abwechselnd mit Absonderung: *Ars, mag-c, mang, nat-m, sang, Sil.*
(14) ! – verstopft abwechselnde Seiten
(1) – Niesen und Husten abwechselnd: *bry.*
(1) ! – stechende Schmerzen abwechselnd mit Drücken: *laur.*
(1) -schmerzen Nasenwurzel abwechselnd mit Hinterkopf: *acon.*

Mund (1)
(5) – Speichelfluss Salivation abwechselnd mit trockenem Mund: *calc, carb-v, con, ign, verat.*

Zähne (10)
(1) Schmerz nagend Molare abwechselnd mit Juckreiz im Ohr: *agar.*
(1) Schmerzen reißend linke Molare abwechselnd mit Juckreiz im linken Ohr: *agar.*
(1) Schmerz reißend Molare links im Wechsel mit rechts: *am-m.*
(1) Zahnschmerz allgemein abwechselnd mit Katarrh: *all-c.*
(1) Zahnschmerz allgemein abwechselnd mit Schwindel: *merc.*
(1) ! Zahnschmerz abwechselnd mit Jucken im Ohr: *agar.*
(5) Zahnschmerz allgemein abwechselnde Seiten: *chel, clem, coloc, Dulc, lac-c.*
(1) Zahnschmerz abwechselnd mit Stechen in linker Mamma: *Kali-c.*
(1) Zahnschmerz allgemein abwechselnd mit Gliederreißen: *merc.*
(1) Zahnschmerz allgemein abwechselnd mit Schwindel: *merc.*

Hals (3)
(1) -entzündung abwechselnd mit wunden Augen: *par.*
(1) – Membran links abwechselnde Seiten: *LAC-C.*
(1) -schmerzen abwechselnde Seiten: *LAC-C.*

Larynx (2)
(1) – Katarrh abwechselnd mit Uterusbeschwerden: *Arg-n.*
(1) – Laryngismus Stridor abwechselnd mit Zusammenkrampfen der Finger und Zehen: *asaf.*

Brustraum (18)
(1) – abwechselnd mit Augenbeschwerden: *ars.*
(3) – abwechselnd mit Mastdarmbeschwerden: *calc-p, SIL, verat.*
(1) – abwechselnd mit Hautbeschwerden: *crot-h.*
(1) – Spannung Engegefühl abwechselnd mit Bauchschmerzen: *Calc.*
(1) – Engegefühl abwechselnd mit plötzlicher Ausdehnung: *sars.*
(1) ! – Hautausschläge Exanthem abwechselnd mit Asthma: *Calad.*
(1) – Flattern abwechselnd mit Wundheit Entzündung: *aur-m.*
(1) – Blutung abwechselnd mit Rheuma: *led.*
(1) – Hitzegefühl abwechselnd mit Schmerzen an der Innenseite des Oberschenkels: *coc-c.*

(1) ! – Entzündung der Bronchien abwechselnd mit Durchfall: *Seneg.*
(1) – Beklemmung abwechselnd mit Herzklopfen nach dem Essen: *alum.*
(1) – Beklemmung abwechselnd mit Urtikaria: *Calad.*
(1) – Schmerz abwechselnd mit Magenschmerz: *Caust.*
(1) ! – Schmerz Herz abwechselnd mit Schmerzen im Großzeh: *Nat-p.*
(2) ! – Schmerz Herz abwechselnd mit Schmerz im Uterus: *conv, Lil-t.*
(3) ! – Schmerz Herz abwechselnd mit Rheuma: *Benz-ac, Kalm, NAT-P.*
(1) – Herzklopfen abwechselnd mit Stimmlosigkeit: *ox-ac.*
(1) – Herzklopfen abwechselnd mit Schmerz in den Beinen: *benz-ac.*

Atmung (10)
(9) ! – Asthma bronchiale abwechselnd mit Hautausschlägen: *ars, Calad, crot-t, Hep, Kalm, lach, mez, rhus-t, Sulf.*
(3) – Asthma bronchiale abwechselnd mit Gicht: *benz-ac, lyc, Sulf.*
(2) – Asthma bronchiale abwechselnd mit nächtlichen Durchfällen: *Kali-c, NAT-S.*
(1) ! – Asthma bronchiale abwechselnd mit Urtikaria: *calad.*
(1) – Atemnot abwechselnd mit Schmerzen im Zwerchfell: *Zinc.*
(1) – Atemnot abwechselnd mit Sopor: *plb.*
(1) – Atemnot abwechselnd mit Urtikaria: *Calad.*
(1) – Atemnot abwechselnd mit Hämorrhagie des Uterus: *fl-ac.*
(1) – langsam abwechselnd mit kurzer im Schlaf: *ign.*
(1) – langsam abwechselnd mit Erstickungsgefühl: *cocc.*

Husten (4)
(5) – abwechselnd mit Hautausschlägen: *ars, Crot-t, mez, Psor, Sulf.*
(1) – kurzer abwechselnd mit tiefsitzendem Husten: *apoc.*
(1) ! – im Winter abwechselnd mit Ischias im Sommer: *Staph.*
(2) – und Gähnen folgen aufeinander: *ant-t, Nat-m.*

Bauch (10)
(2) ! -schmerz allgemein abwechselnd mit Thoraxschmerz: *aesc, Ran-b.*
(1) ! -schmerz dumpf abwechselnd mit Schwindel: *verat.*
(1) -schmerz allgemein abwechselnd mit Gelenkschmerz: *plb.*
(1) -schmerz allgemein abwechselnd mit Gliederschmerz: *vip.*
(1) -schmerz abwärts zerrend inguinal abwechselnde Seiten: *ter.*
(1) -schmerz inguinal abwechselnd mit Prickeln: *zinc.*
(1) ! -schmerz Zwerchfell abwechselnd mit Brustbeklemmung: *zinc.*
(1) -schmerz stechend Hypochondrien abwechselnde Seiten: *thuj.*

(1) – Hitze abwechselnd mit Kälte: *coff.*
(1) – Gefühl eines Schwammes Zwerchfellseiten abwechselnd: *lac-c.*

Magen (10)

(10) Appetit vermehrt abwechselnd mit Appetitlosigkeit
(3) ! Aufstoßen abwechselnd mit Schluckauf: *agar, sep, wye.*
(2) Aufstoßen abwechselnd mit Gähnen: *berb, lyc.*
(1) Luftaufstoßen abwechselnd mit Schluckauf: *agar.*
(1) Ekel vor Speisen abwechselnd mit Hunger: *berb.*
(1) Übelkeit abwechselnd mit Hunger: *berb.*
([5], 1) -schmerzen abwechselnd mit Schmerzen in der Wirbelsäule: *paraf.*
(1) Durst abwechselnd mit Abneigung gegen Trinken: *berb.*
(1) Erbrechen abwechselnd mit Konvulsionen: *Cic.*
([9], 1) Erbrechen abwechselnd mit Durchfall: *carc.*

Rektum (10)

(113) – Verstopfung abwechselnd mit Durchfall
(5) – Verstopfung abwechselnd mit Durchfall bei alten Menschen
(1) After Zusammenschüren abwechselnd mit Juckreiz: *Chel.*
(1) ! – Durchfall abwechselnd mit Katarrh im Brustraum: *seneg.*
(3) ! – Durchfall abwechselnd mit Hautausschlägen: *calc-p, crot-t, rhus-t.*
(2) – Durchfall abwechselnd mit Kopfschmerzen: *mag-p, Podo.*
(1) – Völlegefühl abwechselnd mit Leeregefühl: *thuj.*
(1) After Hämorrhoiden abwechselnd mit Herzklopfen: *COLL.*
(1) Afterschmerzen stechend abwechselnd mit Brennen Präputium: *thuj.*
(1) Afterschmerzen stechend abwechselnd mit Juckreiz der Eichel: *Thuj.*

Nieren (2)

(1) -schmerz abwechselnd mit Schwindel: *alum.*
(1) -schmerz schneidend Harnleiter abwechselnd mit Schmerzen in der Eichel: *canth.*

Blase (3)

(1) – Kältegefühl abwechselnd mit Hitzegefühl: *coc-c.*
(1) – Schmerzen abwechselnd zwischen Blase und Mastdarm: *coloc.*
(1) – erschwerte Miktion Dysurie abwechselnd mit Bettnässen: *Gels.*

Mann (1)

(1) Genitale drückende Schmerzen abwechselnd mit Zusammenziehen am After: *Bell.*

Frau (6)

(1) Leukorrhoe abwechselnd mit Husten: *Iod*
(1) ! Leukorrhoe abwechselnd mit geistigen Symptomen: *murx.*
(1) Genitale Metrorrhagie abwechselnd mit Dyspnoe: *flac.*
(1) Genitale Metrorrhagie abwechselnd mit Manie: *crot-c.*
(1) ! Genitale Schmerzen Ovarien abwechselnde Seiten: *LAC-C.*
(1) Genitale Wehen abwechselnd mit Hämorrhagie: *puls.*

Rücken (8)

(3) – Hitzegefühl abwechselnd mit Kältegefühl: *cham, karl, verat.*
(1) – Hitze Hitzegefühl abwechselnd mit Schaudern:- *cham.*
(1) – Pulsieren abwechselnd mit Rückenschmerzen: *Kali-c.*
(1) ! – Pulsieren Lumbarregion abwechselnd mit Schmerzen: *kali-c.*
(2) -schmerz zervikal abwechselnd mit Kopfschmerz: *hyos, thuj.*
(4) ! – – lumbar abwechselnd mit Kopfschmerz: *aloe, brom, lycps, meli.*
(2) ! – – lumbar abwechselnd mit Hämorrhoiden: *aesc, Aloe.*
(1) ! – – lumbar abwechselnd mit Oberschenkelschmerz: *am-c.*

Glieder (45)

(3) – Kälte abwechselnd mit Hitze: *bell, Lyc, stram.*
(3) – Hitze abwechselnd mit Kälte: *bell, Lyc, stram.*
(Anm. d. V.: Eine eindeutige Beziehungsdublette von vielen des KR, die auch durch die modernen (Computer)Repertorien nicht vollständig eliminiert werden konnten. Im CR S. 1858 werden diese Rubriken zusammengefasst, daraus entsteht die Liste: *alum, bell, bor, chin, cimic, cocc, fago, Gels, graph, helo, lil-t, Lyc, nit-ac, par, polyg, sec, stram, Verat.* Wie es zu diesen Mitteln außer den obigen kommt, wird im CR nicht angegeben. Wer meinte, man hätte damit die Dublette wenigstens erledigt, wird auf S. 1928 eines Besseren belehrt: *alum, bell, bor, chin, cimic, cocc, fago, Gels, graph, helo, lil-t, Lyc, nit-ac, par, polyg, sec, stram, Verat.* Immerhin ist der Inhalt dieser Rubriken genauso kongruent wie im KR, wenngleich viel umfangreicher. Wer hier Quellen erwartet, wird ebenso enttäuscht. Die Verweise auf das KR geben diesen Inhalt, wie der Leser im Kasten sehen kann, nicht her. In Synthesis (SY) findet sich keine Änderung zu den Einträgen des Kent'schen Repertoriums (KR). Ohne Querverweis wird aus dem KR abgeschrieben.)

(8) ! – Kälte Hand abwechselnd mit Hitze
(1) – Kälte Finger abwechselnd mit Kopfschmerzen
(1) – Kälte Beine abwechselnd mit Hitze im Kopf
(3) ! – Kälte Fuß abwechselnd mit kalten Händen
(5) ! – Kälte Fuß abwechselnd mit Hitze

(1) – Hitze Wärme Finger abwechselnd heiß und kalt wie abgestorben
(1) – Hitze Wärme Unterschenkel abwechselnd heiß und kalt
(3) – Hitze Wärme Fuß abwechselnd heiß und kalt
(1) – Kontraktion Zusammenziehen von Muskeln und Sehnen Hand abwechselnd mit den Füßen
(1) – Konvulsion Krampfanfall abwechselnd mit Zittern des Körpers
(2) – Konvulsion Krampfanfall abwechselnd mit Zittern des Körpers Oberkörper und Unterkörper
(1) – Konvulsion Krampfanfall abwechselnd in einzelnen Muskeln
(7) – Konvulsion Krampfanfall abwechselnd gestreckt und gebeugt
(5) – Konvulsion Krampfanfall Beine abwechselnd gebeugt und gestreckt
(1) – Muskelkrämpfe Hand abwechselnd mit Fußkrämpfen
(1) – Muskelkrämpfe Hand abwechselnd mit schwachem trübem Sehen
(1) – Muskelkrämpfe Knie abwechselnd in beiden Knien
(1) – Muskelkrämpfe Fuß abwechselnd mit schwachem trübem Sehen
(1) – Krämpfe Zehen abwechselnd mit Glottisspasmus
(1) – Verfärbung Röte abwechselnd mit lividen blauen Flecken Stellen
(7) – aufwärts gezogen abwechselnd mit Ausstrecken

(8) – Arme abwechselnd gestreckt und gebeugt: *carbo-o, Cic, Cupr, hyos, LYC, nux-v, sec, Tab.*
(1) – Arme abwechselnd gestreckt und gebeugt alle 7 Tage: *lyc.*
(1) – Arme abwechselnd gestreckt und gebeugt beim Sitzen: *nit-ac.*
(9) – Arme abwechselnd gebeugt und gestreckt: *carbo-o, Cic, Cupr, hyos, LYC, nux-v, Plb, sec, Tab.*
(1) – Arme abwechselnd gebeugt und gestreckt im Sitzen: *nit-ac.*

Hier können sichtbare und unsichtbare Klippen des Repertoriums demonstriert werden: sichtbar ist die weitgehende Übereinstimmung gleicher Rubriken. Allerdings ist nicht plausibel, warum Plumbum in einer synonymen Rubrik nur auf S. 1006 im KR vorkommt, nicht aber auf S. 1004.
Im Original geht die Übersetzung Arme auf S. 1004 aus ,arms' hervor, auf S. 1006 aber aus ,upper limbs', d.h. eigentlich Obere Gliedmaßen. Die Kenner des Viktorianischen Zeitalters wissen, dass ,leg' nicht das ganze Bein, wie heute, sondern nur das knieabwärts gelegene Bein meint.

(1) – Rucken abwechselnd Beugemuskeln und Streckmuskeln: *Plb.*
(1) – Bewegung konvulsivisch abwechselnd mit Zittern des Körpers: *arn.*
(1) – Taubheit abwechselnd Arme und Beine: *Phos.*
(1) – Taubheit abwechselnd beide Hände: *COCC.*
(1) – Taubheit Fuß und Hand abwechselnd: *COCC.*

(1) – Lähmungsgefühl Oberarme abwechselnd mit Ziehen und Reißen: *sulf.*
(1) – Lähmungsgefühl beide Hüften abwechselnd: *verat.*
(1) – Lähmungsgefühl am Fuß abwechselnd mit Reißen: *hyper.*
(1) – Schweiß beide Hände abwechselnd: *cocc.*
(1) ! – Pulsieren Schulter abwechselnd mit reißenden Schmerzen: *bar-c.*
(2) – Steifheit beide Knie abwechselnd: *coloc, nat-m.*
(1) – Steifheit Knie abwechselnd mit reißenden Schmerzen: *Ars.*
Weitere Dubletten:
(1) – Schwellung Handgelenk und Knie abwechselnd: *kreos.*
(1) – Schwellung Knie und Handgelenk abwechselnd: *kreos.*
(2) ! – Prickeln Kribbeln wie eingeschlafen Hände und Füße abwechselnd: carb-an, cocc.
(1) – Prickeln Kribbeln wie eingeschlafen Füße und Hände abwechselnd: *COCC.*
Zwei synonyme Rubrikenpaare zeigen im ersten Paar ,Schwellung' die von Kent beabsichtigte Kongruenz. Das zweite Paar zeigt die Schwäche der Konzeption des KR: in der Fortentwicklung stimmen weder die Wertigkeit noch der Inhalt der Rubrik überein. Diese Rubriken zeigen exemplarisch, wie wichtig es ist, Suchbegriffe auch heute noch auszutauschen.

Gliederschmerzen
(1) – abwechselnd in den Armen und Beinen
(1) – abwechselnd rechts und links
(1) – abwechselnd mit Frieren Frösteln und Fieber
(1) ! – Rheuma im Wechsel mit Magenkrankheiten: *KALI-BI.* (+ Dublette S. 512)
(1) – Rheuma im Wechsel mit Brustkrankheiten: led.
(3) ! – Rheuma im Wechsel mit Diarrhoe: *cimic, dulc, Kali-bi.* (+ Diarrhoe im Wechsel mit Rheuma)
(1) – Rheuma im Wechsel mit Dyspnoe: *guaj.*
(2) – Rheuma im Wechsel mit Hautausschlägen: *crot-t, staph.*
(1) – Rheuma im Wechsel mit Hämorrhoiden: *abrot.*
(1) – Rheuma im Wechsel mit Herzschmerzen: *benz-ac.*
(1) – Rheuma im Wechsel mit Lungenbeschwerden: *KALI-BI.*
Alternierende Erkrankungen zu Rheumatoiden
Rubriken, die Krankheitsdiagnosen enthalten, können allenfalls zur Bestätigung herangezogen werden, weil klinische Rubriken niemals aus einer AMP entstehen können. Bei alternierenden Erkrankungen oder Symptomen müssen die angegebenen Mittel falsifiziert werden.

(1) – Gelenke abwechselnd mit Kolik
(1) – Gelenke abwechselnd mit Stirnschmerz
(1) – Gelenke abwechselnd mit Schmerz in den Gliedern
(1) – Gelenke abwechselnd mit Uterusblutungen Gebärmutterblutungen
(2) – Gelenke abwechselnd rechts und links
(1) – Gelenke gichtig abwechselnd mit Asthma

(1) – Gelenke gichtig abwechselnd mit Schmerz in der Stirn
([13], 1) – Rheuma abwechselnd mit Bauchschmerzen: *KALI-BI*.
([13], 1) – Rheuma abwechselnd mit Katarrh: *KALI-BI*.
(2) ! – Arme abwechselnd rechts und links
(1) – Arme abwechselnd mit den Beinen
(1) – Schulter abwechselnd links und rechts
(2) ! – Schulter abwechselnd mit der Hüfte
(2) ! – Ellenbogen abwechselnd mit Schmerzen in der Schulter
(1) ! – Ellenbogen abwechselnd mit Schmerzen im Knie
(3) ! – Handgelenk abwechselnd rechts und links
(1) – Hand abwechselnd mit Kopfsymptomen
(1) – Beine abwechselnd mit Augensymptomen
(1) – Beine rheumatisch abwechselnd rechts und links
(2) ! – Beine Ischias abwechselnd rechts und links
(1) – Beine Ischias abwechselnd rechts und links mit Taubheit Taubheitsgefühl
(2) – Hüfte abwechselnd in beiden Hüften
(1) – Oberschenkel abwechselnd mit krampfartigen konvulsivischen Schmerzen in den Armen
(1) ! – rechtes Knie abwechselnd mit Schmerzen in der rechten Schläfe
(1) – Knie abwechselnd mit Hitze und Druck auf der Stirn
(1) – Knie abwechselnd mit Schmerzen im Ellenbogen
(9) ! – Knie wandern von einem Knie zum anderen
(1) ! – Unterschenkel abwechselnd mit kalten Füßen
(1) – Unterschenkel abwechselnd mit Schwere Schweregefühl des Kopfes
(2) – Fuß abwechselnd in beiden Füßen
([13], 1) – Gelenke abwechselnd mit Herzschmerzen
(1) – quälend Knie abwechselnd in beiden Knien
(1) – ziehend Schulter abwechselnd mit Kratzen im Rachen Schlund
(1) – ziehend Schulter abwechselnd mit ziehenden Schmerzen in den Hüften
(1) – ziehend Unterarm abwechselnd mit Druck Druckgefühl
(1) – ziehend Daumen abwechselnd mit Ziehen zum Hinterkopf
(1) – ziehend Oberschenkel abwechselnd rechts dann links
(3) – ziehend Knie abwechselnd in beiden Knien
(1) – ziehend Unterschenkel Wade abwechselnd mit Druck Druckgefühl
(1) – ziehend Unterschenkel Wade abwechselnd mit Fußsohle
(1) – drückend Zehen abwechselnd mit Ziehen
(1) – wie wund zerschlagen Knie abwechselnd in beiden Knien
(1) – wie wund zerschlagen Unterschenkel abwechselnd mit zerschlagenem Gefühl der Arme
(1) – tief stechend Daumen abwechselnd mit Stichen im großen Zeh
(1) – tief stechend großer Zeh abwechselnd mit Schmerzen im Daumen
(1) – reißend abwechselnd mit Zahnschmerzen
(1) ! – reißend Oberarm abwechselnd mit reißenden Schmerzen in der Hüfte

(1) – Handgelenk abwechselnd mit demselben Schmerz in der Hand
(1) – reißend Hand abwechselnd in beiden Händen
(1) – reißend Daumen abwechselnde Seiten
(1) – reißend Hüfte abwechselnd mit rechtem Oberarm
(3) – reißend Knie abwechselnd in beiden Knien
(1) – reißend Fuß abwechselnd mit einem Lähmungsgefühl

Frost
(14) Frieren Frösteln abwechselnd mit Schwitzen
(1) Fieberfrost kriechende Kälte abwechselnd mit Hitze Fieber
(1) Frieren Frösteln abwechselnd mit Anfällen von Kälte Kältegefühl

Fieber
(2) Fieber nachmittags abwechselnd mit Frieren Frösteln
(108) Fieber abwechselnd mit Fieberfrost
(4) Fieber abwechselnd mit Fieberfrost vormittags
(9) Fieber abwechselnd mit Fieberfrost nachmittags
(1) Fieber abwechselnd mit Fieberfrost nachmittags nach Essen
(1) Fieber abwechselnd mit Fieberfrost nachmittags im Freien in frischer Luft
(14) ! Fieber abwechselnd mit Fieberfrost abends
(1) Fieber abwechselnd mit Fieberfrost abends im Bett
(1) Fieber abwechselnd mit Fieberfrost abends 20 Uhr
(11) Fieber abwechselnd mit Fieberfrost nachts
(1) Fieber abwechselnd mit Fieberfrost nachts bei Schwitzen
(1) Fieber abwechselnd mit Fieberfrost nach Schreck
(2) Fieber abwechselnd mit Fieberfrost während Menses
(1) Fieber abwechselnd mit Fieberfrost bei Bewegung
(1) Fieber abwechselnd mit Fieberfrost mit heißem Zucken
(2) Fieber trockene brennende Hitze Hitzegefühl abwechselnd mit Frieren Frösteln
(19) Fieber abwechselnd mit Schwitzen
(17) Fieber abwechselnd mit Schaudern
(4) Fieber abwechselnd mit Schaudern Frösteln
(1) Fieber brennende Hitze abwechselnd mit Frieren Frösteln
(1) Fieber brennende Hitze abwechselnd mit Fieberfrost
(1) Fieber Frieren Frösteln abwechselnd mit Hitze nicht wahrzunehmen bei Berührung
(1) Fieber trockene Hitze nachmittags 14 Uhr abwechselnd mit Fieberfrost wie mit kaltem Wasser übergossen
(3) Fieber vormittags abwechselnd mit Fieberfrost
(1) Fieber Stadien Fieberfrost gefolgt von Hitze abwechselnd mit Durst danach Schweiß
(3) Fieber Stadien Hitze Fieber abwechselnd mit Frieren Frösteln gefolgt von Schweiß
(1) Fieber Stadien Hitze Fieber abwechselnd mit Frieren Frösteln gefolgt von Schweiß danach Hitze
(3) Fieber Stadien Hitze Fieber gefolgt von Schweiß abwechselnd mit Frieren Frösteln danach Hitze schließlich Schweiß
(5) Fieber Stadien Schweiß abwechselnd mit Frieren Frösteln

(5) Fieber Stadien Schweiß folgt auf Fieberfrost abwechselnd mit Hitze Fieber

(1) Fieber Stadien Schweiß und Hitze Fieber abwechselnd danach trockene Hitze

(1) Fieber Stadien Schweiß bei Kältegefühl und Hitzegefühl die unregelmäßig abwechseln

(25) Fieber mit Schaudern Zittern abwechselnd mit Hitze

(1) Fieber Schütteln Schaudern abwechselnd mit Hitze Hitzegefühl

Schlaf (3)

(1) – komatös abwechselnd mit Delirium: *plb.*

(1) – komatös abwechselnd mit Schlaflosigkeit: *Camph.*

(4) – Schläfrigkeit abwechselnd mit Schlaflosigkeit: *caust, Hyos, lach, sep.*

Allgemeinsymptome (8)

(27) – widersprüchliche, abwechselnde Zustände

(1) ! – Konvulsionen abwechselnd mit Raserei: *STRAM.*

(11) – Konvulsionen klonisch und tonisch im Wechsel

(18) – Hitzewellen abwechselnd mit heftigem Frösteln

(2) – Mattigkeit abwechselnd mit Geschäftigkeit: *Aloe, Aur.*

(1) – Schmerzen ziehend im Wechsel mit Beschwerden am Herz: *acon.*

(16) – abwechselnde Seiten

(2) – Schwäche abwechselnd mit Zittern: *ferr, plb.*

Haut (9)

(1) Kältegefühl abwechselnd mit Hitzegefühl: *stram.*

(1) Hautausschläge abwechselnd mit Dysenterie: *rhus-t.*

(3) ! Hautausschläge abwechselnd mit Engegefühl im Brustraum: *Calad, kalm, rhus-t.*

(2) Hautausschläge abwechselnd mit Atmungssymptomen: *crot-t(?), lach.*

(1) ! Hautausschläge abwechselnd mit inneren Erkrankungen: *Graph.*

(1) Ekzem abwechselnd mit inneren Erkrankungen: *Graph.*

(1) Herpes abwechselnd mit Brustkrankheiten und ruhrartigem Stuhl: *rhus-t.*

(1) Hautausschläge Friesel Exanthem abwechselnd mit Asthma bronchiale oder Engegefühl im Brustraum: *Calad.*

(1) Urtikaria abwechselnd mit Rheuma: *Urt-u.*

Schweiß (2)

(1) - abwechselnd mit Hitze: *APIS.*

(2) - nachts abwechselnd mit trockener Haut: *Apis, NAT-C.*

Nachtrag: Wo sich keine Arzneimitteleinträge finden, ist der Leser freundlich zum übenden Nachtrag aufgefordert.

Wie schnell es so möglich ist zu erkennen, ob der Behandlungsverlauf einen Weg zur Gesundheit darstellt, sei an der folgenden Kasuistik dargestellt.

Kasuistik

Fallbeispiel:
22-jährige Frau mit Heuschnupfen, Fluor und Ekzem.

Die 22-jährige Nicole leidet seit ihrem 7. Lebensjahr von Februar bis September an Heuschnupfen mit Augenjucken, Tränenfluss und verstopfter Nase. Es ist ein typischer Schönwetter-Heuschnupfen, der durch nasses und kaltes Wetter verschwinden kann. Draußen ist der Heuschnupfen schlechter, obwohl sie sich gern an die frische Luft begibt. Eine zweite Beschwerde besteht in einem andauernden vaginalen Ausfluss seit ihrem 11. Lebensjahr, der schon ein Jahr vor der Menarche einsetzte. Der Ausfluss ist stark, gelb und ohne Unterlass, wenngleich vor der Menstruation verstärkt.

Eine dritte Beschwerde besteht in einem retroaurikulären Ekzem, dessen Effloreszenzen bogenförmig angeordnet sind (Abb. 6-2).

Z.n. Adenotomie, Sinusitis, eitrige Tonsillitis, Zahnextraktion.
Hypermobilität, Skoliose.

Parotisschwellungen unklarer Genese.

Eigenanamnese: Windpocken 1985, Adenoide entfernt 1985, Stirnhöhlenvereiterung 1999, 2001, im Januar 2001 Zahn 18+28 entfernt. September 2001 eitrige Tonsillitis rechts.

Seit 9 Jahren hypermobile Wirbelsäule und Skoliose als „Folge" wettkampfmäßigen Kinderkunstturnens. Wiederholt sei es zu Schwellungen der Parotiden gekommen, ohne dass man bisher Speichelsteine nachweisen konnte.

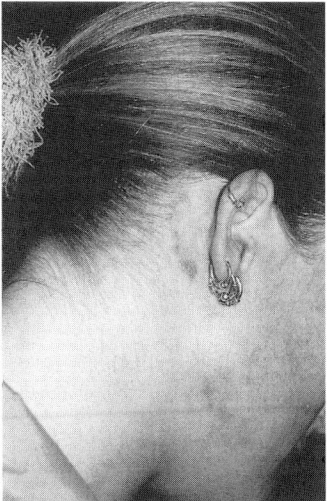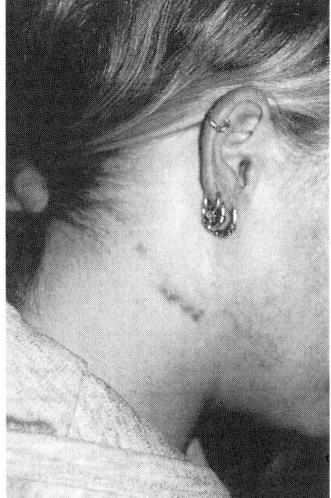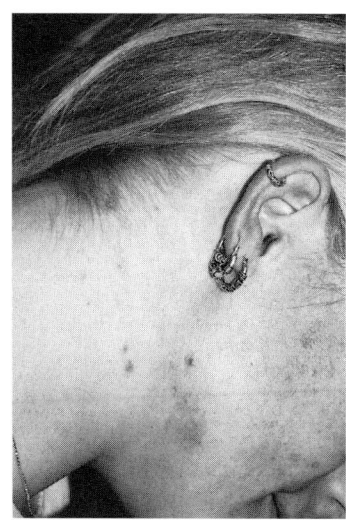

Abbildung 6-2 a-c: **Die papulovesikulären Effloreszenzen „wandern" vom 17.6. (a) bis 20.9. (b) wie dokumentiert, verschwinden dann fast vollständig bis zum 8.10. (c).**

Vegetativ: gern Tomaten, Paprika – die Salate enthalten reichlich Essig – ganz besonders aber Zimt und Käse. Geruch von Kaffee ist unangenehm. Es vergeht fast keine Mahlzeit ohne Käse.
Familie: Mutter hat eine Schilddrüsen-Unterfunktion.
Labor: normale Werte für Blutbild und Stoffwechselwerte. Im Differenzialblutbild finden sich aber 6,6% (-4,0%) Eosinophile und ein deutlich erhöhtes IgE von 743 (-120). Außerdem sind wegen eines erhöhten T3-Wertes weitere Kontrollen nötig.
Kalium muriaticum wurde gewählt (Tabelle 6-4: Repertorisation), weil ein Körperzeichen wie Lidschwellung diese These eher stützte und typische **Sulfur**-Fangfragen nicht verfingen: die Füße wurden auch nachts nicht heiß oder mussten gar wegen Brennen aufgedeckt werden. Die Therapie begann also am 29.4.02 mit **Kali-m.** Q6 1-mal 6 Tropfen zur Nacht. Es gab nun folgende Rückmeldungen:

Abgrenzung zu **Sulfur**.

6.5.02   sehr wenig Ausfluss
8.5.02   starke Kopfschmerzen am Abend
9.5.02   wenig Kreuzweh, Allergie gering, Ausfluss etwas stärker.
12.5.02   Juckreiz in Nase und Augen
13.5.02   eitrige Krusten am rechten Ohr
14.5.02   Krustenbildung verstärkt jetzt wie früher
15.5.02   Ein Furunkel im Schritt, mehr Ausfluss, Heuschnupfen verstärkt
17.5.02   Nase jetzt ganz zu
21.5.02   empfindet Heuschnupfen deutlich schlimmer, beim Schnäuzen ist der Schleim blutig tingiert
24.5.02   Ausfluss verstärkt, Ohrschmerz rechts, Nase total verstopft, schlecht geschlafen, Allergie wie letztes Jahr
27.5.02   Kopfschmerzen mit flackernden Sehstörungen (neu), die auf **Thuja** D200 wieder verschwinden

Verlauf: Verringerung von Ausfluss und Heuschnupfensymptomen, aber allgemein stetige Verschlimmerung.

Tabelle 6-4: **Repertorisation des Falles Nicole S., *08-04-1980**
              Konsultation am 27.4.2002

1. Symptom: Allgemeinsymptome frische Luft verschlechtert (216 Mittel, Bewertung Ausgewogene Rubrik)
2. Symptom: Weibliches Genitale andauernde Leukorrhoe (34 Mittel, Bewertung Ausgewogene Rubrik)
3. Symptom: Magen Verlangen nach Essig (20 Mittel, Bewertung Ausgewogene Rubrik)
4. Symptom: Gesicht Schwellung Speicheldrüse Parotis (102 Mittel, Bewertung Ausgewogene Rubrik)

ARZNEI	1	2	3	4
am-m	1	2		1
arn	1		1	2
ars	2		1	2
aur	1	1		2
calc	2	1		2
calc-n	1	1		1
cist	1			2
graph	2	2		2
hep	3		3	2
ign	1	2		2
kali-m	1	2	2	1
kali-p	2		3	1
lach	2	2		2
nat-c	2	1		1
nat-n	1	1		1
nit-ac	3	2		3
nux-v	3	2		1
puls	1		1	1
sep	2		2	1
sil	3	2		3
sulf	3	2	1	1

4 Symptome mit (X)% Antizufallswahrscheinlichkeit: kali-m = 79.3, sulf = 74.7
3 Symptome mit (X)% Antizufallswahrscheinlichkeit: am-m = 37.9, arn = 35.7, ars = 40.2, aur = 36.3, calc = 40.1, calc-n = 26.6, graph = 49.0, hep = 58.9, ign = 44.3, kali-p = 53.3, lach = 47.8, nat-c = 34.4, nat-n = 28.7, nit-ac = 58.0, nux-v = 47.0, puls = 22.3, sep = 40.5, sil = 57.2
2 Symptome mit (X)% Antizufallswahrscheinlichkeit: cist = 13.9, cocc = 21.9

Verlaufsbeurteilung:
Umkehrung der HERING'schen Regel.

Am 5.6.02 wurde revidiert, da erkennbar wurde, dass der Allgemeinzustand sich stetig verschlechtert hatte, obwohl Hautausschlag und Leukorrhoe zu Beginn deutlich verbessert waren. Außen besser, Ausscheidung besser, aber innen schlechter, das ist der umgekehrte Heilungsweg der HERING'schen Regel, also der Weg der Krankheit oder nach RECKEWEG die progressive Vikariation, die sich zu diesem Zeitpunkt „nur" in einem unspezifisch schlechten Gemütszustand manifestierte. Obwohl keine weiteren Heuschnupfensymptome hinzugekommen waren, war der Leidensdruck größer geworden. Einige Heilmittel führen von der Heilung weg, auch wenn sie in homöopathischer Potenz gegeben werden.

Selbst KENT kennt diese Wirkungsvariante in der nachlassenden Arzneiwirkung (Seite 312, 5. Beobachtung): „Zuerst Besserung, dann Verschlimmerung. Das heißt:
a) Entweder deckt das gewählte Mittel nur die oberflächlichen Symptome, ist nicht das echte, tiefgreifende Heilmittel, …
oder
b) das gewählte Mittel passt recht gut auf den Fall, der Patient ist aber unheilbar, die Krankheit ist zu weit fortgeschritten."

> Bei anfänglicher Besserung und nachfolgender Verschlimmerung bleibt das Heilmittel entweder an der Oberfläche oder die Krankheit ist, trotz guter Mittelwahl, unheilbar.

Fall 5b liegt hier sicher nicht vor, also kommt nur 5a in Frage, d.h. es wurde ein Mittel zu oberflächlicher Ähnlichkeit gewählt. Dies kommt auch durch die Verstärkung der inneren Erkrankungen zum Ausdruck. Das Kennzeichen einer solchen „progressiven Vikariation" besteht nicht nur im Nachlassen der Arzneiwirkung, sondern sogar im zunehmenden Versagen höherer Potenzen. Vor diesem Hintergrund wurde **Kalium muriaticum** abgesetzt und der Fall revidiert.

> Analyse:
> Die vorliegende Krankheit ist heilbar, das Mittel greift nicht tief genug.

Jede Revision einer homöopathischen Einzelmittelbehandlung muss sich in der Hierarchisierung ausdrücken. Dabei fiel das Verlangen nach Essig weg und das Verlangen nach Käse wurde höher bewertet. Das Verlangen nach Käse geriet sogar durch Nachfragen zu einem besonders intensiven Symptom. Dennoch läßt die Revision den Fall nicht wirklich klarer werden. Immerhin gehen sechs Arzneimittel durch die Symptomatik durch. Auffällig in dieser Reihe ist **Cistus canadensis**, das nicht sehr bekannt ist. Ein wenig bekanntes Mittel ist ein guter Grund für ein Studium der Kompaktliteratur wie der von MORRISON oder zur LIPPE.
Zitat MORRISON: „*Diese Arznei ziehen wir in erster Linie bei Fällen von chronischer Rhinitis, Sinusitis und rezidivierenden Erkrankungen der oberen Atemwege in Erwägung. Cistus canadensis verwechselt man leicht mit Calcarea carbonica, weil der Patient oftmals einen Mangel an Lebenswärme aufweist, müde und erschöpft ist und in einigen Fällen das Gewebe schlaff sein kann.*"
Die nachfolgenden Bestätigungssymptome sind weit überwiegend im Fall der Patientin enthalten. Revision am 5.6.2002 (Tabelle 6-5).
Daher wurde, nach Ausschluss ähnlicher Arzneimittel, **Cistus canadensis** Q6 1-mal 6 Tropfen zur Nacht verordnet. Nach kurzer Erstreaktion des Heuschnupfens zur Saisonmitte wird die Patientin unter **Verstärkung des Ausflusses** beschwerdefrei. Nun stimmt die HERING'sche Heilungsrichtung „von innen nach außen". Die Konsultationen werden spärlicher, zuletzt am 7.8.02.
Zusammenfassung und Wertung: In einem chronischen Krankheitsfall bei einer jungen Frau mit Leukorrhoe, allergischer Rhinitis und retroaurikulärem Ekzem wurde zuerst **Kalium muriaticum** mit schneller Besserung der nach außen gerichteten Symptome gegeben. Die anschließende Verschlechterung des

> Revision des Falles mit neuer Bewertung der Symptome. Heranziehen auch der wenig bekannten Arzneimittel in die engere Wahl.

> **Cistus canadensis**, das kanadische Zisträschen, hat sich bei Entzündungen des Nasenrachenraums, der Augen und der Halslymphknoten bewährt. Ebenfalls im Arzneibild: schmerzhafter papulöser Ausschlag, Kälteempfindlichkeit, Verlangen nach Käse.

Tabelle 6-5: Neue Repertorisation

1. Symptom: Ohr Hautausschläge (92 Mittel, Bewertung Ausgewogene Rubrik)
2. Symptom: Magen Verlangen nach Käse (24 Mittel, Bewertung Ausgewogene Rubrik)
3. Symptom: Gesicht Schwellung Speicheldrüse Parotis (102 Mittel, Bewertung Ausgewogene Rubrik)
4. Symptom: Haut Hautausschläge Furunkel (120 Mittel, Bewertung Fragliche Rubrik)
5. Symptom: Nase Niesen morgens (53 Mittel, Bewertung Ausgewogene Rubrik)
6. Symptom: Allgemeinsymptome frische Luft verschlechtert (216 Mittel, Bewertung Ausgewogene Rubrik)

Arznei	1	2	3	4	5	6
agar	1			1	1	2
am-c	1		2	1	3	2
am-m	1		1	1		1
ars	1		2	2	1	2
ars-m	1		1	1		1
aur-m	1		2	1		1
bar-c	3		3	2		2
bar-m	2		2	1		1
bry	1		2	1	1	2
calc-ar	1		1	1	1	1
calc	3	1	2	2	1	2
calc-n		1	1	1	1	1
calc-p	2	1	1	1		2
carb-an	2		2	1		2
carb-v	1		2	1		2
caust	1	1			3	2
chin	1		3	1	1	3
cist	2	2	2	1	2	1
graph	3		2	2	1	2
hep	2		2	3		3
ign		1	2	1		1
kali-bi	3		2		2	2
kreos	2			1	2	2
lach	2		2	3		2
lyc	3		2	3	1	2
merc	2		3	3	2	3
mez	2			1	1	1
mur-ac	2		2	1		2
nat-m	1			2	2	1
nit-ac	1	2	3	2	1	3
nux-v			1	2	3	3

petr	2		1	3		2
phos	2	2	2	2	1	2
psor	3		2	3		2
puls	2	1	1	1	2	1
rhus-t	1		3	3	1	2
sep	2	1	1	2	2	2
sil	1		3	2		3
staph	2		1	1		1
sulf	2		1	3	3	3

6 Symptome mit (X)% Antizufallswahrscheinlichkeit: calc = 88.2, cist = 90.7, nit-ac = 89.5, phos = 88.1, puls = 84.4, sep = 87.1

5 Symptome mit (X)% Antizufallswahrscheinlichkeit: am-c = 73.8, ars = 68.1, bry = 65.7, calc-ar = 57.8, calc-n = 58.7, calc-p = 67.0, chin = 72.6, graph = 74.9, lyc = 75.5, merc = 79.3, rhus-t = 73.8, sulf = 76.8

4 Symptome mit (X)% Antizufallswahrscheinlichkeit: agar = 37.7, am-m = 32.6, ars-m = 35.2, aur-m = 42.8, bar-c = 62.7, bar-m = 50.1, calc-m = 35.3, carb-an = 51.9, carb-v = 44.2, caust = 50.0, hep = 61.4, ign = 39.4, kali-bi = 60.3, kreos = 53.0, lach = 56.7, mez = 39.1, mur-ac = 52.6, nat-m = 42.5, nux-v = 56.7, petr = 54.9, psor = 63.4, sars = 32.5, sil = 56.8, staph = 39.1

3 Symptome mit (X)% Antizufallswahrscheinlichkeit: anac = 24.2, arn = 29.1, bell = 37.3, cocc = 30.1, con = 28.3, dulc = 24.7, fl-ac = 19.7, iod = 24.1, kali-c = 28.5, phyt = 26.2, sul-ac = 31.0

Heuschnupfens und des Allgemeinbefindens zeigte ein Verlaufsbild, wie es KENT in seiner 5. Beobachtung beschreibt (wird in Band E dieser Reihe genauer behandelt). Also musste das Mittel abgesetzt werden. In einer zweiten Erstverordnung mit **Cistus canadensis** gab es eine geringe Erstreaktion bei Heuschnupfen, Leukorrhoe und erst später an der Haut, die zwei Monate später nahezu erscheinungsfrei war.

Lernziele

▶ Unterdrückung und Symptomverschiebung in ganzheitlicher Betrachtung der Homöopathie definieren und erläutern können,

▶ die Beziehung zur HERING'schen Regel ableiten können als deren Umkehrung,

▶ wissen, dass es zu diesen Begriffen eine pathophysiologische Kartografie gibt, deren Details in der Literatur H.H. RECKEWEGS zu finden sind,

▶ diese Begriffe in konkreten Kasuistiken sinnvoll einsetzen können,

▶ um die Bedeutung der zugehörigen Rubriken für die Arzneimittelfindung wissen.

Literatur

[1] Allen, J,H,: Die chronischen Krankheiten. Die Miasmen, Band: 2: Die Sykose. Renée von Schlick, Aachen 1993

[2] Allen, T.F.: The Encyclopedia of Pure Materia Medica, Vol. 11 (siehe Anhang)

[3]   Assilem, M.A.: Mad Hatter's Tea Party. Homoeopathic Supply Co., Norfolk 1996
[4]   Barthel, H./Klunker, W.: Synthetisches Repertorium, Bd. 1: Gemütssymptome. Haug Verlag, Heidelberg 1987
[5]   Boericke, W.: Homöopathische Mittel und ihre Wirkungen (siehe Anhang)
[6]   Boger, C.M.: Boenninghausen's Characteristics and Repertory. Bombay 1952
[7]   Genneper, T., Wegener, A. (Hrsg.): Lehrbuch der Homöopathie. Haug Verlag, Heidelberg 2001
[8]   Geukens, A.: Small Remedies Seminar. Hechtel 1992
[9]   Geukens, A.: Carcinosinum. Hechtel 1990
[10] Hahnemann, S.: Organon der Heilkunst, Nachdruck der 6. Auflage. Hrsg.: Richard Haehl. Hippokrates, Stuttgart 1979. (Org.)
[11] Hahnemann, S.: Organon der Heilkunst, Textkritische Ausgabe der 6. Auflage. Hrsg.: J.M. Schmidt. Haug Verlag, Heidelberg 1999 (Org.)
[12] Hahnemann, S.: Die chronischen Krankheiten, 2. Auflage. Dresden und Leipzig 1835
[13] Holling, A.: Homöoquest Lernkartei. HomöoMedia, Münster 1997
[14] Jahr, G.H.G.: Systematisch-alphabetisches Repertorium der Homöopathischen Arzneimittellehre. Herrmann Bethmann; Leipzig 1848
[15] Julian, O.A.: Matière Médicale d'Homéotherapie. Peyronnet, Paris 1971
[16] Kent, J.T.: Zur Theorie der Homöopathie. Übersetzt von J. Künzli von Fimelsberg. Verlag Grundlagen und Praxis, Leer 1973
[17] Kent, J.T.: Repertory of the Homeopathic Materia Medica and a Word Index. Homeopathic Book Service, London 1986
[18] zur Lippe, A.: Grundzüge und charakteristische Symptome der Homöopathischen Materia Medica. Burgdorf, Göttingen 1983
[19] Mangialavori, M.: Klassische Homöopathie. Methodik und Analyse. Sylvia Faust Verlag, Augsburg 2000
[20] Masi-Elizalde, A.: Überarbeitung der Lehre, Materia Medica und Technik der Homöopathie. Sylvia Faust Verlag, Höhr-Grenzhausen 1993
[21] Möller, H.: Berechnung von Antizufallswahrscheinlichkeiten in der Repertorisation. www.drmoeller.com
[22] Morrison, R.: Handbuch der homöopathischen Leitsymptome und Bestätigungssymptome. Kai Kröger, Groß Wittensee 1995
[23] Murphy, R.: Homeopathic Medical Repertory. HANA, Pagosa Springs 1993
[24] Rampold, V.: MINDMAT. Vollständige Materia medica der ichnahen Symptome. Similium Verlag, Ruppichteroth. Bd. 10. S. 488
[25] Reckeweg, H.H.: Homotoxikologie. Ganzheitsschau einer Synthese der Medizin. Aurelia, Baden-Baden 1975
[26] Schroyens, F. (Hrsg.): Synthesis – Repertorium homoeopathicum syntheticum. Hahnemann Institut für homöopathische Dokumentation, Greifenberg 1998
[27] Seideneder, A.: Mitteldetails der homöopathischen Arzneimittel, 3 Bände. Similium Verlag, Ruppichteroth 1997–1999
[28] Vithoulkas, G.: Materia Medica Viva. Bislang 9 Bände. Burgdorf, Göttingen 1991–2002
[29] van Zandvoort, R.: Complete Repertory. Leidschendam 1994–1996

7 Einführung in die zweite Verschreibung

Gerhard Bleul

Keine reflexartige Verschreibung

- „Das Mittel wirkt so gut, ich gebe es nochmal."
- „Es hat sich kaum was verändert, wir brauchen ein anderes Mittel."
- „Es ist schlechter? Prima, die Erstverschlimmerung beweist, dass das Mittel passt."
- „Die alten Beschwerden tauchen wieder auf? Dann kann das Mittel ja nicht gut gewesen sein."
- „Hohes Fieber? Starke Schmerzen? Jetzt können wir nichts machen, das gestrige Mittel darf nicht gestört werden."

Schulmedizinische Regeln zur Dosierung und Gabenwiederholung gelten in der Homöopathie nicht.

So verkürzt, wie sie da stehen, sind alle Behauptungen falsch. Bedingte Reflexe und zu Regeln geronnene Einzelerfahrungen taugen nicht zu einer Therapieentscheidung. Es hilft nur genaues Beobachten, klare Analyse, methodisches Denken und gut überlegte Entscheidung im Einzelfall.

Es gibt wenige homöopathische Regeln und immer ist eine Einzelfallanalyse erforderlich.

Für die zweite Verschreibung gibt es grundsätzlich drei Möglichkeiten: Wiederholen, dasselbe Mittel in einer anderen Potenz geben oder ein anderes Mittel verordnen. Auch abwarten oder eine nichthomöopathische Therapiestrategie wählen sind Optionen, die in jedem Fall überlegt werden müssen. Die Entscheidung dazu verlangt eine Analyse des Heilungsverlaufs nach der ersten Verschreibung.

*Optionen:
Wiederholen,
andere Potenz,
neues Mittel,
abwarten,
andere Therapiestrategie.*

Fragen bei der zweiten Konsultation

Vor der zweiten Verschreibung ist der bisherige Verlauf seit der ersten Mittelgabe zu klären. Was ist in der Zwischenzeit geschehen? Die Antwort des Patienten, „es ist alles unverändert", muss unbedingt hinterfragt werden. Hauptbeschwerde, Nebenbeschwerden, Allgemeinzustand und psychisches Befinden (einschließlich Stimmung, Schlaf, Ängste) werden mit Blick auf die Aufzeichnungen der Erstanamnese einzeln abgefragt. Dabei ist oft festzustellen, dass tatsächlich Bewegung in den Zustand des Kranken gekommen ist.

Die Verlaufsanalyse erfordert eine genaue Folgeanamnese.

Alle geklagten Symptome sollten einzeln abgefragt werden.

„... wird man ... zur Ueberzeugung hierüber [über den Verlauf] gelangen, wenn man jedes, im Krankheitsbilde aufgezeichnete Symptom einzeln ... durchgeht. ... Zögert nun, im Fall der Angemessenheit des Heilmittels, die sichtbare Besserung doch zu lange, so liegt es entweder am unrechten Verhalten des Kranken, oder an andern, die Besserung hindernden Umständen." (Org.6, § 255)

*§ 255:
Erstsymptome einzeln durchgehen, fehlende Besserung trotz guter Wahl deutet auf ein Heilungshindernis.*

§ 254:
Alle neuen Symptome und die Verminderung aller ursprünglichen beachten.

„Die ... neuen, der zu heilenden Krankheit fremden Zufälle, oder im Gegentheile, die Verminderung der ursprünglichen Symptome, ohne Zusatz von neuen, werden ... über die Verschlimmerung oder Besserung ... bald keinen Zweifel mehr übrig lassen, obgleich es unter den Kranken einige giebt, welche ... von selbst anzugeben unfähig, noch ... zu gestehen geartet sind." (Org.6, § 254)

§ 253:
Entscheidend sind Gemüts- und Allgemeinzustand.

„Unter den Zeichen die in allen, vorzüglich in den schnell entstandenen (acuten) Krankheiten, einen kleinen, nicht jedermann sichtbaren Anfang von Besserung oder Verschlimmerung zeigen, ist der Zustand des Gemüths und des ganzen Benehmens des Kranken das sicherste und einleuchtendste ..." (Org.6, § 253)

Bei unveränderter Lage

Wirklich keine Veränderung?

Gibt es wirklich, auch nach genauer Nachfrage, keine Veränderung seit der ersten Arzneigabe, ist zu klären, ob die Beobachtungszeit zu kurz war, ein Heilungshindernis vorliegt oder das Mittel falsch gewählt war.

Beobachtungszeitraum zu kurz?

War der **Zeitraum** bis zur jetzigen Konsultation **zu kurz**? Kann die Krankheit in dieser kurzen Zeit überhaupt eine Verbesserung zeigen? Beispielsweise geschieht die Veränderung eines chronischen Ekzems nur sehr zögerlich, eine Menstruationsstörung kann nicht innerhalb von zwei Wochen verschwinden usw.

Umstände, die eine Besserung verhindern?

Besteht ein **Heilungshindernis**? Gibt es also andere, auch äußere Gründe, die eine unbelastete Reaktion auf einen Heilungsimpuls verhindern, den Organismus also in Reaktionsstarre halten? Ausführlich werden die Heilungshindernisse in CK, Band 1 (S. 139–146) und im Band E dieser Reihe besprochen.

§ 252:
Fortbestehende Krankheitsursachen müssen beseitigt werden.

„Fände man aber ..., daß in der chronischen Krankheit die bestens gewählte ... Arznei, ... die Besserung nicht förderte, so ist dieß ein gewisses Zeichen, daß die, die Krankheit unterhaltende Ursache noch fortwährt ... ein Umstand ..., welcher abgeschafft werden muß, wenn die Heilung dauerhaft zu Stande kommen soll." (Org.6, § 252)

Fehler bei der ursprünglichen Mittelwahl?

Gibt es ein passenderes Arzneimittel? Ist also das erste Mittel **nicht gut genug gewählt** worden? Sicher ist dieser Grund der häufigste für die Wirkungslosigkeit der ersten Arznei. Selten aber tut sich nach der Gabe irgendeines homöopathischen Mittels gar nichts. Meist lassen sich geringe Veränderungen beobachten, die als Reaktion auf die erste Gabe zu deuten sind und als zusätzliche Symptome bei der zweiten Wahl berücksichtigt werden.

§ 163:
Auch auf das falsch gewählte Mittel kann es Reaktionen geben. Sie werden zur neuen Repertorisation herangezogen.

„In diesem Falle [einer ‚unvollkommenen Arzneikrankheits-Potenz', also einer falschen Wahl] läßt sich freilich von dieser Arznei keine vollständige, unbeschwerliche Heilung erwarten; denn es treten alsdann ... einige Zufälle hervor, welche früher in der Krankheit nicht zu finden waren, Nebensymptome von der nicht vollständig passenden Arznei." (Org.6, § 163)
Die neue Symptomatik muss „aufs Neue ausgemittelt" werden (Abb. 7-1).

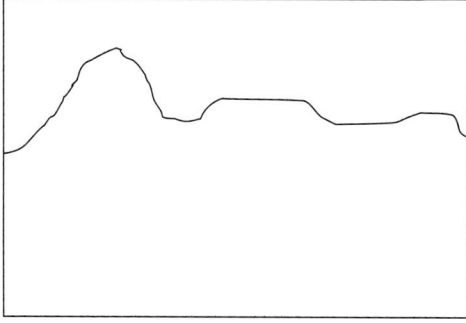

a) Ursprüngliches Symptomenbild

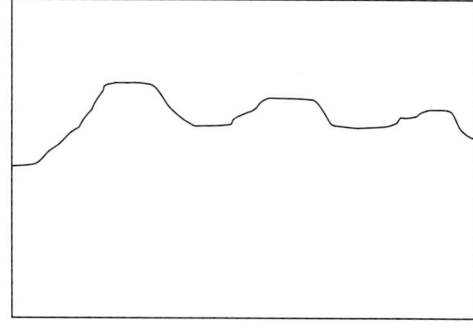

b) Arzneimittelbild des erstgewählten Mittels

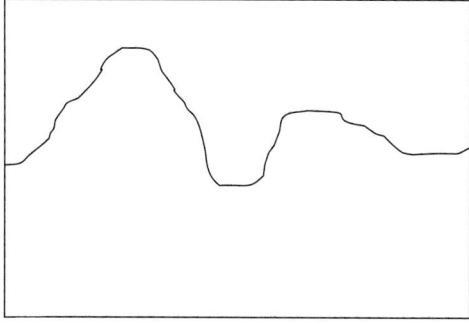

c) Neues Symptomenbild

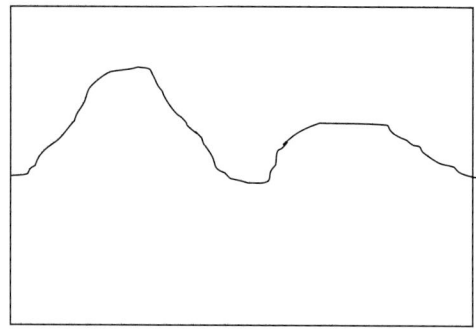

d) Arzneimittelbild des zweiten Mittels

Abbildung 7-1 (a-d): **Veränderung des Krankheitsbildes und neue Mittelwahl**

Sonderfall: Arzneien, die „entgegengesetzte Erstwirkungs-Symptome" hervorrufen, nämlich **Ignatia**, **Bryonia**, **Belladonna**, **Rhus toxicodendron** u.a., können bei der ersten Gabe wirkungslos bleiben und müssen „(in acuten Krankheiten schon nach einigen Stunden) durch eine neue, eben so feine Gabe desselben Mittels" wiederholt werden. (Org.6, § 251)

§ 251:
Sonderfall: Arzneien mit Wechselwirkungen.

Bei Besserung

Eine wirkliche Besserung beginnt im Allgemeinbefinden und auf psychischer Ebene. Wenn der Patient zwar gewisse Symptome noch spürt, sich aber trotzdem insgesamt besser fühlt, gelassener abwarten kann, besser schläft, ausgeglichener ist, war das erste Mittel gut gewählt. Dann darf keine zweite Gabe folgen. Die noch fortlaufende Wirkung des Mittels darf nicht gestört werden. Eine Wiederholung der Gabe aber würde genau dies tun, wie auch der zweite Stoß auf eine genau richtig laufende Golf- oder Billardkugel die Richtung nicht verbessern, sondern nur stören kann.

Die Besserung beginnt auf Gemütsebene und im Allgemeinbefinden.

§ 246:
Keine Wiederholung während
zunehmender Besserung.

„Jede, in einer Cur merklich fortschreitende und auffallend zu-
nehmende Besserung ist ein Zustand der, so lange er anhält, jede
Wiederholung irgend eines Arznei-Gebrauchs durchgängig aus-
schließt, weil alles Gute, was die genommene Arznei auszurich-
ten fortfährt, hier seiner Vollendung zueilt." (Org.6, § 246)

§ 154:
Akute Krankheiten heilen oft
nach einer Gabe aus.

„... eine Krankheit von nicht zu langer Dauer wird demnach gewöhnlich durch die erste Gabe desselben [des passendsten, homöopathischen, specifischen Heilmittels] ohne bedeutende Beschwerde aufgehoben und ausgelöscht." (Org.6, § 154)
Dies ist „... in acuten Krankheiten nicht selten ...; bei etwas chronischen Krankheiten ... sehr selten." (§ 246)

Wirkungsstillstand:
• Stagnation bei nicht gutem
  Allgemeinbefinden oder
• erneute Beschwerden.

Wiederholung der Gabe unter
Beachtung der Potenz.

Erst bei Stillstand der Wirkung, erkennbar an einer längeren
Stagnation mit Verschlechterung des Allgemeinbefindens oder
an wieder auftretenden Beschwerden, ist die zweite Gabe desselben Arzneimittels fällig. Im Fall von C- (oder D-) Potenzen hat sich
die Wiederholung derselben Potenzstufe bewährt, solange die
Wirkung jedesmal etwas länger andauert als das vorige Mal. Bei
verkürzter Wirkdauer wird eine veränderte (in der Regel höhere)
Potenz gewählt. Für Q- (oder LM-) Potenzen gelten HAHNEMANNS
Angaben in § 246:
Die Arznei, „hoch potenzirt", wird „in Wasser aufgelöst und in
gehörig kleiner Gabe in ... schicklichsten ... Zeiträumen gereicht ...
mit der Vorsicht, daß der Potenz-Grad jeder Gabe von dem der
vorgängigen und nachgängigen Gaben um Etwas abweiche ...",
also vor jeder neuen Gabe verrührt oder verschüttelt wird.

Bei Verschlechterung

Verschlimmerung:
• kurze Erstreaktion,
• Arzneiprüfsymptome,
• Weiterentwicklung der
  Krankheit.

Zu unterscheiden ist hier die so genannte homöopathische **Erstverschlimmerung**, welche eine kurzfristige und erträgliche Verstärkung bestehender Symptome ist, die erhebliche Wirkung einer unpassenden Arznei im Sinne von **Prüfsymptomen** und das
unbeeinflusste **Fortschreiten der Krankheit**.

Das passende homöopathische Mittel zeigt im Normalfall keine
Prüfsymptome (also die „oft sehr vielen übrigen Symptome der
homöopathischen Arznei", § 155, seine „übrigen, unhomöopathi-
schen Symptome", § 157). Es kann aber anfangs einige
Krankheitssymptome verstärken, ohne zu einer wesentlichen Beeinträchtigung des gesamten Befindens zu führen.

§ 157:
Erstverschlimmerung ist eine
kurze „Arzneikrankheit", welche
die richtige Wahl anzeigt.

„... ein homöopathisch gewähltes Heilmittel ... pflegt ... doch ... in
der ersten, oder den ersten Stunden – eine Art kleiner Verschlimmerung zu bewirken ..., welche so viel Aehnlichkeit mit der ursprünglichen Krankheit hat, daß sie dem Kranken eine Verschlimmerung seines eignen Uebels zu seyn scheint. ... nicht anderes, als
... Arzneikrankheit." (Org.6, § 157)
„Diese kleine homöopathische Verschlimmerung, in den ersten
Stunden – eine sehr gute Vorbedeutung, daß die acute Krankheit
meist von der ersten Gabe beendet sein wird ..." (§ 158)

Bei der Behandlung chronischer Krankheiten sollte, nach der Auffassung HAHNEMANNS, keine Erstverschlimmerung auftreten. „... Wo aber Arzneien von langer Wirkungsdauer ein altes oder sehr altes Siechthum zu bekämpfen haben, da dürfen keine dergleichen, anscheinende Erhöhungen der ursprünglichen Krankheit, während des Laufes der Cur sich zeigen ... nur zu Ende solcher Curen." (§ 161)

§ 161:
Bei chronischen Krankheiten sollte es keine Erstverschlimmerung geben.

Bei sehr empfindlichen Patienten kann auch das passendste Arzneimittel kleinere „Prüf"-Symptome hervorrufen. „Indessen giebt es selten ein, auch anscheinend passend gewähltes Arzneimittel, welches, vorzüglich in zu wenig verkleinerter Gabe, nicht ... ein kleines, neues Symptom während seiner Wirkungsdauer bei sehr ... feinfühligen Kranken, zuwege bringen sollte, ... Aber diese (im guten Falle) unbedeutende Abweichung, wird von der eignen Krafttthätigkeit (Autocratie) des lebenden Organismus leicht verwischt ..." (§ 156)

§ 156:
„Feinfühlige Kranke" spüren leichter die kurzfristigen Arzneisymptome, ohne dadurch gefährdet zu sein,

„Die geringe Zahl der ... wenigen Arznei-Symptome ... thut der Heilung ... keinen Eintrag, wenn sie ... von, die Krankheit besonders auszeichnender Art (charakteristisch) waren ..." (§ 164)

... besonders dann nicht, wenn sie auch die Krankheit charakterisieren (§ 164).

Wenn die neuen Beschwerden nach der ersten Gabe einer Arznei erheblich sind, den Patienten also deutlich beeinträchtigen, kann nicht von einer harmlosen Erstverschlimmerung ausgegangen werden. Abwarten würde den Patienten unnötig belasten oder gar gefährden. Es muss dann sofort ein neues homöopathisches Mittel entsprechend der neuen Symptomatik gegeben werden.

Erhebliche Beschwerden nach einer Arzneigabe verlangen besonders im akuten Krankheitsfall sofortiges Handeln.

„Entstehen ... beim Gebrauche dieser zuerst angewendeten, unvollkommen homöopathischen Arznei, Nebenbeschwerden von einiger Bedeutung, so läßt man bei acuten Krankheiten diese erste Gabe nicht völlig auswirken ..., sondern untersucht den nun geänderten Krankheitszustand aufs Neue ..." (§ 167)
„So wird man leichter ein ... Analogon aus den gekannten Arzneien ausfinden, ... Und so fährt man, ... mit abermaliger Untersuchung ... und der Wahl einer ... möglichst passenden Arznei fort ..." (§ 168)

§§ 167, 168:
Für den nach Arzneigabe erheblich verschlimmerten akuten Fall wird direkt ein neues Mittel gewählt.

Davon zu unterscheiden ist die vollkommene Wirkungslosigkeit der ersten Arzneigabe, erkennbar am Fortschreiten der Krankheit in ihrem bekannten, prognostizierten Verlauf. In diesem Fall ist sofort die Gabe eines besser gewählten homöopathischen Mittels oder eine andere Maßnahme erforderlich.

Auch das unveränderte Fortschreiten der Krankheit erfordert eine baldige angemessene Änderung der Therapie.

Bei neuen Beschwerden

Neue Beschwerden können auf die Krankheit (Fortschreiten des Verlaufs, „Therapieresistenz"), auf das Arzneimittel („Prüfsymptome") oder neue Einflüsse zurückgeführt werden. Letztere können situationsbedingt sein (Kälte, Überlastung, Ärger u.v.a.), eine Neuerkrankung oder interkurrente Krankheit anzeigen (z.B. ein akuter grippaler Infekt, ein Unfall usw.) oder auch auf anderen medizinischen Maßnahmen einschließlich einer nicht mitgeteil-

Neue Beschwerden durch
• die Krankheit,
• die Arznei,
• neue Einflüsse.

ten Selbstmedikation beruhen, also unabhängig von Krankheit und Arznei entstehen. Hier entscheidet eine genaue Analyse über das weitere Vorgehen.

Handelt es sich nicht um neue, sondern um alte, dem Patienten bekannte Beschwerden, zeigt dies meist eine fortschreitende Heilung an. Im Sinn der HERING'schen Regel (vgl. Band C, Kapitel 1) erscheinen im Heilungsverlauf frühere Symptome in der umgekehrten Reihenfolge ihres Auftretens, Beschwerden äußerer Schichten des Organismus nach Verschwinden innerer Symptome und Beschwerden unterer Körperregionen nach Verschwinden mehr kranialer Symptome.

Das Wiederauftreten alter Symptome muss nach den HERING'schen Regeln analysiert werden.

Fallbeispiel

Fallbeispiel: Epidemische Grippe auf der Grundlage eines nicht vollständig ausgeheilten Herpes zoster.

Das „epidemische Mittel" Belladonna bleibt wirkungslos.

Peter S. , 37 Jahre, kommt im Februar 2001 in die Sprechstunde wegen eines Grippe-Infekts. Seit gestern Nachmittag hat er Fieber (über 39 °C), Halsweh besonders beim Schlucken, wobei kalte Getränke etwas lindern. Er hatte eine unruhige Nacht. Seit heute besteht auch Schwindel nach längerem Stehen. Gesicht und Ohrmuscheln sind gerötet.

Nach Fallanalyse und Vergleich einiger ähnlicher Fälle in dieser Grippe-Epidemie (vgl. Kapitel 2 dieses Bandes) wird **Belladonna** D12, 1-mal 2 Globuli verabreicht, mit der Maßgabe, die nächste Gabe noch am selben Tag zu wiederholen, wenn die Beschwerden sich zumindest kurzfristig gebessert haben und wieder auftreten.

Anhaltende und neue Symptome verlangen eine neue Mittelwahl.

Am nächsten Tag meldet sich der Patient telefonisch: Die Nacht war zwar etwas ruhiger, aber das Fieber ist unverändert. Dazu gekommen sind kalte Schweißausbrüche, Hungergefühl ohne Appetit, Brechreiz und eine für ihn bei Erkältungen typische raue Stimme. Eigentlich fühlt er sich kränklich seit seiner Gürtelrose am linken Thorax (Wurzel Th 7) vor fünf Monaten, die mit einer Gabe **Ranunculus bulbosus** C30 zwar schnell abgeheilt war; seine volle Gesundheit war aber noch nicht hergestellt. Vor zwei Wochen war zum dritten Mal innerhalb von drei Monaten eine Konjunktivitis am linken Auge aufgetreten.

Verlaufsanalyse: Auch wenn die Nacht ruhiger war, ist das Allgemeinbefinden nicht verbessert. Neue Beschwerden deuten auf ein Fortschreiten der Krankheit hin. Die raue Stimme ist dem Patienten zwar bekannt, aber nur als typische Reaktion bei ähnlichen Fieberkrankheiten, also kein Wiederauftreten alter Symptome im Sinne der HERING'schen Regel. Fazit: Das Mittel war nicht passend, eine neue Arznei muss gefunden werden (Tabelle 7-1).

Das passend gewählte Mittel führt bei nicht lang zurückliegenden Krankheiten oft nach einmaliger Gabe zur Heilung.

Nach einer Gabe **Lachesis** C30 schläft der Patient fast den ganzen Tag und die Nacht. Am nächsten Tag geht es ihm insgesamt besser. Er fragt telefonisch nach, was jetzt zu tun sei. Es wird abgewartet; eine weitere Gabe erfolgt nicht. – Zwei Monate später meldet er sich, weil er sich beim Spiel mit seinem Sohn den Nacken verdreht hat. Ich erfahre, dass die Grippe innerhalb von zwei Tagen abgeheilt und das Krankheitsgefühl seit der Gürtelrose verschwunden war.

Tabelle 7-1: **Repertorisation im Fallbeispiel vor der zweiten Gabe**

Arzneimittel	Lach.	Rhus-t.	Phos.	Merc.	Puls.
Summe der Grade	17	14	14	12	12
Summe der Symptome	9	8	8	7	7
Schweiß; KALTER Schweiß; Fieber, im (6)	–	–	–	–	–
Schweiß; FIEBER; nach (49)	2	2	2	1	2
Schweiß; KALTER Schweiß (208)	2	1	2	2	2
Magen; APPETIT; fehlt; Fieber; bei (41)	1	1	1	1	1
Magen; APPETIT; fehlt; Hunger, mit (81)	3	2	2	1	1
Sprechen und Stimme; STIMME; rauh (103)	1	2	3	2	3
Schwindel; STEHEN; agg. (88)	2	1	2	2	2
Hals; SCHMERZEN; allgemein; Kälte; amel. (13)	2	–	1	–	–
Haut; HAUTAUSSCHLÄGE; herpetisch; zoster, Gürtelrose (75)	2	3	1	3	1
Brust; HAUTAUSSCHLÄGE; Herpes; Herpes zoster (8)	2	2	–	–	–

Allgemeine Regeln

- Während einer anhaltenden Verbesserung keine neue Gabe.
- Eine angebliche Wirkungslosigkeit immer genau hinterfragen.
- Kleinere Beschwerden im Verlauf können eine vorübergehende Erstverschlimmerung oder geringe Prüfsymptomatik sein und werden nicht behandelt.
- Heftige Beschwerden können von der ersten Gabe eines schlecht gewählten Mittels, von der fortlaufenden Krankheit oder von unabhängigen Einwirkungen herrühren und erfordern eine sofortige neue Mittelwahl.
- Neue Symptome müssen nach entsprechender Analyse eingeordnet und behandelt werden. Das Auftreten alter Symptome im Sinn der HERING'schen Regel erfordert meist noch keine Wiederholung des Mittels.
- Die fraktionierte Gabe einer Q- (oder LM-) Potenz ist wie die Einmalgabe einer C- (oder D-) Potenz zu betrachten. Genaueres zur Dosierung finden Sie in Band C dieser Reihe, Kapitel 5.

Das Flussdiagramm in Abbildung 7-2 gibt einen zusammenfassenden Überblick.

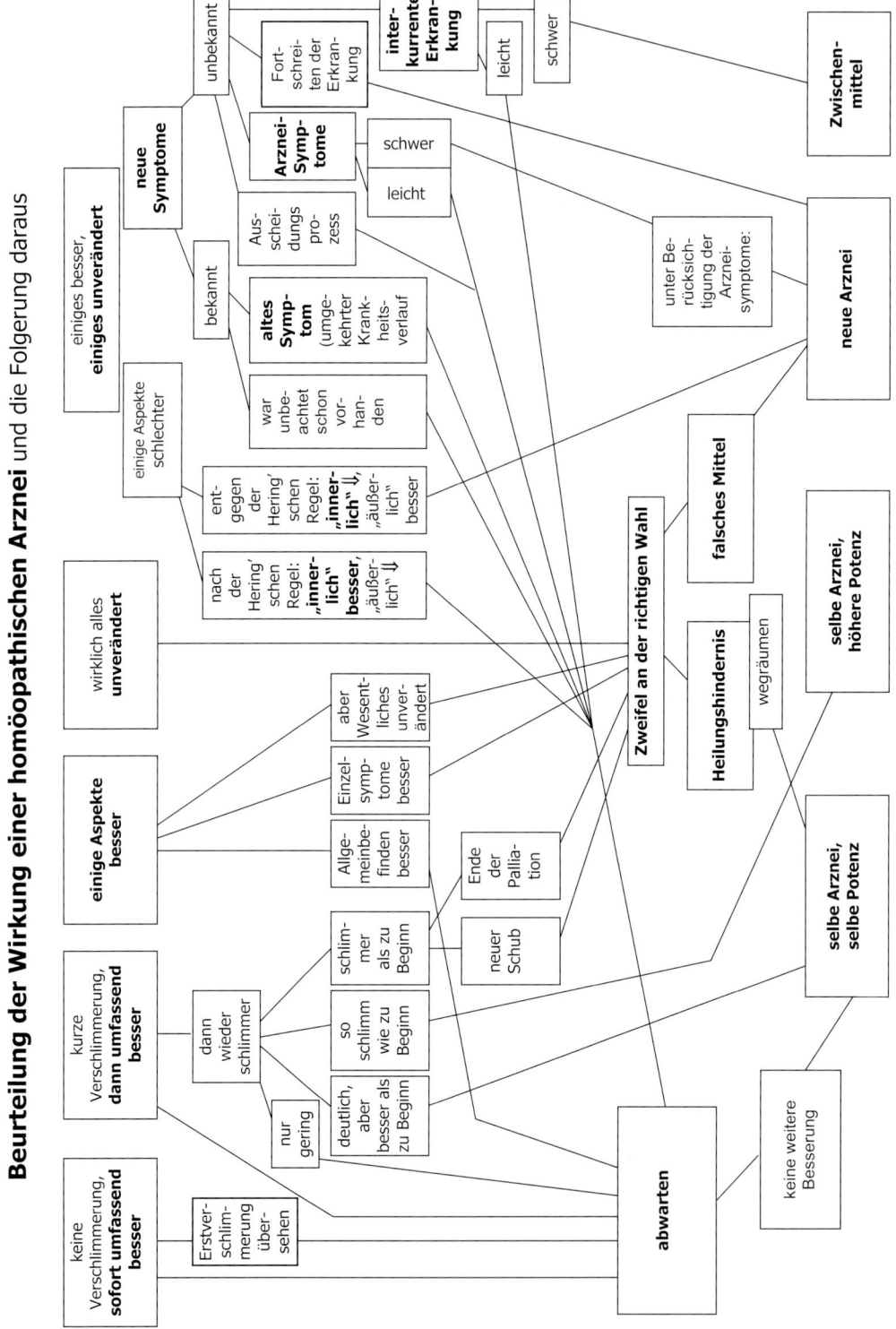

Abbildung 7-2: **Beurteilung der Wirkung einer homöopathischen Arznei**

Lernziele

▶ Die verschiedenen Effekte einer Arzneigabe differenzieren können,

▶ die Wirkungslosigkeit einer Arzneigabe von verzögerter oder kaum merklicher Wirkung unterscheiden können,

▶ eine Verschlimmerung als Erstreaktion, erwarteten Krankheitsverlauf oder neu hinzutretende Ereignisse differenzieren können,

▶ eine wirkliche Besserung von einer vermeintlichen Besserung durch die HERING'schen Regeln unterscheiden können,

▶ Folgerungen aus der Verlaufsanalyse für die Wiederholung, die Potenzänderung oder die neue Mittelwahl ziehen können.

Literatur

Hahnemann, S.: Organon der Heilkunst (s. Anhang)
Hahnemann, S.: Die chronischen Krankheiten, Band 1 (s. Anhang)

8 Das psorische Miasma

Karin Bandelin

„Werden wir krank, weil es einem plötzlichen Gewitterregen oder einem herabrutschenden Dachziegel so gefällt? Oder weil unsere Eltern krank waren oder weil rings um uns Krankheit herrscht? Oder weil wir uns selbst die Krankheit irgendwie verschrieben haben, auf dass sie uns von etwas Schlimmem, von einer Leidenschaft oder einem Irrtum etwa – heile? Vor der Geburt schon verschrieben, aus einer obzwar nicht minder individuellen, aber zugleich viel höheren Erkenntnis und Weisheit heraus, als deren wir uns in unserer gegenwärtigen Wiederverkörperung bewusst sind?"

(C. MORGENSTERN)

Geschichte

Das Konzept der chronischen Krankheiten entwickelte SAMUEL HAHNEMANN aus praktischen Bedürfnissen. Nachdem er in der Folge des Chinarindenversuches 1796 das Similegesetz formuliert hatte, bewies sich seine neue Heilkunde als systematisch und erfolgreich. Viele Akutkrankheiten, sogar epidemischer Art, konnten schlagkräftig behandelt werden und die Position der Homöopathie schien gesichert. Allein HAHNEMANN selbst war über die Jahre mit den Krankheitsverläufen seiner Patienten nicht zufrieden.

> Akutkrankheiten konnte HAHNEMANN mit der neu entwickelten Homöopathie bald zuverlässig behandeln.

„ ... Und die Rückkehr und öftere Rückkehr der Uebel ließ am Ende auch die bestgewählten, bis dahin bekannten, homöopathischen Arzneien in der geeignetsten Gabe, je öfterer sie wiederholt wurden, desto weniger hülfreich; sie blieben zuletzt kaum schwache Erleichterungsmittel... Das chronische Siechtum ließ sich durch alles dies im Grunde nur wenig in seinem Fortgange vom homöopathischen Arzte aufhalten und verschlimmerte sich dennoch von Jahre zu Jahre.
Dieß war und blieb der schnellere oder langsamere Vorgang solcher Kuren aller unvenerischen, beträchtlichen, chronischen Krankheiten, selbst wenn sie genau nach den Lehren der bis hierher bekannten homöopathischen Kunst geführt zu werden schienen. Ihr Anfang war erfreulich, die Fortsetzung minder günstig, der Ausgang hoffnungslos." (CK, S. 4)

> Die Behandlung der chronisch Kranken war unbefriedigend, weil immer wieder und immer häufiger Rückfälle auftraten.

Wie konnte es angehen, dass die „schnelle, sanfte" Wiederherstellung der Gesundheit eben nicht „dauerhaft" (Org. § 2) im Falle der chronischen Krankheiten blieb? Welche unterschiedlichen Prinzipien liegen den Verläufen der Heilung sog. Akutkrankheiten und der chronischen Krankheiten zugrunde?

> Akute und chronische Krankheiten werden unterschiedlich behandelt.

Die akute Krankheit endet mit Genesung oder schnellem Tod. Die chronische Krankheit dauert bis ans Lebensende.

Per Definition ist eine Akutkrankheit eine zeitlich umschriebene Verstimmung des Organismus, die entweder mit dem Tod des Individuums endet oder in der vollständigen Genesung; die chronische Krankheit hingegen, einmal erworben, oder, wie in den meisten Fällen heutzutage, bereits ererbt, nimmt im Laufe des Lebens immer mehr zu und endet erst mit dem Tod, egal, welche Behandlung (außer der homöopathischen) man anwendet.

Akute miasmatische Krankheiten

werden durch eine Krisis von selbst aus dem Organismus gelöscht, wenn er nicht durch sie getötet wird – es tritt Genesung ein. (HAHNEMANN, CK, S. 45)

Chronische miasmatische Krankheiten

Die innere Psora-Krankheit ist ohne Hilfe der Heilkunst unauslöschlich, durch die eigenen Kräfte selbst der besten, robustesten Körper-Konstitutionen unvertilgbar und stets im Zunehmen begriffen bis ans Ende des Lebens. (CK, S. 56)

Der chronisch Kranke hat ein anderes Energieniveau als der akut Kranke.

Die Ausgangslage des Menschen, der an einer chronischen Krankheit leidet, muss eine andere sein als bei dem Akutkranken, die Lebenskraft ist anders gestimmt oder bewegt sich, wenn man so will, auf einem anderen Energieniveau.

Die vorherrschende chronische Krankheit, die im 3. Buch Mose beschrieben wird, war eine Hautkrankheit: Tsora-at, Psora agria oder Scabies jugis.

HAHNEMANN studierte historische Quellen nach chronischem Kranksein und kam so zu interessanten Vergleichen der Verläufe von chronischer Krankheit in der Menschheitsgeschichte mit den am Einzelnen vom ihm beobachteten Phänomenen. Eines der ältesten Schriftzeugnisse der Menschheit, das Alte Testament mit dem 13. und 21. Kapitel des 3. Buches Mose wird von HAHNEMANN zitiert und die dort beschriebene vorherrschende chronische Krankheitsform als „trockene, über den Körper verbreitete Krätze", „Lichen, Schwinde, Flechte" definiert (CK, S. 12). Dieses korreliert mit dem von KLUNKER zitierten Altertumsforscher KOELBING, welcher schreibt: „Unter den tausenden von Skeletten, die aus altägyptischen Gräbern ans Licht gebracht wurden, hat sich keines mit leprösen Läsionen gefunden." KLUNKER kommt zu anderen Schlüssen, obwohl er auch RASCHI (zitiert durch AVINERI) und PLINIUS SECUNDUS D.Ä. (durch ROSENMÜLLER) bringt, die ihrerseits das Vorhandensein von trockenem oder feuchtem, oft juckendem Hautausschlag als verbreitet beschreiben, nicht aber Lepra.

Die Psora ist nach HAHNEMANN Mutter der verschiedensten akuten und chronischen Übel, die (miasmatische jückende) Krätzkrankheit.
PLATO nannte sie äußere Psora, CICERO Aussatz.

Diese Hautkrankheit zeigte nach den älteren Schriften keine Zerstörungstendenz.

Wir finden also, wie HAHNEMANN herleitet, in ältesten Schriften Krätze bzw. Ekzem, nicht aber gravierendere, den Organismus in seiner Integrität mehr auflösende Krankheiten wie Lepra. Letztere, ebenso wie einen „bösartigen Rothlauf", bezeichnet HAHNEMANN als die vorherrschenden chronischen Krankheiten des Mittelalters. Verglichen mit einem Ekzem ist die Lepra in ihren destruktiven Formen ebenso wie das sog. St. Antoniusfeuer eine sehr viel aggressivere Krankheit. HAHNEMANN muss die Verursachung des sog. ignis sacer als Vergiftung mit Mutterkorn gekannt haben (KLUNKER) – und wie wir heute wissen, hat die Lepra eine Ursache in dem Mycobacterium leprae. Dennoch scheint es ihm wichtig, diese Krankheitsformen zu nennen – m.E. quasi eine epidemiologische Auffassung der Krankheitsformen der Zeitalter vor dem deskriptiven Hintergrund eines Symptomenwandels zum Destruktiveren hin.

So wie HAHNEMANN einen Bogen spannt von der stofflichen Toxikologie des Chinarindenversuches hin zur Feinstofflichkeit der individuellen Arzneimittelprüfung, versucht er eine Entwicklung herzuleiten von der Phylogenese chronischen Krankseins zur individuellen Entwicklung der Symptomatik am einzelnen Patienten. Diese Symptomatik entwickelt sich mit der Zwangsläufigkeit chronischer Krankheit von harmlosen kutanen Formen hin zu immer weiter im Bereich lebenswichtiger Organe gelegenen, schließlich den Organismus zerstörenden Leiden.

> Die chronischen Krankheiten zeigen in HAHNEMANNS Darstellung eine Phylogenese.

Die **Innere Psora** (CK, S. 58 und Org. §§ 80, 81) ist durch Salben und Bäder, externe Therapie von der Körperoberfläche nach innen getreten.
Sekundäre Krankheitssymptome sind:
Nervenübel, schmerzhafte Leiden, Krämpfe, Geschwüre, Krebse, Afterorganisationen, Untüchtigkeiten, Lähmungen, Abzehrungen, Geistes-, Gemüts- und Körperverkrüppelungen.

Diese Entwicklung läuft zwar ohnehin in jedem Organismus ab, kann jedoch durch schwächende Einflüsse oder aber, in besonderer Weise, durch unterdrückende Behandlung der äußerlichen Symptomatik beschleunigt und verschlimmert werden. „Welches ... Unglück sie" (die Ärzte) „dem Krätzigen durch Vertilgung seines Ausschlages zuziehen, indem sie hierdurch die von unzähligen Leiden schwangere, innere Krätzkrankheit (Psora) bloß entfesseln, statt sie zu vernichten und zu heilen, und so das tausendköpfige Ungeheuer ... unerbittlich auf den betrogenen Kranken loslassen, zu dessen Verderben?" (CK, S. 55f)
Diese Tatsache ist ein beispielsweise in der Pädiatrie weithin bekanntes Phänomen, dass bei Kindern die Neurodermitis oft einer Rhinitis allergica oder, schlimmer, einem Asthma bronchiale weicht.

> Die Entwicklung der äußeren Psora zur inneren Psora kann durch ärztliche Maßnahmen beschleunigt werden.

Therapie

Zur Behandlung der chronischen Krankheiten entwickelte HAHNEMANN ein Gesamtkonzept. Die Gabe der geeigneten antipsorischen Arznei liegt zwar im Zentrum der Behandlung, der sichere Erfolg stellt sich aber nur in Beachtung der Gesamtumstände ein.

> Es genügt nicht, eine Arznei zu geben; die Therapie hat ein Gesamtkonzept.

Antipsorische Kur

Diät:

- Ernährung ohne Kaffee, Schwarztee, Alkohol, Tabak
- Meiden von Säuren, reizenden Gewürzen
- Meiden von palliativen, blähenden Speisen
- Meiden von Geräuchertem, Gepökeltem

Lebensweise:

- Arbeit fortführen
- Bewegung an frischer Luft, zu Fuß gehen
- keine aufregenden Tätigkeiten, Kartenspiel, Fernsehen, schlechte Literatur meiden
- leere Aufreizungen der Sinnlichkeit meiden

Ernährung während der Behandlung der psorischen chronischen Krankheit: Meiden von Kaffee, Schwarztee, Kampfer, Alkohol, Tabak, starken Gewürzen.

Schon seit seinen frühen Praxisjahren hatte HAHNEMANN seine Patienten zu Hygiene und körperlicher Betätigung und Abhärtung aufgefordert. Im Rahmen der antipsorischen Kur gibt es ein strenges Reglement der Diät. Im Kaffee und, in etwas geringerem Maße, dem „chinesischen Tee" sieht er Antidote zu homöopathischen Arzneimitteln, ebenso bekanntermaßen im Kampfer, der in Riechfläschchen und Anregungsmitteln (auch heute neben pflanzlichen Herz-Kreislauf-Mitteln und Venen-, Cellulite- und Krampfadercremes bzw. -gels in Erkältungs- und Anregungsbädern enthalten) vorkam und noch heute zu finden ist. Alkoholische Getränke sollen einer langsamen Entwöhnung mit schrittweiser Verdünnung weichen. Das Rauchen von Tabak (oder anderen Drogen) ist ebenfalls zu vermeiden. Gewürze bezeichnet HAHNEMANN vielfach als arzneilich wirksam, insbesondere, wenn es sich um frische Kräuter handelt, die ja bekanntermaßen phytotherapeutische Wirkungen haben, beispielsweise Sellerie, Petersilie, Sauerampfer, Zwiebeln usw. ... Die antidotierende Wirkung von Säuren muss beachtet werden, ebenso „reizende Gewürze" u.a. Vanille, Zucker, ein Übermaß an Kochsalz usw. ..., Geräuchertes, Gepökeltes, „faulichte Thierspeisen" und „gewürzte Schokolade" (Pralinen). Parfüms sowie sogar stark duftende Blumen im Zimmer sind zu vermeiden (CK, S. 208). Dies steht im Gegensatz zu HAHNEMANNS Anweisungen zur Behandlung von Akutkrankheiten, wo er dem Kranken mehr Freiheiten zugesteht: „Zwar geht das Verlangen des acut Kranken ... größtentheils auf palliative Erleichterungsdinge ... Die geringen Hindernisse, welche diese, in mäßigen Schranken gehaltene Befriedigung, etwa der gründlichen Entfernung der Krankheit in den Weg legen könnte, werden von der Kraft der homöopathisch passenden Arznei und des durch sie entfesselten Lebensprinzips, so wie von der durch das sehnlich Verlangte erfolgten Erquickung reichlich wieder gutgemacht, ja überwogen." (CK, S. 142f)

Auch die Lebensführung unterliegt bei Behandlung der chronischen Krankheit strikten Bedingungen. HAHNEMANN rät dazu, die gewohnte Arbeit fortzuführen – dieses kann natürlich nur gelten, wenn es sich nicht um eine Berufstätigkeit handelt, die in ihrer

Art oder ihrem Umfang den Patienten krank macht. Wie wir wissen, stammte ein beträchtlicher Teil der Patienten Hahnemanns eher aus den oberen Klassen der Gesellschaft. Gerade diese, welche im Kranksein eine Beschäftigung gesehen haben mochten und ohne ernsthafte Tätigkeit ihre Tage verbrachten, will er hier aufrütteln. Man denke nur an Molières „eingebildeten Kranken", dem alle Arznei nicht helfen konnte, solange er nicht seine Lebensführung und Lebensauffassung änderte. Auch allzu langes und bequemes Krankschreiben in heutiger Zeit ist in diese Kategorie zu zählen.

Die Notwendigkeit von Bewegung an frischer Luft haben heute die meisten Menschen eingesehen – dennoch wird immer weniger Zeit im Freien verbracht. Gerade bei Kindern wird allzu häufig Hyperaktivität, Nervosität oder Ähnliches diagnostiziert, wo täglich mehrere Stunden an der freien Luft alle diese scheinbaren Krankheiten zum Verschwinden bringen würden. Durch ihre natürlichen Verdauungsbedürfnisse haben die meisten Stadthunde ein artgerechteres Leben als viele Kinder – auch diese sind keine Käfiglebewesen! Das Autofahren, welches wir beim Einkaufen, Kinder-in-die-Schule-Bringen, zum-Sport-Gelangen, als Selbstverständlichkeit ansehen, ist ebenso einzuschränken und durch Fortbewegung aus eigenen Körperkräften zu ersetzen.

Überflüssige Reize des Nervensystems stehen der erfolgreichen antipsorischen Kur ebenfalls entgegen. Viele neurotische Symptome des modernen Menschen hängen mit einem Übermaß an Aufregung zusammen, die ohne Sinn für das Leben des Einzelnen erzeugt oder konsumiert wird. Bereits der abendliche Fernsehkrimi ruft im sensibel Wahrnehmenden Nervenreize hervor, die der zur Heilung bestrebte Patient nicht gebrauchen kann, ebenso der Besuch von Spielkasinos, allzu ausgedehnte Skatabende, die Gruselbettlektüre oder dergleichen. Der Kranke benötigt, um zu gesunden, sein ungestörtes Energiefeld und einen erquickenden Nachtschlaf. Hinsichtlich der Überflutung mit „leeren Aufreizungen der Sinnlichkeit" konnte Hahnemann wahrscheinlich nicht mal ahnen, was auf die Menschen zukommen würde. Dieser Punkt spielt in heutiger Zeit eine besonders herausragende Rolle – wo bereits die Eiscremewerbung einem Softporno ähnelt, eine von Millionen gelesene Tageszeitung in jeder Ausgabe nackte Mädchen und scheinbar empörte detaillierte Berichte über Sexualverbrechen groß herausstellt und auf zahlreichen Femsehkanälen sexuelle Akte in Großaufnahme dargestellt werden.

Bei den von Hahnemann aufgeführten Hindernissen der Heilung (Tab. 8-1), die hier nur auszugsweise aufgezählt werden (ausführliche Behandlung in Band E dieser Reihe), fällt auf, wie weit reichende Einflussnahme auf die Lebensführung seiner Patienten er vom Arzt fordert. Seine Vorstellung vom Arztsein bekommt sozialpolitische Dimensionen, wenn er als abzuschaffen ungesunde und feuchte Wohnverhältnisse, Arbeit in Sümpfen, Hunger und Armut aufzeigt.

Dass Verletzungen, Verwundungen und extreme Temperaturen durch ihre schädigende Wirkung auf den Gesamtorganismus die

Lebensführung: Gewohnte Arbeit unter Vermeidung schädlicher Einflüsse fortführen.

Bewegung an frischer Luft.

Kein Übermaß an Aufregung.

Hahnemann verlangt eine strenge Neuordnung der Lebensführung.

Tabelle 8-1: **Hindernisse der Heilung (HAHNEMANN, CK, S. 143)**

Übermäßige Strapazen	unglückliche Ehe
Arbeit in Sümpfen	Gewissenspein
Übermaß von Kälte oder Hitze	Verachtung
Große Beschädigungen und Verwundungen des Körpers	Verlust der sozialen Stellung
	Trauer
Hunger	verschmähte Liebe
Armut	**Kummer**
	Ärgernis
ungesunde Nahrungsmittel	Überfluss
	Leidenschaften
Badekuren in mineralischen Bädern	Schwelgerei
starke Arzneien	Missbrauch des Geschlechtstriebes

„Ungesunde Nahrungsmittel" sind heute wahrscheinlich ein noch größeres Thema als vor 200 Jahren.

chronische Kur stören, bedarf keiner längeren Diskussion. Der Punkt „ungesunde Nahrungsmittel" hingegen hat in heutiger Zeit wahrscheinlich mehr Brisanz als zu HAHNEMANNS Zeiten – das Kleingedruckte auf den Verpackungen wird seltener zur Kenntnis genommen als der offensichtliche Schimmel. Inwieweit die gängigen Zusatzstoffe unsere Nahrung unzuträglich machen und was die konservierten oder gentechnisch erzeugten Produkte mit unserer Gesundheit anstellen, ist weitestgehend unbekannt. Aus diesem Grund muss der Patient, der die Heilung von chronischen Leiden sucht, auf diese Probleme hingewiesen werden und die Nahrungsgewohnheiten müssen vielfach revidiert werden. Eine sinnlose Überschwemmung des Organismus mit Phosphaten und Zucker aus Softdrinks, mit Konservierungsstoffen aus Fertigprodukten, mit Farbstoffen und dergleichen kann die Heilung stören und ihre Vermeidung mindert die Lebensqualität nicht.

Alle anderen arzneiähnlichen Einflüsse müssen überprüft und eventuell abgestellt werden.

Starke Arzneimittel und äußere Krankheitssymptome unterdrückende Bäder müssen vom homöopathischen Arzt dringlich auf ihre medizinische Notwendigkeit hin überprüft werden. Da das Ziel der Behandlung Heilung sein soll, muss in ihrem Verlauf eine Reduktion oder völliges Absetzen der eingenommenen Arzneien resultieren.

> Die chronische Kur ist keine stützende Komplementärtherapie, sie ist ein von Arzt und Patient ernst zu nehmendes Projekt zur Umkehr eines Prozesses im Organismus.

Besonders die psychischen Beeinträchtigungen können Heilungshindernisse sein.

Gleichermaßen wichtig wie die Arzneien ist bei HAHNEMANN die seelische Befindlichkeit des Patienten. Unglückliche familiäre Verhältnisse, Mobbing am Arbeitsplatz, Arbeitslosigkeit, Trauer oder Leidenschaften sind Heilungshindernisse und somit Zustände, die angegangen werden müssen. Ob der Patient deswegen begleitend zur ärztlichen Behandlung eine Psychotherapie in Anspruch nehmen sollte, seinen Betriebsrat aufsuchen muss oder einen Pfarrer braucht, hängt von den Strukturen von Arzt und Patient ab, nicht immer können beide gemeinsam alles leisten.

Überfluss und Schwelgerei sind Begriffe bei den Hindernissen der Heilung, die nicht zeitgemäß klingen, die Liste der Kranken aber, die mit weniger fetter, weniger kalorienhaltiger, weniger häufiger, weniger genussgiftreicher, weniger üppiger Nahrungszufuhr von allein gesund würden, ist unübersehbar. Der unterdrückte Geschlechtstrieb ebenso wie sein Missbrauch (Übermaß oder Perversionen) können die Heilung stören und müssen bei der Behandlung berücksichtigt werden.

Den Abschluss der Anleitung zur Therapie der chronischen Krankheiten bildet bei HAHNEMANN mit den „Fehlern der Behandlung" die arzneiliche Seite der Kur (CK, S. 146ff).

Fehler der Behandlung

* falsche Arznei
* zu starke Dosis (CK, S. 155 ff)
* Wechsel des Arzneimittels bei mäßigen Beschwerden
* falsche Gabe von Zwischenmitteln
* Arznei nicht auswirken lassen
* homöopathische Verschlimmerung unterbrechen

Wie im *Organon* beschrieben, geht es um die korrekte Wahl des einzelnen Arzneimittels, hier aber aus der Reihe der sog. „antipsorischen Arzneien". Sollte eine falsche Arznei gegeben worden sein, kann entweder durch ein Gegenmittel (Antidot) versucht werden, die unerwünschten Arzneiwirkungen im Organismus auszulöschen, oder aber man bezieht die entstandenen Symptome des Patienten in die neuerliche Arzneiauswahl mit ein, falls sich nicht durch Abwarten die Problematik von allein löst.

> Bei einer falschen Arzneiwahl wird entweder abgewartet oder, in schweren Fällen, antidotiert (mit einem bekannten Gegenmittel oder einem nach der Gesamtsymptomatik neu gewählten Mittel).

Die zu starke Dosis bezieht sich meinem Verständnis nach auf eine zu wenig potenzierte Dosis, schreibt er doch auf S. 149 (CK): „Hat sich nun so der stürmische Angriff von der allzu großen Gabe der ... Arznei ... gelegt, so kann später ... dieselbe ... dennoch wieder einmal, ..., mit dem besten Erfolge gegeben werden, nur in weit kleinerer Gabe und in viel höher potenzierter Verdünnung, das ist, in gemilderter Eigenschaft." (CK, S. 149). Dabei ist natürlich zu bedenken, dass HAHNEMANN die Wirkung so genannter Hochpotenzen nicht selbst erforscht hat und diese hier nicht beschrieben sind.

> Eine zu starke Dosis (eine zu niedrig potenzierte, zu materielle Arzneigabe) ist zu vermeiden.

Ein Wechsel des Arzneimittels sollte nicht aufgrund einer Rückkehr alter Symptome oder sonstiger für den Patienten erträglicher Beschwerden erfolgen – da die Heilung aus eigener Lebenskraft erfolgen muss, kann sich nur bessern, was und wie der Organismus es ermöglicht. Ein mechanisches oder palliatives Abschalten der Beschwerden erfolgt bei der chronischen Kur eben nicht, sondern die Lebenskraft reguliert sich Schritt für Schritt durch den einen spezifischen Arznei-Impuls.

> Treten alte Beschwerden oder kurzfristige erträgliche Störungen auf, wird das Arzneimittel nicht gewechselt. Eine Kur braucht Zeit.

Zwischenmittel aus theoretischen Erwägungen, etwa weil noch mögliche Impfschäden vorliegen könnten, weil die Sykosis der Großmutter noch nicht ausreichend berücksichtigt wurde, weil in der Jugend ein starker Liebeskummer stattgefunden hat oder Ähnliches, sind nicht angezeigt, solange sie sich nicht durch

> Mittelwechsel oder Zwischengaben aus theoretischen Überlegungen sind nicht hilfreich. Nur die Symptome weisen den Weg.

Symptome deutlich machen. Dann sind sie jedoch notwendige Schritte auf dem Wege der chronischen Kur.

Das eine Simile, das alle Beschwerden eines Patienten heilt, mag es für 5% bis maximal 10% der Patienten geben, bei den meisten ist die Situation komplexer und wir müssen o.g. Thesen erörtern; die Entscheidung für ein neues Arzneimittel für einen Patienten ist jedoch nur nach klar am Patienten zu erkennenden Kriterien zu fällen und nicht nach Theorien. Auch in Akutkrankheiten, die oftmals mit eher unspezifischen Symptomen einhergehen, hilft meiner Erfahrung nach das chronische sog. Konstitutionsmittel sehr gut.

> Jede Arzneigabe muss auswirken. Dafür gibt es keine definierten Zeitangaben. Nur die Beobachtung im Einzelfall zeigt, wann die nächste Gabe benötigt wird.

Das Auswirken einer Arznei ist ein von Patient zu Patient sehr dehnbarer Begriff – laut HAHNEMANN sollen wir warten, bis alle Symptome des Kranken wiedergekehrt sind. Die jeweils unterschiedliche Wirkdauer der verschiedenen Potenzen, die in manchen Lehrbüchern angegeben sind, rühren von den verschiedenartigen Erfahrungen der einzelnen Autoren her und sind wahrscheinlich alle zutreffend. Letztlich entscheidet der Patient mit seiner Lebenskraft über die Wirkmöglichkeit einer Arznei. Ich habe schon Fälle gehabt, wo eine C30 fast zwei Jahre wirkte und auch Patienten, die bereits nach einer Woche wieder eine C1000 brauchten. Wichtig ist die genaue Beobachtung und Befragung des Patienten, wie immer in der Homöopathie, und im Zweifel lieber ein längeres als ein kürzeres Abwarten, um dem Patienten nicht mit einer überflüssigen Arzneipotenz Symptome zu bereiten, die ihn beeinträchtigen.

> Auftretende Symptome nach einer Arzneigabe sollten gar nicht oder nur durch harmlose Maßnahmen gelindert werden.

Dass nach einer Arznei-Einnahme Symptome auftreten können, ist ein Phänomen, auf das die Patienten unbedingt aufmerksam gemacht werden sollten. Die homöopathische Verschlimmerung, eine Wiederkehr alter Symptome, ein Auftreten von Prüfsymptomen sind Ereignisse, die kurzlebig und harmlos sind, die gegebenenfalls mit einigen Gaben Saccharum lactis behandelt werden können, wenn dem Patienten der Zuspruch oder harmlose Palliativa wie kalte Umschläge, Wasseranwendungen, Entspannungs- und Konzentrationsübungen, Meditation, Handauflegen (Reiki) oder dergleichen nicht ausreichen. Nur in wirklich dramatischen Verschlimmerungssituationen sollte an ein Unterbrechen gedacht werden. Ich habe in über zwanzigjähriger Praxis dieses so gut wie nie erlebt.

Wie immer bei HAHNEMANN fällt auch beim Konzept der chronischen Krankheiten auf, dass es sich nicht um ein theoretisches System innerhalb einer bestimmten Weltanschauung handelt, sondern letztlich um eine Systematik, die das ärztliche Vorgehen in klar strukturierte Bahnen lenken soll. Mithilfe seiner Bedienungsanleitung wollte HAHNEMANN den homöopathischen Ärzten, wie bereits im *Organon*, eine Vorgehensweise aufzeigen, wie auch langwierige und komplizierte Behandlungen erfolgreich verlaufen können. Bis heute gibt es viele Kommentatoren, die auf ihrem Gedankenhintergrund dieses System HAHNEMANNS erweitert und verändert haben. So genannte Schulen innerhalb der Homöopathie haben sich gebildet. Dass sie sich auf HAHNEMANN berufen, halte ich für problematisch, spiegeln sie doch letztlich die Weltsicht eines anderen homöopathischen Lehrers wider. Einige dieser Vorstellungen sind jedoch inzwischen so weit in das kollektive homöopathische Unbewusste eingedrungen, dass ich ihre Erwähnung für unumgänglich halte – und sie persönlich auch als Bereicherung ansehe.

Erweiterte Psoratheorien

Eine bedeutende Station ist JAMES TYLER KENT, dessen Werk „*Lectures on Homoeopathic Philosophy*" einen wichtigen Kommentar zu HAHNEMANN darstellt.

> KENTS Psoratheorie ist in seinen „Lectures" dargestellt.

KENT beschreibt die Psora als grundlegende Störung der Menschheit (primary disorder of the human race) mit den Merkmalen Juckreiz (itch), Folgen von Unterdrückung (suppression). Sie ist meist angeboren (inherited psora).

Lectures 18 bis 21 behandeln die chronischen Krankheiten, wobei KENT zunächst HAHNEMANNS Gedanken aus seiner Sicht darlegt. Er betont beim Verlauf der Heilung die Reihenfolge der charakteristischerweise zu erwartenden Symptomatik, dass nämlich die neueren Krankheiten zuerst abheilen, „that diseases get well in the reverse order of their coming" (Lectures, S. 117).

> Im Verlauf der Heilung verschwinden die Symptome in umgekehrter Reihenfolge ihres Erscheinens.

In Lecture 19 zeigt er sich hinsichtlich des Gesundheitszustandes seiner Mitmenschen erheblich pessimistischer als HAHNEMANN, indem er behauptet, dass jeder Mensch psorisch sei. Die Zunahme der chronischen Krankheit innerhalb der Menschheit erklärt er unter anderem mit der These, dass Psora als Zustand ansteckend sei. Aus dem täglichen Leben ist es nur zu geläufig, wie die schlechte Laune eines Einzelnen die Stimmung ganzer Partys verderben kann und wie Familiengefüge krank werden durch die chronische Krankheit oder Verstimmung einzelner Mitglieder. Die bereits von HAHNEMANN beschriebene phylogenetische Zunahme der Psora findet hier eine abermalige Ursache, wird doch die Psora weitergereicht in ihrem derzeitigen Ausprägungszustand – der Hautausschlag als Hautausschlag, die Lungenkrankheit als Lungenkrankheit, die Neurose als Neurose – oder jeweils eine vergleichbare pathologische Ebene.

> KENT meint, alle Menschen seien an Psora erkrankt.
>
> Sie ist erblich und ansteckend.

Entscheidend scheint mir bei KENT jedoch seine These zur Herkunft der Psora. Als echter Homöopath geht er von einer geistartigen Verstimmung als primärer Krankheitsursache aus. Wie aus dem Aufbau des KENT'schen Repertoriums und seiner Nachfolger allgemein bekannt, gilt als höchste und ich-nächste Ebene für KENT der Geist. Die Ursache aller Krankheit muss also in einer dynamischen Verstimmung des Geistes liegen. Bevor der Organismus wahrnehmbare Krankheitssymptome geformt hat, bevor eine materielle Manifestation vorliegt, gibt es die immaterielle Dysbalance, negative Gedanken, Hassgefühle, Neid, Verachtung, Vorstellungen, die sich gegen andere Lebewesen richten. Diese wenden sich gegen ihre Quelle, indem sich aus dieser Art geistiger Verstimmung Krankheit formt. In der modernen Psychotherapie

> Die primäre Krankheitsursache liegt in einer geistartigen Verstimmung der Lebenskraft.

sind diese Vorstellungen uns heute ebenso geläufig wie sie in der klassischen chinesischen Medizin seit Jahrtausenden Teil des Konzeptes sind. Alle Religionen basieren in ihrem Kern auf der Vorstellung der Achtung anderer Seelen und dem Respekt vor der lebenden Natur. – Dass dieses auch eine Art Selbstschutz ist und nur so das Entstehen und Ausbreiten von Krankheit verhindert werden kann, betont KENT. Er geht so weit, alle Krankheiten auf der Erde als Repräsentationen der energetischen (dynamischen, wie HAHNEMANN sagen würde) Dysbalance im innersten Wesenskern der Menschen zu definieren. „All diseases upon the earth, acute and chronic, are representations of man' s internals." (Lectures, S. 124).

GOETHE:
Das Übel häuft sich von
Generation zu Generation.

Auch in der Literatur des 19. Jahrhunderts finden wir bekanntlich viele Vorstellungen, die der homöopathischen Anschauung des Lebens und der Krankheiten nahe kommen. Für viele Autoren repräsentativ sei hier GOETHE zitiert: „Denkt man sich, bei deprimierter Stimmung, recht tief in das Elend unserer Zeit hinein, so kommt es einem oft vor, als wäre die Welt nach und nach zum jüngsten Tage reif. – Und das Übel häuft sich von Generation zu Generation! – Denn nicht genug, dass wir an den Sünden unserer Väter zu leiden haben, sondern wir überliefern auch diese geerbten Gebrechen, mit unseren eigenen vermehrt, unsern Nachkommen." (zit. nach ECKERMANN)

Lehrsätze von KENT:

- Chronische Miasmen sind ansteckend (Chronic miasms are contagious).
- Die der Krankheit übergeordnete Störung liegt im Denken und Wollen (State of disorder prior to disease: thinking and willing).
- Wie der Wille und die Einstellung des Menschen, so ist sein Äußeres (As the will and understanding, so will be the external of man).
- Jeder Mensch ist psorisch (Everyone is psoric).
- Alle Krankheiten auf der Welt, akute und chronische, repräsentieren das Innere des Menschen (All diseases upon the earth, acute and chronic, are representations of man's internals).

ORTEGA sieht die drei chronischen Miasmen idealtypisch wie auf Zellebene als Ausdruck von Unterfunktion (Psora), Überfunktion (Sykose) oder Zerstörung (Syphilis).

PROCESO SANCHEZ ORTEGA hat in Anlehnung an die Erkenntnisse PASCHEROS HAHNEMANNS Miasmentheorie auf die Zellularpathologie bezogen. Er definiert die verschiedenen Dysfunktionen als drei charakteristische Muster eines Krankheitszustandes (diathesis magra): die Psora sei eine Unterfunktion der Zellen, die Sykosis eine Überfunktion, die Syphilis eine Destruktionstendenz. Auf dieser Basis kann man die Malfunktion eines Patienten nach dem vorherrschenden miasmatischen Muster klassifizieren und zu einer Entscheidung kommen, mit welcher Art chronischem Heilmittel der Patient behandelt werden muss. Auch die homöopathischen Arzneimittel sind kategorisiert, je nachdem, ob ihre prädominante Pathologie mehr in Richtung Stagnation, Rückzug, Schutzbildung (Hypo-) geht, ob es sich um Proliferation, Blenorrhagien, Entzündungen (Hyper-) oder um Ulzeration, Destruktion und multiple Fehlfunktionen (Dys-) handelt. Die Sicht auf die verschiedenen Miasmen geht bei Ortega so weit, dass er sogar die Grundfarben Blau der Psora, Gelb der Sykosis und Rot der Syphilis zuordnet.

Neben diesem sehr pragmatischen Ansatz, der weit über Hahnemann hinausgeht, welcher ja bekanntlich in den „Chronischen Krankheiten" auch seitenlange Symptomenlisten zu den Miasmen zusammengestellt hat, folgt Ortega philosophisch ähnlichen Vorstellungen wie Kent. Er definiert Krankheit als einen Angriff auf die Natur und ihre Gesetze. Das Überschreiten dieser Gesetze bewirkt ein Ungleichgewicht, wiederholte Dysbalance bringt die ursprüngliche Krankheit hervor.

> Auch Ortega sieht Krankheit als Folge eines Verstoßes gegen die Natur und ihre Gesetze.

> Die Psora nach Ortega ist eine **Störung der Zellfunktionen** mit den Merkmalen:
> Defizit oder Mangel, Hemmung, Stase, Stagnation, Immobilität.

> Die Begriffe Krankheit und Gesundheit bei Ortega:
> **Krankheit** ist das Ergebnis von Verstößen gegen die Natur und ihre Gesetze; ihre Überschreitung führt den Menschen zu Ungleichgewicht, und wiederholtes Ungleichgewicht bildet den Anfang jeder Krankheit.
> **Gesundheit** ist absolute Freiheit des Individuums als ein genau und perfekt in Harmonie befindliches Teil von allem, was ihm vorangegangen ist und ihm folgen wird in Raum und Zeit.

Einige homöopathische Ärzte mögen ohne das Konzept der chronischen Krankheiten mit dem Erfolg ihrer Therapien zufrieden sein. Eine Vielzahl von Strategien kann für die Auffindung des im Einzelfall notwendigen Heilmittels Anwendung finden, wie uns Vithoulkas aufgezeigt hat. Die Kenntnis der Psoratheorie ist ein Hilfsmittel, welches die Behandlung erfolgreicher machen und unser Handeln als homöopathische Ärzte auf eine solide theoretische Basis stellen kann.

Lernziele

▶ Die Psora in Hahnemanns Theorie als Ursache aller chronischen Krankheiten nichtvenerischen Ursprungs kennen,
▶ die erweiterte Psora-Theorie Kents und Ortegas in ihren Grundlinien kennen,
▶ das Behandlungskonzept bei chronischen Krankheiten als Veränderung von krankmachenden Umständen, Umstellung der Ernährung und Gabe von homöopathischen Arzneimitteln beschreiben.

Literatur

Avineri, J. (Hrsg): Hekal Rasi. Jerusalem 1985

Eckermann, J.P.: Gespräche mit Goethe, zitiert nach Programmheft „Am Ort", Schaubühne am Lehniner Platz. Weimar 1999

Hahnemann, S.: Die chronischen Krankheiten, Band.1 (s. Anhang)

Hahnemann, S.: Organon der Heilkunst, 6. Auflage (s. Anhang)

Kent, J.T.: Lectures on Homoeopathic Philosophy. Indian Books and Periodicals Syndicate, New Delhi.

Klunker, W.: Hahnemanns historische Begründung der Psoratheorie. ZKH 1990; 34: 3–13

Koelbing, H.M., Stettler-Schär, A.: Aussatz, Lepra, Elephantiasis graecorum – Zur Geschichte der Lepra. Hrsg.: Koelbing, H.M. Zürich 1972

Ortega, P.S.: Notes on the Miasms. New Delhi 1980

Rosenmüller, E.F.C.: Scholia in Vetus Testamentum, Pars 2. Leipzig 1824

9   Psorinum

Michael M. Hadulla, Olaf Richter

Etymologie

Der Name Psora stammt aus der Antike, wobei im *Alten Testament* im *3. Buch Mose*, Kapitel 20, schon darauf hingewiesen wird, dass ein Priester, der im Heiligtum des Herrn arbeitet, bestimmte Körperfehler nicht haben dürfe. Das hebräische Wort „Garav" גרו hat die Bedeutung „bösartige Krätze", was im Griechischen mit „psora agria" (φώρα ἄγρια), im Lateinischen mit „Scabies jugis" übersetzt wurde.

Es sind unter dem Begriff Psora verschiedene Hautkrankheiten subsumiert, von „bösartiger Krätze", „widerlicher Flechte"[1], dem eigentlichen Aussatz (Lepra) bis hin zu harmlosen Hauterkrankungen, die im Laufe der Zeit und unter kulturell und soziologisch verschiedenen Umständen unterschiedliche Bezeichnungen erfahren haben. Im Wesentlichen handelt es sich bei der Psora um Gesundheitsstörungen, die sich von der Körperoberfläche nach innen entwickeln und zu einer „tiefen", auch generationsüberschreitenden Krankheit führen.

So wundert es nicht, dass wir im Alten Testament sogar überraschend differenzierte diagnostische Erwägungen und kluge praktische Anleitungen finden, um zwischen harmlosen und gefährlichen Hauterkrankungen (widerliche Flechte, bösartige Krätze) zu unterscheiden.

> Psora, hebräisch „Garav", ist die biblische Bezeichnung für vermutlich verschiedene ansteckende Hautkrankheiten.

Die Psora in biblischen Texten

Der folgende Text aus dem Alten Testament (*Leviticus* 13, 1–17) soll uns hiervon eine Kostprobe geben, wie Diagnosestellung, Differenzialdiagnose und auch Elemente der Quarantäne sinnvoll eingesetzt wurden:

Lev. 13, 1–8
„Der Herr sprach zu Mose und Aaron: Wenn sich auf der Haut eines Menschen eine Schwellung, ein Ausschlag oder ein heller Fleck bildet, liegt Verdacht auf Hautaussatz vor. Man soll ihn zum Priester Aaron oder zu einem seiner Söhne, den Priestern, führen. Der Priester soll das Übel auf der Haut untersuchen. Wenn das Haar an der kranken Stelle weiß wurde und die Stelle tiefer als die übrige Haut liegt, ist es Aussatz. Nachdem der Priester das Übel untersucht hat, soll er den Erkrankten für unrein erklären. Wenn aber auf der Haut ein weißer Fleck besteht, der nicht merklich tiefer als die übrige Haut liegt, und das Haar nicht weiß geworden ist, soll der Priester den Befallenen für sieben Tage absondern. Am siebten Tag untersuche er ihn wieder. Wenn er mit seinen eigenen Augen feststellt, dass das Übel gleich geblieben ist und sich auf

> Im alttestamentarischen Buch *Leviticus* werden Hautkrankheiten und der priesterlich-ärztliche Umgang mit ihnen genau beschrieben.

> Differenzierung von harmlosem „Ausschlag" und gefährlichem „Aussatz".

---

[1] Schon S. Hahnemann rekurrierte auf den Begriffen der „bösartigen Krätze" der „widerlichen Flechte" = Jaläpät (ילֶפֶת).

der Haut nicht ausgebreitet hat, soll er ihn noch einmal für sieben Tage absondern und ihn am siebten Tag abermals untersuchen. Wenn er dann feststellt, dass das Übel nachgelassen hat, soll ihn der Priester für rein erklären. Es handelt sich um einen Ausschlag. Der Kranke soll seine Kleider waschen, dann ist er rein. Breitet sich jedoch der Ausschlag auf der Haut aus, nachdem der Kranke vom Priester untersucht und für rein erklärt wurde, soll er sich ihm noch einmal zeigen. Stellt der Priester fest, dass der Ausschlag sich auf der Haut ausgebreitet hat, soll der Priester ihn für unrein erklären: Es handelt sich um Aussatz."

Lev. 13, 9–17

„Wenn sich also an jemandem ein Übel von der Art des Aussatzes zeigt, soll man ihn zum Priester bringen. Stellt der Priester fest, dass sich auf der Haut eine weiße Schwellung zeigt, dass die Haare heller geworden sind und dass sich an der Schwellung wildes Fleisch gebildet hat, dann ist es ein veralteter Aussatz auf der Haut. Der Priester soll ihn für unrein erklären, ohne ihn erst abzusondern, denn er ist unrein. Wenn aber der Aussatz auf der Haut ausbricht, sie völlig ergreift und sich vom Kopf bis zu den Füßen erstreckt, überall, wohin der Priester schaut, so soll er den Kranken untersuchen und, falls er feststellt, dass der Aussatz den ganzen Körper bedeckt, den Kranken für rein erklären. Da er völlig weiß geworden ist, ist er rein. An dem Tag jedoch, an dem an ihm wildes Fleisch sichtbar wird, ist er unrein. Hat der Priester das wilde Fleisch untersucht, soll er ihn für unrein erklären. Das wilde Fleisch ist etwas Unreines; es ist Aussatz. Wenn aber das wilde Fleisch verschwindet und die befallene Stelle weiß wird, soll der Mann den Priester aufsuchen. Dieser soll ihn untersuchen, und wenn er feststellt, dass die betroffene Stelle tatsächlich weiß geworden ist, soll er den Kranken für rein erklären: Er ist rein."

In *Lev. 13, 9–17* handelt es sich nicht mehr darum, richtigen von falschem Aussatz zu unterscheiden, sondern ansteckenden von nicht ansteckendem Aussatz. Hier scheint nur das Geschwür als ansteckend angesehen zu werden.

Bis zum Satz 46 wird im Buch *Leviticus* ausführlich und umfangreich der Umgang mit Hautausschlägen behandelt. Zusammengefasst können wir feststellen, dass

1. die Diagnose durch Beschauen durch den Priester bzw. Hohe Priester gestellt wurde,
2. bei nicht eindeutiger Diagnose, d. h. wenn eine gefährliche, hoch kontagiöse Hauterkrankung nicht ausgeschlossen werden kann, der Patient bis zu zweimal für je 7 Tage in Quarantäne genommen und die Diagnose insgesamt dreimal überprüft wird, bevor man den Menschen als unrein, als aussätzig, bezeichnet.
   Sind die Symptome abgeklungen oder hat sich die Krankheit zumindest nicht verschlimmert, gilt die Erkrankung als ungefährlich.
3. Unterschieden wird bei der Diagnose zwischen Aussatz als gefährlicher, hoch kontagiöser Hauterkrankung und im Gegensatz hierzu Schorf und Krätze des Kopfes oder Bartes als einfache blande verlaufende Hauterkrankungen.

„Wildes Fleisch" ist ein Zeichen von Ansteckungsfähigkeit, bleiben nach Abheilung weiße Flecken auf der Haut, ist die Krankheit nicht mehr ansteckend.

Der Priester stellte die Diagnose und

ordnete bei Ansteckungsverdacht eine Isolierung an.

4. Die zur Diagnose führenden Symptome sind:
   - Flecken der Haut; weiß, weißrötlich
   - Erhöhung bzw. Vertiefung in der Haut
   - Bildung von „wildem" (= rohem) Fleisch
   - Bildung eines weißrötlichen oder weißen Fleckes auf einer (Brand-)Wunde
   - weiße Erhöhung bzw. weißrötlicher Fleck auf einem Geschwür in der Haut
   - Haarfarbe an besagter Stelle schwarz, goldglänzend oder weiß.

Ergänzend hierzu finden wir die Einteilung der Hautkrankheiten beim Menschen nach der *Neuen Jerusalemer Bibel* [11]:
1. Schwellung, Ausschlag, Fleck *Lev. 13, 1–8*
2. Veralteter Aussatz *Lev. 13, 9–17*
3. Geschwür *Lev. 13, 18–23*
4. Brandwunde *Lev. 13, 24–28*
5. Erkrankungen an der behaarten Haut *Lev. 13, 29–37*
6. Ausschlag *Lev. 13, 38–39*
7. Kahlköpfigkeit *Lev. 13, 40–44*.

Die *Neue Jerusalemer Bibel* benennt sieben verschiedene Hauterkrankungen.

Es folgt in *Leviticus 13, 45 f.* eine Satzung für Aussätzige, die besagt, dass diese eingerissene Kleider tragen sollen und das Kopfhaar ungepflegt lassen, die Männer sollen den Schnurrbart verhüllen und ausrufen: Unrein! Unrein! Die von Aussatz befallenen Menschen sollen abgesondert wohnen und sich außerhalb des Lagers aufhalten.

Kunst und Literatur

Kommen wir nochmals auf das eigentliche Thema des Aussatzes zurück, des **Aussätzig-seins** und des **Sich-aussetzens** und des **Ausgesetzt-werdens**. Eine hervorragende Geschichte hierzu – mehrfach verfilmt – ist *Ben Hur* von LEWIS WALLACE (1827–1905), erschienen 1880. Im Folgenden die kurze Inhaltsangabe dieses Klassikers [10]:

Das Aus-Setzen der Aus-Sätzigen wird in *Ben Hur* literarisch bearbeitet.

Der Held, zunächst ein Beutegefangener der Römer, erreicht durch Glück, Mut und Intelligenz eine führende Stellung im römischen Reich und in Rom, kommt dann als hoher Regierungsbeamter in seine alte Heimat Palästina zurück. Hier will er sich an den Mördern seiner Familien und an dem Verursacher all seines Leides rächen. Er findet seine verschollenen Angehörigen wieder: Seine Mutter und seine Schwester werden in einer von Aussatz verseuchten Erdhöhle seit Jahren gefangen gehalten und leben dort als „Unreine" außerhalb Jerusalems. Sie sind im wahrsten Sinne des Wortes aus-gesetzt und es ist ihnen auf Todesstrafe verboten, Kontakt mit den so genannten reinen, gesunden Menschen in der Außenwelt zu pflegen.

Im *Neuen Testament* wird dies weitergeführt, indem dort die Brücke zu seelisch-geistigen Krankheiten geschlagen wird. Die Heilung erfolgt, was uns homöopathische Ärzte nicht überrascht, durch eine Hochpotenz, sprich durch etwas Geistig-Seelisches oder Göttliches, im Gegensatz zum *Alten Testament*, in dem die Behandlung sehr körperbezogen ausgerichtet ist.

Arzneimittelbild

HAHNEMANN benannte mit Psora „jene älteste, allgemeinste, verderblichste und dennoch am meisten verkannte, chronisch-miasmatische Krankheit".

Er hielt sie für „die allgemeinste Mutter der chronischen Krankheiten".

Für SAMUEL HAHNEMANN war die Psora die älteste, am weitesten verbreitete, vielgestaltigste und wichtigste miasmatische Erkrankung, von der seiner Ansicht nach der größte Teil der Menschheit infiziert ist. Das psorische Miasma entwickelt sich aufgrund einer fortgesetzten Unterdrückung oder Fehlbehandlung einer ursprünglichen Hauterkrankung und liegt der überwiegenden Mehrzahl aller Krankheiten der Menschheit zugrunde. Dieses Miasma ist somit geradezu ein von Generation zu Generation weitergegebenes Stigma, das Fehler, Mangel und Defizit beinhaltet, das die gesamte Menschheit „stigmatisiert".

Außer der körperlichen Ebene der Krätzerkrankung ist eine biografisch-tiefenpsychologische, eine geschichtlich-geschichtetkollektive und eine existenziell-religiöse Dimension zu beachten. Die maßgeblichen Ausführungen zu diesem Thema finden Sie in HAHNEMANN *Die chronischen Krankheiten,* Band 1.

Psychische Belastungen verhindern bei entsprechender Konstitution die Heilung.

Die Beseitigung äußerer Ursachen führt nicht zur Ausheilung einer chronischen Krankheit, denn sie sind nur Auslöser bei einer inneren Krankheitsneigung.

So schreibt HAHNEMANN [8] über eine unglücklich verheiratete Frau sowie über „eine unschuldig in Verdacht gekommene und in einen schweren Criminal-Prozess verwickelte Person", die beide, auch nachdem sie von ihren schwierigen Lebensumständen befreit worden waren, dennoch leidend blieben:

„Wie? wenn jenes widrige Ereigniss der Grund, der hinreichende Grund dieser Krankheits-Zufälle gewesen wäre; sollte und müsste da, nach Hinwegräumung dieser Ursache, die Wirkung, die Krankheit nicht gänzlich aufgehört haben? Die Uebel hören aber nicht auf; sie erneuen, sie erhöhen sich sogar allmählig mit der Zeit, und es wird offenbar, dass jene widrigen Begegnisse der hinreichende Grund der nun vorhandnen Uebel und Beschwerden nicht seyn konnten – es wird begreiflich, dass sie bloss einen Anstoss und Anlass zur Entwickelung eines im Innern bis dahin nur schlummernd gelegenen Siechthums abgaben.

Die Erkenntniss dieses alten, so häufigen, innern Feindes und die Wissenschaft, ihn besiegen zu können, bringt es an den Tag, dass meist ein inwohnendes Krätz-Siechthum (Psora) der Grund aller dieser, selbst durch die Kraft der besten Natur nicht zu beschwichtigenden, nur durch die Kunst [der Homöopathie, d.V.] zu besiegenden Leiden war." (CK, S. 62, Anm. 2)

Heilung kann mit dem individuellen Simile erreicht werden.

Die Tiefenpsychologie geradezu vorwegnehmend, berichtet HAHNEMANN über die Verursachung schwerer Erkrankungen durch Verdruss, Gram, ununterbrochenen Kummer und Ärgernis. Sogar ganz moderne Erkenntnisse aus der heutigen Psychoonkologie werden hier vorweggenommen.

Die größten Heilungshindernisse liegen im psychischen Bereich.

RAINER APPELL [3] hat in einem schönen Artikel auf die Geistesverwandtschaft zwischen S. FREUD und S. HAHNEMANN hingewiesen: Beide kann man im weiteren Sinne als seelenverwandt und als Seelenwissenschaftler bezeichnen. Gemeinsamkeiten finden sich bei den beiden großen Ärzten in den Lebensläufen, in der Ausbildung, der Vielseitigkeit und Genialität bis hin zu ganz speziellen, fast kongruenten Anweisungen zur Anamnesetechnik und zur Bedeutung von psychologischen Faktoren (etwa Gram, Kummer, Verdruss) bei der Krankheitsentstehung.

Neben dieser biografischen und tiefenpsychologischen Ebene existiert eine tiefe religiöse Sichtweise, welche gleichsam ein psychosomatisches Äquivalent der biblischen Erbsünde benennt. Die Psora ist das angeborene Stigma, das der gesamten Menschheit anhaftet und das überwunden werden muss, bevor Gesundheit erlangt werden kann.

All diese Fehler, Mängel und Defizite, sprich das ererbte Stigma, sind nur schwer zu tilgen, ähnlich der schmutzigen Haut des **Psorinum**-Patienten, die nicht sauber zu kriegen ist, und dem unausrottbaren, widerlichen Geruch, den „alle Ozeane Neptuns nicht wegwaschen können". (SHAKESPEARE: Lady Macbeth)

ALFONSO MASI-ELIZALDE, führt hierzu Folgendes an:
„Es gibt nur eine einzige Krankheit und nur ein Miasma und das ist die morbide Beeinträchtigung der Lebenskraft, das, was wir Krankheit nennen, ist ja nur die hilflose und vergebliche Anstrengung, die der Organismus unternimmt, um eine Lösung zu finden für die morbide Beeinträchtigung der Lebenskraft."
PASCHERO ergänzt hierzu eine Warnung, sich bequem nur auf die Hilfe der „homöopathischen Kügelchen" zu verlassen:
„Die Arbeit des Simillimums ersetzt nicht die Arbeit des Menschen an sich selbst. Es unterstützt diese Arbeit, aber der Mensch hat den freien Willen, sich für eine spirituelle Konfliktlösung zu entscheiden."

Psorinum (Psor.), die passende Nosode zu diesem Miasma, wird aus dem serös-eitrigen Inhalt von Krätzebläschen gewonnen.

> Eine religiöse Sichtweise von Krankheit und Heilung wird vor allem von J.T. KENT und A. MASI-ELIZALDE (einem Schüler von PASCHERO) vertreten.

> **Psorinum** = Krätze-Nosode.

Das homöopathische Arzneimittelbild

H. C. ALLEN [1] stellt (mit Bezug zu anderen homöopathischen Arzneimitteln) als besonders wichtig heraus:
„In chronic cases *when well selected remedies fail to relieve or permanently improve* (in acute diseases, **Sulph**.); when **Sulphur** seems indicated but fails to act.
Lack of reaction after severe acute diseases. Appetite will not return. ...
Great weakness and debility; from loss of animal fluids; *remaining after acute diseases*; independent of or without any organic lesion, or apparent cause.
Body has a filthy smell, even after bathing.
The whole body painful, *easily sprained and injured.* ...
... Dry, scaly eruptions *disappear in summer, return in winter.*
Ailments: from suppressed itch or other skin diseases when Sulphur fails to relieve; severe, from even slight emotions; never recovered from typhoid.
Feels unusually well day before attack.

> Charakteristische Symptome von **Psorinum**
>
> • Reaktionsschwäche nach akuten Krankheiten
> • Schwäche nach Verlust von Körperflüssigkeiten
> • übler Körpergeruch
> • trockene Hautausschläge
> • Beschwerden von unterdrückten Hautausschlägen
> • ungewöhnliches Wohlbefinden am Tag vor dem Krankheitsschub
> • bei Kopfschmerz hungrig, Besserung durch Essen oder Nasenbluten

- Hunger in der Nacht
- viel Speichelfluss
- zäher Rachenschleim
- ständiges Räuspern
- nicht nur im Akutfall, sondern auch zur Ausheilung der Krankheitsneigung
- plötzlicher Durchfall mit Geruch nach Aas, unwillkürlich, nachts von 1–4 Uhr
- heftiger Schweiß nach akuten Krankheiten
- Asthma schlimmer an frischer Luft und im Sitzen
- verzweifelt, glaubt sterben zu müssen
- Neigung zu Hauterkrankungen, eitrig, trocken, reaktionsarm
- schmutziges Aussehen, rau, fettig, ölig
- schlaflos durch Juckreiz
- ängstliche Träume von Räubern, Gefahr usw.

...
Headache: *always hungry during*; *> while* eating (Anac., Kali-p.); from suppressed eruptions, or suppressed menses; *>* by nosebleed (Meli.).

...
Hungry in the middle of the night; must have something to eat (Cina, Sulph.).
... Profuse, offensive saliva; tough mucus in throat, must hawk continually. To not only *>* acute attack but *eradicate the tendency.*

...
Diarrhea: sudden, imperative (Aloe, Sulph.); stool watery, dark brown, *fetid; smells like carrion;* involuntary, *<* at night from 1 to 4 a. m.; after severe acute diseases. ...
Profuse perspiration after acute diseases, *with relief of all suffering* (Calad., Nat-m.).
Asthma, dyspnea: *<* in open air, sitting up (Laur.); *> lying down* and keeping arms stretched far apart (rev. of Ars.); despondent, thinks he will die.

...
Skin: abnormal tendency to receive skin diseases (Sulph.); eruptions easily suppurate (Hep.); *dry, inactive, rarely sweats;* dirty look, as if never washed; coarse, greasy, as if bathed in oil; bad effects from suppression by Sulphur and Zinc ointments.
Sleepless from intolerable itching, or frightful dreams of robbers, danger, etc. (Nat-m.)."
Es ist außerordentlich interessant, im *Synthetischen Repertorium* zu blättern [4], um hier die Geistes- und Gemütssymptome von **Psorinum** nachzuschlagen (Tabelle 9-1).

Kasuistiken

Fall 1

Fall 1:
Mädchen mit schwerem atopischem Ekzem.

Extrem starker Juckreiz.

Nach Behandlung mit Cortison obstruktive Bronchitiden und Asthma bronchiale.

(vorgestellt 1996 beim ZÄN-Kongress in Freudenstadt)
Kind Daisy, entstanden in einer inzestuösen Familie. Der Säugling wurde in aufopfernder Weise von der Großmutter aufgezogen, die alle Arzt- und Klinikbesuche organisierte, extra nur Gemüse aus dem eigenen Garten dem Kleinkind verfütterte und überhaupt Tag und Nacht – trotz eigenem Asthma bronchiale – für das Kind da war.
Gleich in den ersten Lebenswochen: Auftreten von Windeldermatitis, zunehmenden Säuglingsekzemen, die dann in das Vollbild einer schweren Neurodermitis (endogenes Ekzem, atopische Dermatitis) mit heftigsten Juckreiz-Attacken tags und nachts übergingen.
Das Kind wurde schulmedizinisch mit hochdosierten Cortisonpräparaten behandelt. Demzufolge wurde die Haut besser, die Neurodermitis verschwand fast völlig, aber das Kind war niemals gesund. Es traten schwere rezidivierende, spastisch-obstruktive Bronchitiden auf, die vom Kinderarzt jeweils mit Antibiotika, Bronchodilatatoren (Sympathomimetika) und Membranstabilisatoren (Cromoglicin) behandelt wurden. Häufige Behandlungen in

Tabelle 9-1: **Geistes- und Gemütssymptome von Psorinum im *Synthetischen Repertorium* [4]. Die Wertigkeit ist mit +, ++, +++ bezeichnet**

Vorstellungen und Ideen
Entfremdet ihrer Familie (+)
Verlassenheit, Gefühl der (+++)
Selbstmord, Neigung zum (+++)
– aus Schwermut (++)
Lebensüberdruss, Lebensmüdigkeit (+)
Gedanken, hartnäckige (++)
– an zuerst in seinen Träumen auftretende Ideen (++)
– Schwinden der (++)
Religiosität auffallend (++)
Schwermut, religiöse (+)
Gewissensqual (+)

Geistige Funktionen
Vergesslich (+)
Geisteskrankheit, Wahnsinn (++)
Gedächtnisschwäche für das, was er gehört hat (+)
– für das, was er gelesen hat (+)
Fehler, irrt sich in Orten (+)
– in der Zeit (+)
Erschöpfung, geistige (+)
Erkennt das eigene Haus nicht (+)
Schwäche (+)
– bei akuten Krankheiten (+)
– lähmungsartig (+)
– durch Schweiß (+++)

Gefühle, Stimmungen
Qualvolle Angst (++)
Gewissensangst, als ob eines Verbrechens schuldig (+++)
Angst, Sorge, mit Furcht (+++)
Angst um die Zukunft (+)
– um die Gesundheit (+)
– durch Druck auf der Brust (++)
– beim Fahren oder Reiten (++)
– um die ewige Seligkeit (++)
Sorgsamkeit, voller Sorgen (++)
– nachts (++)
Verzweiflung (+++)
– infolge von Hautjucken (+++)
Furcht (+++)
– vor dem Tod (++)
– Herzsymptome bei Angst vor dem Tod (++)
– vor drohender Krankheit (+)
– vor Unheil (+++)

– vor geschäftlichem Misserfolg (++)
– vor Unglück (+++)
– vor Armut (++)
– beim Fahren (++)
– vor Gewitter (+)
Ungeduld (++)
Gleichgültigkeit, Apathie (++)
Reizbarkeit (++)
– morgens (+)
– abends (+)
– bei Fieberhitze (++)
– beim Erwachen (++)
– bei kranken Säuglingen (++)
Unduldsamkeit (+)
Unentschlossenheit (++)
Stimmung veränderlich, unbeständig, wankelmütig (++)
– abstoßend, widerwärtig (++)
Mürrisch, missmutig (++)
– im Klimakterium (++)
Ruhelosigkeit, ängstliche (+)
– mit Hautausschlag (++)
– vor einem Sturm (++)
– vor Gewitter (+)
Fahren im Wagen, Abneigung gegen (+)
Traurigkeit, im Klimakterium (++)
– mit Neigung zum Selbstmord (++)
– vor den Menses (+)
Empfindlich, überempfindlich (+)
– gegen moralische Eindrücke (+)
– gegen Schmerzen (+)
Sentimental, schwärmerisch (++)

Verhalten
Unverschämtheit (++)
Spaßen, Scherzen (++)
Stöhnen, Ächzen, Wimmern (+)
Eigensinnig, starrköpfig (++)
Leidenschaftlich (++)
Streitsüchtig, zanksüchtig (++)
Schreien, nachts (+)
– im Schlaf (++)
Auffahren (+)
– leichtes (++)
– durch und wie durch Schreck (+)
Quält jeden mit seinen Beschwerden (++)
Wäscht sich andauernd die Hände (+)

der Kinderklinik, z. T. als Notfall unter dem klinischen Bild einer schweren Bronchiolitis, spastisch-obstruktiven Bronchitis und frühkindlichem Asthma bronchiale.

Im Rahmen einer Vertretung des behandelnden Kassenarztes kam die Großmutter erstmals zu mir in die Praxis. Trotz flankierender Maßnahmen von meiner Seite (Symbioselenkung, Eigenbluttherapie und die Gabe von **Sulfur** (LM I-VI) keine Restitutio ad integrum. Ich konnte lediglich erreichen, dass anstatt systematischer Cortisonpräparate lokal inhalative Präparate angewandt und einige Zyklen Antibiotika eingespart wurden. Trotzdem wurde das Kind nicht gesund.

> Die Gabe von **Sulf.** und weitere Maßnahmen brachten nur eine mäßige Besserung.

Einmal – wieder in einer erneuten Vertretung – war Daisy mit der Großmutter im Untersuchungszimmer. Meine Arzthelferin kam herein und sagte in ihrer forschen, direkten Art: „Mein Gott – hier stinkt es aber", und öffnete spontan das Fenster im Untersuchungszimmer. Darauf die Großmutter wörtlich: „So riecht es immer bei Daisy, in ihrem Zimmer zieht es einem die Strümpfe aus."

> Leitsymptom: extrem übler Körpergeruch.

Aufgrund dieses außerordentlich unangenehmen Geruches sowie der extremen Abwehrschwäche, der genetisch-miasmatischen Belastung dachte ich erst jetzt an die Nosode **Psorinum**.

Daraufhin ging ich schweigend zum Arzneimittelschrank und gab Daisy 3 Kügelchen **Psorinum** D30 (DHU). Das Kind wurde völlig von den Haut- und Lungensymptomen befreit und brauchte keinerlei Medikamente mehr.

> Beschwerdefreiheit nach einer Gabe **Psor.** D30.

Fortsetzung: Ich hatte in der Zwischenzeit meine Kassenarztpraxis abgegeben und hatte meine neue homöopathische Praxis in Heidelberg. Da erreichte mich der Anruf von Daisys Großmutter: „Endlich habe ich Sie gefunden. Bei Daisy ist wieder alles da. Was haben Sie ihr damals gegeben?"

Ich verordnete telefonisch **Psorinum** D200 (DHU) mit einem weiteren durchschlagenden Erfolg.

> Einmaliger Rückfall mit **Psor.** D200 behoben.

Fall 2

(von Dr. Christoph Ringenberg, Wetzlar)

2 ½-jähriges Mädchen, Ines, jüngstes von drei Geschwistern; der Vater ist begabter Oberarzt in einer Universitätsklinik, die Mutter eine warmherzige Person. Das Kind leidet seit etwa 12 Monaten an einem zunehmenden, stark juckenden Exanthem, das durch eine vor 3 Monaten stattgehabte schwere Windpockenerkrankung mit hohem Fieber verstärkt wurde. Verschiedene Anwendungen, u. a. Chinosol-Waschung, Borretschöl-Cremes, verschiedene Diätformen, blieben ohne Erfolg.

> Fall 2:
> Mädchen mit juckendem Hautausschlag,
> verstärkt nach Windpocken und nach einem Unfallschock.

Auf näheres Befragen berichten die Eltern noch eine Verschlechterung der oben genannten Hauterscheinung nach einem Autounfall. Eine Gabe von **Opium** D30 nahm dem Kind die Angst, veränderte aber nichts an den Hauterscheinungen.

Zur weiteren Anamnese tragen die Eltern Folgendes nach: „Sie friert leicht", äußert oft trotz warmer Luft und warmem Körper „mir ist kalt" und verlangt eine Decke oder Jacke. Selbst im

> Leichtes Frieren, selbst im warmen Sommer.

Sommer trägt sie oft eine Mütze. Der Urin rieche manchmal stechend, leicht säuerlicher Körpergeruch.

Befund: Freundliches, hübsches, selbstbewusstes Mädchen mit spitzbübischem Lachen. Der internistische Organstatus ist unauffällig: Ausgeprägte papulo-pustulöse Effloreszenzen mit deutlichen Kratzspuren und einer rötlich-schuppenden Haut an Hals, Wangen, Unterarmen, Handgelenken, Unterschenkeln und, etwas geringer, am Stamm.

In einer RAST-Testung zeigte sich eine allergische Belastung gegen Milcheiweiß, Fisch und Weizenmehl.

Therapie und Verlauf: Es erfolgte zunächst die Gabe von **Sulfur** D4, täglich 1 Messerspitze, ohne jegliche Wirkung.

Nach Repertorisierung Gabe von **Psorinum** D30 (5 Globuli, DHU). Zunächst eine deutliche Verschlechterung mit Rötung und starkem Juckreiz der betroffenen Hautareale, danach aber (innerhalb von 2–4 Tagen) nahezu vollständiges Verschwinden der Hautsymptomatik. Nach 4 Wochen langsames Wiederauftreten von juckenden Papeln, erneute Gabe von **Psorinum** D30. Damit anhaltende Besserung bis zum heutigen Zeitpunkt.

Beurteilung: Bei dieser Kasuistik ist insbesondere auffallend, dass die im ersten Fall so dramatisch geschilderten negativen psychischen Symptome in der Biografie völlig fehlen. Allein körperliche Symptome lagen vor, aber es sprach eben die Modalität für die richtige Mittelwahl.

> Unangenehmer Urin- und Körpergeruch.

> **Sulf.** ohne Effekt.

> Nach **Psor.** D30 Erstverschlimmerung, dann Abheilung.

> Rezidiv nach 4 Wochen, beschwerdefrei nach Wiederholung der Gabe.

Lernziele

▶ Sich eingehend mit dem Arzneimittelbild von **Psorinum** beschäftigen,

▶ wissen, welcher Gemütszustand charakteristisch für **Psorinum** ist und welches die Hauptthemen im Arzneimittelbild von **Psorinum** sind,

▶ charakteristische und wahlanzeigende Symptome von **Psorinum** kennen,

▶ **Psorinum** gegen ähnliche Arzneimittel (z.B. **Sulfur, Natrium muriaticum, Arsenicum album**) abgrenzen können.

Literatur

[1] Allen, H.C.: Materia Medica of the Nosodes. Philadelphia 1910. Reprint: B. Jain Publishers, New Delhi 1995

[2] Appell, R.G.: Familienstruktur als homöopathisches Heilungshindernis. In: Allg. Hom. Ztg. 1999; 244(2): 56–62

[3] Appell, R.G. (Hrsg.): Der verwundete Heiler. Karl F. Haug Verlag, Heidelberg 1995

[4] Barthel, H.: Synthetisches Repertorium – Gemüts- und Allgemeinsymptome der Homöopathischen Materia Medica, Band. I: Gemütssymptome, 3. Auflage. Karl F. Haug Verlag, Heidelberg 1987

[5] Coulter, C.R.: Portraits homöopathischer Arzneimittel, Band II. Karl F. Haug Verlag, Heidelberg 1991

[6] Gesenius, W.: Hebräisches und Aramäisches Handwörterbuch über das Alte Testament, 17. Auflage. F.C.W. Vogel Verlag, Leipzig 1921

[7] Hadulla, M.M., Wachsmuth, J. (Hrsg.): Homöopathische Archetypen bei Homer. Karl F. Haug Verlag, Heidelberg 1996

[8] Hahnemann, S.: Die Chronischen Krankheiten (s. Anhang)

[9] Hahnemann, S.: Organon der Heilkunst, 6. Auflage (s. Anhang)

[10] Kindlers Literatur Lexikon, Bd. I: Artikel Ben Hur, Sp. 1488f. Kindler, Zürich 1964

[11] Neue Jerusalemer Bibel, neu bearbeitete und erweiterte Ausgabe, 6. Auflage. Herder Verlag, Freiburg 1985

[12] Schimmel, A., Endres, F.C.: Das Mysterium der Zahl, 7. Auflage. Eugen Diederichs Verlag, München 1993

[13] Weinreb, F.: Traumleben. Überlieferte Traumdeutung. Thauros Verlag, München 1979

10 Arsenicum album

Heribert Möllinger

Stoffkunde

Arsenicum album, das weiße Arsenik, ist Arsen-III-Oxid. Das reine Arsen (As) steht in der Stickstoffgruppe des Periodensystems der Elemente, Ordnungszahl 33. Es bildet den Anfang der Elemente mit halbmetallischem Charakter, das heißt, es ist metallischer als der direkt über ihm stehende **Phosphor**, mit dessen Arzneimittelbild es viele Ähnlichkeiten aufweist. Das Element ist nicht so reaktionsfreudig und auch nicht so giftig wie **Phosphor**. Während Letzterer als Bestandteil zahlloser Schädlingsbekämpfungsmittel seine Giftigkeit „nutzbringend" unter Beweis stellt, ist das Arsen als Gift sehr lange für das Handwerk des Ermordens benutzt worden, ein Umstand, der uns genaueste Kenntnis seines Vergiftungsbildes bescherte. Es wurde Speisen und Getränken beigemischt, und seiner tödlichen Wirkung verdankte eine Zeit lang der Beruf des Vorkosters sein Dasein. Nicht selten wand sich so ein armer Vorkoster nach Genuss der fürstlichen oder königlichen Speisen unter den entsetzten Augen des Bekochten in qualvollen Krämpfen, was dann nicht nur zu seinem, sondern auch zum Tode des Kochs führte, der natürlich als Handlanger der geplanten Ermordung bezichtigt wurde.

Hauptgruppen		
IV	*V*	*VI*
C	N	O
Si	P	S
Ge	**As**	Se
Sn	Sb	Te
Pb	Bi	Po

Abbildung 10-1:
Ausschnitt aus dem Periodensystem

Arsen: Rattengift und Gattengift.

Arsenik in der Homöopathie

Arsen ist also aus unserer Kulturgeschichte nicht wegzudenken, und nicht wegzudenken ist es auch aus dem homöopathischen Arzneischatz. Wir verfügen über zahllose „gezähmte" Gifte, und oft im Verlaufe ihres Krankseins fühlen sich Patienten, die **Arsenicum album** benötigen, als hätte man sie vergiftet. Wegen eben dieser Giftigkeit sollte man es in zu niedrigen Potenzen nicht verwenden und vor allem nicht für Kinder zugänglich aufbewahren. In Deutschland ist es ab D6 erhältlich und in dieser Form bei geeigneter Dosierung ungiftig.
Arsenicum album ist eines der großen homöopathischen Polychreste und Konstitutionsmittel, das heißt, es gibt praktisch keinen Körperbereich, kein Krankheitsgeschehen, bei dem es nicht angezeigt sein könnte, wenn die Ähnlichkeit gegeben ist. Die **Hauptwirkungsrichtungen**, wie sie sich aus der Arzneimittelprüfung und der Toxikologie ergeben, sind in Tab. 10-1 zusammengefasst.

Die Dosis macht das Gift: **Ars.** nie unter D6, besser nicht unter D12 bzw. C6 verwenden.

Ars. hat einen umfassenden Wirkungsbereich und gehört zu den meistverordneten homöopathischen Mitteln.

Tabelle 10-1: **Wirkungsrichtungen von Arsenicum album**

Gemüt	Milz
Schleimhäute	Lymphatisches System
Atemwege	Muskulatur
Lungen; rechtes Oberfeld (Spitze)	Haut
Blut	Seröse Hohlräume
Herz	Einzelne Organe
Nerven	

Zentrale Idee

Unsicherheit und Verletzlichkeit, Gefühl der Bedrohung, zwanghafte Kontrolle.

Tief sitzende **Unsicherheit**, Verletzlichkeit in einer unsicheren Welt. Die **Arsen**-Persönlichkeit fühlt sich bedroht, umgeben von feindlichen Elementen wie Schmutz, Bakterien, Viren, schlechtem Essen, schlechtem Geschmack, Einbrechern und Betrügern, und diese Unsicherheit angesichts einer nicht kontrollierbaren Umgebung wird mit Kontrollmechanismen bis hin zu Zwängen kompensiert. Aus dieser Grundidee heraus sind die wesentlichen Elemente des Arzneimittelbildes und der Persönlichkeit zu verstehen.

Modalitäten

Arsenicum album weist ein Fülle von klaren und charakteristischen **Modalitäten** auf, anhand derer es sich häufig sehr gut identifizieren läßt (Tabelle 10-2).

Tabelle 10-2: **Modalitäten von Arsenicum album**

Ausgelöst oder schlechter durch	Besser durch
Eis, Getränke, Obst, Gemüse	Hitze, warme Anwendungen (trocken)
Kälte, kalte Speisen, kalte Luft	Warmes Essen, Getränke, Wickel
Nachts: nach Mitternacht, 2 Uhr nachts	Bewegung; Umhergehen
Periodisch:14-täglich; jährlich	Erhöhter Kopf
Trinken, Zechen	Aufrecht sitzen
Infektionen, verdorbenes Fleisch	Schweiß
Hautausschläge: nicht entwickelt, unterdrückt	Gesellschaft
Liegen auf der betroffenen Seite	
Tabak	
Überanstrengung	

Hauptsymptome

Alles wird stets verschlimmert durch Kälte in jeder Form, gebessert durch Wärme bzw. Hitze, auch die typischen brennenden Schmerzen.
Starke Unruhe, große Schwäche, starke Verfrorenheit, nächtliche Verschlimmerung, großer Durst nach häufigen kleinen Schlucken sind Hauptkennzeichen von Arsen.
Die Symptome treten periodisch oder abwechselnd auf.
Wichtig für die Persönlichkeit sind: Sicherheit und Ordnung.

< Kälte
> durch Wärme (Hitze)
brennende Schmerzen
Ängstlichkeit
Ruhelosigkeit
Schwäche
Periodizität

Es folgen im Kopf-bis-Fuß-Schema die wichtigsten Symptome dieses Mittels (Tabelle 10-3). Besonders wichtige Symptomgruppen werden später eingehend dargestellt. Die tabellarische Übersicht eignet sich eher zum täglichen Nachschlagen in der Praxis, die Darstellung der einzelnen Bereiche zum vertiefenden Studium einzelner Züge des Mittels.

Tabelle 10-3: **Leitsymptome im Kopf-bis-Fuß-Schema**

Gemüt
- Verlangen nach Sicherheit (Eigennutz)
- fühlt sich verletzlich und schutzlos vor allem hinsichtlich Krankheit und Tod
- braucht Gesellschaft zur Unterstützung und Rückversicherung
- fordernd und klammernd
- besitzergreifend, habgierig
- **Ängste:** Allein zu sein, vor Krebs, Einbrechern, Armut, **Tod**
- Angstattacken (Panik), < von 12–3 Uhr nachts
- Befürchtung, alles wird schief gehen, Befürchtungen um andere
- **Ruhelosigkeit, ängstlich, schwach,** kann nicht entspannen
- geizig, kann nichts weggeben
- **heikel,** pingelig, tadelsüchtig, ordentlich
- nervös
- Angst um die Gesundheit. Später: Verzweiflung an der Genesung
- Anorexia nervosa (DD: Nat-m., Sep., Nux-v., Ign., Verat., Abrot., Sulf.)
- suizidal, Impuls zu töten, Furcht zu töten

Allgemeinsymptome
- **Verfroren,** < Kälte, > durch Wärme
- < um Mitternacht, 0–2 Uhr nachts, 2 Uhr
- < am Meer
- brennende Schmerzen, > Wärme (Hitze), < Kälte
- Absonderungen: scharf, spärlich, dünn, übelriechend
- Beschwerden der rechten Seite
- > warme Getränke
- Periodizität, 14-tägig
- ausgeprägte Schwäche
- abwechselnde Beschwerden
- Tendenz zur Malignität
- Ödeme, Aszites
- Apyrexie, Patienten, die nie oder selten Fieber entwickeln
- **Influenza**

Speisen und Getränke
- Verlangen nach Zitrone, **Fett,** Schweineschmalz, Olivenöl, Alkohol, Brot
- Abneigung gegen schwere, fette Speisen, Bohnen, Fleisch, Süßes
- **Durst nach häufigen kleinen Mengen**

Kopf
- **Heißer Kopf mit kaltem Körper**
- Kopfschmerzen brennend; periodisch; abwechselnd mit Arthritis
- Kopfschmerzen nach Essen von Eiskrem (Puls.)
- chronische Beschwerden, > durch Wärme
- akute Beschwerden, > durch Kälte (nur am Kopf!)

Auge
- Konjunktivitis, scharfe, brennende Absonde-
  rung, Keratitis. Iritis
- Photophobie
- Schwellung der Lider

Nase
- **Schnupfen, Heuschnupfen**: Scharfe, wässrige
  Absonderung
- Leitsymptom: **Rechtsseitiger Schnupfen**
- Schnupfen < morgens beim Erwachen

Gesicht
- Schwellung um die und unter den Augen
- Epitheliom der Lider
- vorzeitig gealtert, faltig, bläulich und kalt

Mund
- Aphthen, Ulzera, brennend, > warme Getränke

Hals
- Entzündung, Ulzeration: Brennende Schmerzen, > warme Getränke

Magen
- **Durst auf häufige kleine Mengen**
- **Magenleiden mit brennenden Schmerzen**:
  Gastritis, Ulkus, Karzinom
- Schmerzen, > Milch, < kalte Speisen und Ge-
  tränke, < 2 Uhr nachts
- Erbrechen nach kalten Speisen oder Getränken
- Angst wird in der Magengrube verspürt

Abdomen
- Lebensmittelvergiftung: **Diarrhoe und Erbre-
  chen gleichzeitig** (DD: Verat.)
  mit Ruhelosigkeit, Schwäche und Kälte
- Aszites
- Kolitis
- Hepatitis

Rektum/Stuhl
- Durchfall in kleinen Mengen, mit großer
  Schwäche
- **Durchfall mit Erbrechen** (DD: Verat.); nach
  kalten Getränken, Obst, Eiskrem (DD: Puls.)
- Stuhl: Sauer, übel riechend

Urogenitaltrakt
- Unfreiwilliges Wasserlassen
- **Atonie, Lähmung** der Blase, vor allem bei äl-
  teren Menschen

Genitalien
- Karzinome von Ovarien, Hoden, Uterus

Atemwege
- **Asthma**, < nach Mitternacht < bei Hinliegen;
  mit Angst
- Atemnot mit Angst, Unruhe, Schwäche, Zya-
  nose, Brennen in der Brust

Brust
- Herzklopfen, Arrhythmien: < nach Mitternacht,
  beim Hinliegen; mit Angst
- Pneumonie, Pleuritis, Emphysem
- Gefühl von Rauch oder Staub in der Lunge
- Brustkrebs

Extremitäten
- Geschwüre, gangränöses Aussehen; schwarze
  Nägel
- Raynaud-Syndrom (wichtigstes Mittel); Kälte
- lähmungsartige Schwäche

Schlaf
- Ruhelos
- Träume von Einbrechern

Haut
- **Trockenheit**, rau, schuppend
- Psoriasis, Ekzem: brennend
- Jucken ohne Hautausschlag (DD: Alum., Dol.,
  Mez., Sulf.)
- Jucken, muss kratzen bis es blutet
- Geschwüre, chronisch, sich verbreitend, bren-
  nend
- Gangrän

Komplementär
- All-s., Anth., Carb-v., Chin., Kali-bi., Lach.,
  Nat-s., Phos., Psor., Puls., Pyrog., Rhus-t.,
  Sec., Sulf., Tarent., Thuj.

DD
- Acon., Aran., Bism., Cadm-s., Carb-v., Chin.,
  Ferr., Hep., Jod., Kali-ar., Merc., Nit-ac., Nux-v.,
  Phos., Psor., Rhus-t., Sil., Sul-ac., Verat., Zing.

Anwendung im Akutfall

Obzwar **Arsenicum album** als Polychrest und Konstitutionsmittel für chronische Krankheiten prädestiniert erscheint, imponiert es im akuten Fall durch plötzliche intensive Effekte. Die Patienten sind ruhelos, ängstlich und geschwächt bei jeder Erkrankung, nicht selten klagen sie über wahnsinnig machende Schmerzen. Dabei fällt es angesichts des dargebotenen Dramas oft schwer, selbst die Ruhe zu bewahren und die Lage richtig einzuschätzen. Brennen wie Feuer, heiße Nadeln oder Drähte, > durch Hitze, sogar im Schlaf verspürt, wird ebenfalls immer wieder berichtet. Jede Erkrankung macht sehr ruhelos, mit zunehmender Reizbarkeit (DD: Cimic.) oder plötzlicher großer Schwäche, aus geringfügigen Anlässen. Sehr früh im Krankheitsgeschehen kommt es zu scharfen, dünnflüssigen, heißen, spärlichen, wundmachenden Absonderungen. Geradezu hinweisend ist ein unstillbarer, brennender Durst, oft auf eiskaltes Wasser, das dann den Magen reizt und wieder erbrochen wird. Der Patient trinkt andauernd geringe Mengen.

> Leitsymptome für die Anwendung bei akuten Erkrankungen:
> Unruhe, Angst und Schwäche, große Dramatik.

> Brennende Empfindungen.

> Scharfe Absonderungen, großer Durst auf kleine Schlucke.

Typus, Verhalten bei der Konsultation

Von der physischen Erscheinung her kann man drei Typen unterscheiden:

1. Der **gedeihliche Typus**: plethorisch, gut genährt ohne dick zu sein, mit zarter Haut und meist dunklem Haar. Er hat eine Neigung zu Asthma und Hautkrankheiten.
2. Der **dyspeptische Typus**: hagere Menschen mit gelblicher Haut und tiefen Falten im Gesicht, die die Gesichtszüge nach unten zu ziehen scheinen. Sie haben einen kränklichen Gesichtsausdruck, stumpfe, eingesunkene Augen und trockene Lippen. Sie erbrechen leicht und neigen zu Diarrhoe.
3. Der **kachektische Typus**: abgemagerte Menschen mit trockener, faltiger Haut, die oft mit feinen bläulichen Schuppen bedeckt ist. Ihr Gesichtsausdruck entspricht der Facies hippocratica, mit spitzer Nase, roten Augen mit Umgebungsödemen, vor allem der unteren Augenlider, und leichter Abschuppung der Lippen (DD: **Thuja**). Dieser Typus findet sich oft bei chronischer Diarrhoe, bei Krebs im fortgeschrittenen Stadium, AIDS und Tuberkulose.

> Plethorischer Typ:
> zart, dunkel – Asthma und Ekzem.
> Dyspeptischer Typ:
> hager, faltig, kränklich – Durchfälle.

> Kachektischer Typ:
> abgemagert, trocken, schuppig, ödematös – chronische auszehrende Krankheiten.

Der **Arsenicum-album**-Patient ist in der Regel gut und geschmackvoll gekleidet, hat kühle, trockene Hände bei der Begrüßung, sein Äußeres wie sein Benehmen verraten eine gewisse Sorgfalt und Achtsamkeit, er inspiziert seine Sitzgelegenheit, bevor er sich setzt, und er misstraut jeder Türklinke. Oft hat er sich nicht im Wartezimmer, sondern stehend im Flur aufgehalten, um sich nicht anzustecken. Er will stets einen Termin, der genau eingehalten werden muss, läßt sich am Telefon nicht abwimmeln. Zu Beginn der Behandlung fragt er den Arzt, ob er für einen Fall wie den seinen überhaupt kompetent sei. Er berichtet über zahl-

> Der typische **Ars.**-Patient ist aristokratisch:
> Gut gekleidet, sorgfältig, distanziert, penibel, ungeduldig, kritisch, kontrolliert.

reiche Arztkontakte und demonstriert damit gleichermaßen Angst, Misstrauen und Abhängigkeit vom Arzt. Aufgrund seiner peniblen Art kommt er oft zu früh und ist dennoch ungeduldig über jede Minute Wartezeit. Alles wird kritisch in Augenschein genommen.

Im Sprechzimmer erhält der Arzt ein sorgfältig und korrekt geschriebenes Papier mit genauer Auflistung sämtlicher Symptome, Beschwerden, einfach alles, auch die trivialsten Dinge.

Genaue Aufzeichnungen, eingehende Schilderungen aller Beschwerden.

Vor dem Doktor breitet sich eine unübersehbare, ins Detail gehende Liste bisheriger Behandlungen aus. Man wird gefragt, ob man alles versteht. Um keine Zeit zu vergeuden, spricht der Patient sehr bestimmt und andauernd. Er ist unruhig und hat immer etwas Wichtiges vergessen, was er unbedingt mitteilen wollte. Am Ende der Sprechstunde fällt ihm noch etwas Bedeutendes ein, und die Konsultation könnte von vorn beginnen. Bald darauf ruft er von zu Hause noch mal an, weil ihm noch was Wichtiges eingefallen ist.

Ruht nicht, bis alles am richtigen Platz ist.

Für dieses Verhalten gibt es das Symptom „**Gemüt – Ruhe – kann nicht ruhen, wenn Dinge nicht am richtigen Platz sind**", eines der für **Arsenicum album** absolut wegweisenden Symptome. Hierbei ist die Bedeutung von „Dinge" natürlich sehr weit zu fassen, es geht dabei nicht nur um äußere Gegenstände, um Ordnung in der Umgebung, sondern um einfach alles, was ihn betrifft. Alles muss an den richtigen Platz gebracht werden, in diesem Fall ins Gehirn des Doktors, damit der sich auf keinen Fall ein falsches Bild macht, und hierfür scheint Vollständigkeit für einen **Arsenicum-album**-Menschen die einzige Gewähr zu bieten. Es ist von daher auch sehr schwer, diese Patienten zu unterbrechen oder gar ihnen klar zu machen, dass die ganzen klinischen Befunde und Details von geringem Belang sind. Sie werden dann allenfalls böse, weil sie sich nicht ernst genommen fühlen und verlassen die Praxis.

Reagiert empfindlich, wenn er sich nicht ernst genommen glaubt.

Bleibt kritisch und zweifelnd, braucht immer eine zweite Absicherung.

Beim Follow-up werden etwaige Besserungen nicht zugegeben oder allenfalls auf Änderungen in den Lebensumständen oder eine neue Diät zurückgeführt. Sie klagen immer, egal wie gut es geht. Und: sie wechseln sehr häufig den Arzt oder konsultieren nach dem „Second-opinion-Prinzip" mehrere Kollegen gleichzeitig.

Auch Kinder vom Ars.-Typ haben den exquisiten Geschmack, zartes, ältliches Aussehen, ausgeprägtes Verlangen nach Gesellschaft, Frostigkeit, Unruhe.

Kinder sind schlank, zart, mit traurigem und besorgtem Gesichtsausdruck. Das Gesicht sieht ältlich aus mit blasser und zarter Haut und feinem Haar. Sehr gepflegte Hände, aber oft Zeichen von Nägelkauen. Kleidung warm und geschmackvoll, teuer. Schon Kinder entwickeln früh den typischen exquisiten Geschmack für gute Kleider. Kleine Kinder sind einerseits sehr unruhig, verlassen andererseits im Sprechzimmer nicht die Nähe der Eltern, laufen dauernd zwischen Vater und Mutter hin und her. Babys müssen praktisch immer herumgetragen werden. Hyperkinetische Kinder sprechen oft auf **Arsenicum album** gut an.

Die Patienten reden schnell, wissen viel und bleiben misstrauisch.

Das Sprechtempo ist sehr schnell, auch beim Erwachsenen. Die Patienten haben alles über ihre Krankheit gelesen und wissen sehr gut Bescheid, immer wieder kommen Zwischenfragen, um die Kompetenz des Arztes zu testen. Die Atmosphäre ist stets gespannt und bestimmt von Misstrauen, ein warmer, herzlicher Kontakt kommt praktisch nie zustande.

Häufige klinische Beobachtungen während der Konsultation

- Häufiges Kratzen wegen Juckreiz, ohne Hautausschlag.
- Sehr empfindlich, alles stört sie, sie können sich über alles beklagen.
- Ängstliche Ruhelosigkeit, die zu dauerndem Aufstehen und Hinundhergehen zwingt.
- Unsicherheit: Gefühl von Verletzlichkeit und Wehrlosigkeit hinsichtlich Krankheit und Tod.
- Deshalb: Abhängigkeit von anderen, braucht Gesellschaft, nicht zum Austausch (wie Phos.), sondern zur Sicherheit. Die Unsicherheit zeigt sich oft in einer beschleunigten Atmung, wenn man über die Krankheit spricht.
- Besitzergreifend. Geizig, spärlich (auch in seinen Absonderungen). Erwartet für Hilfe Gegenleistungen. Kann über den Preis der Behandlung zu klagen beginnen, wobei dies selten in direktes Feilschen ausartet.
- Ordnung als Allheilmittel; Kontrolle, Pedanterie.
- Perfektionismus. Kritik und Tadelsucht. Unordnung < alle Beschwerden.
- Zwanghaftigkeit vor allem bezüglich Hygiene und Ordnung, auch Geld. Sie fassen keinen Türgriff an und zögern manchmal, dem Arzt oder der Helferin die Hand zu geben.
- Später Angst, Unruhe, immer und vor allem die Gesundheit betreffend.
- Dauernder Lagewechsel, muss nachts dauernd aus dem Bett, hat auf dem Stuhl keine ruhige Position.
- Kälte und brennende Beschwerden gleichzeitig.
- Völlige Erschöpfung.
- Das Haar wird früh grau. Schuppen.
- Sitzt bei Kopfschmerzen an der Heizung, will aber frische Luft.
- Kopfschmerzen nach unterdrücktem Schnupfen (Nasenspray etc.).
- Empfindliche Kopfhaut, kann nicht die Haare kämmen.
- Arcus senilis der Augen.
- Haarausfall der Wimpern.
- Geschwollene und herabhängende Säckchen unter den Augen.
- Kalte Nasenspitze.
- Blässe des Gesichts bei Ärger.
- Falten auf den Lippen.
- Bläuliche oder weiße oder auch gangränöse Aphthen.
- Landkartenzunge, rote Zungenspitze.
- Weiß glänzende Zunge (vgl. **Ant-c.** mit dickem weißem Belag).
- Großer Durst, fragt manchmal in der Sprechstunde nach Wasser.
- Erschöpfung, die zu stark erscheint im Verhältnis zum Anlass.
- Wundheit an den Augenwinkeln oder den Mundwinkeln und den Naseneingängen nach kurzer Absonderung.
- Neigung zu Ulzera.
- Abmagerung der betroffenen Teile.

Kratzt sich, beklagt sich,

läuft hin und her,

fühlt sich unsicher und von Krankheit bedroht,

sucht Gesellschaft,

ist sparsam und geizig,

braucht Ordnung,

kritisiert und tadelt,

hat Angst vor Ansteckung,

ist unruhig und ängstlich, kann nicht lange sitzen oder liegen, ist frostig und erschöpft, ergraut früh, friert, aber will frische Luft.

Typische Körpersymptome

An dieser naturgemäß unvollständigen Liste ist unschwer abzulesen, dass in der homöopathischen Konsultation nicht nur das berichtete Symptom, sondern auch die Beobachtungsgabe des Arztes von großer Wichtigkeit ist für die richtige und sichere Arzneiwahl. Gerade ein eher zu zwanghaften Verhaltensweisen neigender Mensch wie der **Arsenicum-album**-Patient wird viele seiner Störungen und Eigenheiten nicht freiwillig preisgeben, teils, weil er sich mit ihnen arrangiert hat, teils wegen seines großen Misstrauens jedem Fremden gegenüber. Viele kleine Beobachtungen aber lassen sich dennoch zusammen mit den geäußerten Beschwerden zu einem stimmigen Bild zusammenfügen.

Fallbeispiel: Ulcera cruris

Fallbeispiel: Unterschenkelgeschwüre

geizig

kann nicht warten

vornehm gekleidet

anspruchsvoll

rastlos

scharf begrenztes Ulkus mit Fibrinbelag

Die 67-jährige Patientin meldet sich telefonisch, sie will keinen Anamnesetermin, sie will einen „ausführlichen Sprechstundentermin", denn es gehe bloß um zwei lästige kleine Unterschenkelgeschwüre, da braucht man ja nicht den ganzen Termin zu bezahlen. Das Ansinnen wird zuerst einmal abgelehnt, aber die Dame ist sehr hartnäckig und schafft es tatsächlich, von weiter weg hergekommen, in meine Sprechstunde. Sie meldet sich an, fragt, wie lange es dauert und geht in die Stadt. Warten will sie nicht. Zur angegebenen Zeit erscheint sie dann, vollschlank, dunkle, offensichtlich gefärbte Haare, Ringe an den Händen, bekleidet mit einem vornehmen grauen Kostüm, Typus unauffällig elegant. Sie entschuldigt sich kurz, dass sie trotz unserer Widerstände in der Sprechstunde gelandet ist, meint aber im gleichen Atemzug, dass ein geübter homöopathischer Arzt schon durch einen kurzen Blick auf das Problem eigentlich das richtige Mittel wissen müsste. Sie redet schnell, läßt mich fast nicht zu Wort kommen.

Sie zeigt mir, während sie redet, auf Nachfrage ihr rechtes Bein, indem sie den Rocksaum knapp über das obere von zwei Ulzera hebt, das untere rechts der Schienbeinkante mit ca. 1 cm Durchmesser und krustigen Auflagerungen, das zweite etwa doppelt so groß in der Mitte des Unterschenkels, links neben dem Schienbein. Es sieht scharf ausgestanzt aus, mit fribrinös-eitrigen Auflagerungen und ist offensichtlich schmerzhaft. Sie redet wie ein Wasserfall von sämtlichen bisherigen inneren und äußeren Behandlungsversuchen, zeigt mir eine Liste mit allen Medikamenten, die sie derzeit einnimmt und sieht mich nach etwa zehnminütiger Erklärung treuherzig an mit den Worten: „Sagen Sie selbst, Herr Doktor, für das bisschen müssen wir doch nicht Ihre kostbare Zeit verschwenden." – Ich war perplex. Ich wies sie der Form halber darauf hin, dass es sich bei Geschwüren um einen chronischen Prozess handelt und dass ihr Ansinnen an mich die Gefahr des Misslingens in sich trüge, aber ich kam nicht weiter. Ich hätte sie wegschicken müssen, und das wollte ich, da sie von auswärts angereist war, dann doch nicht tun, und so machte ich mich an die Arbeit.

Die Geschwüre brannten, und zwar vor allem nachts, oft wache sie nach Mitternacht davon auf, müsse dann umhergehen und immer wieder schluckweise trinken, auch mal ein ASS oder Ähnliches nehmen, um später wieder schlafen zu können. Meistens um ein Uhr, auch mal um zwei Uhr, und dann dauere es manchmal über eine Stunde, bis sie wieder einschlafen kann. Auch tagsüber seien die Geschwüre schmerzhaft, aber da wäre es zum Aushalten, nachts sei alles deutlich schlimmer. Den Durst habe sie nicht nur nachts beim Erwachen, sondern sehr oft.

brennender Schmerz kurz nach Mitternacht, muss dann aufstehen und sich bewegen

viel Durst

Sie hatte eine große Einkaufstüte neben sich, und als ich mich ans Repertorisieren machte, kramte sie Kleider hervor und fing an, die Preisschilder abzumachen. Ich fragte sie, ob sie die jetzt gekauft habe, worauf sie antwortete, sie sei eben trotz ihres Alters noch sehr eitel, und „gute" Kleidung liebe sie über alles. Und da jetzt gerade Schlussverkauf sei und sie grundsätzlich nur im Schlussverkauf einkaufe, habe sie die Gelegenheit genutzt, die Wartezeit sinnvoll zu überbrücken. Ihre Fingernägel trugen einen silbergrauen Lack mit Perlmuttglanz, ihre Zehennägel waren ebenso lackiert und der Rocksaum war gerade so tief, dass man die Verbände auf den Geschwüren nicht sehen konnte. Perfekt.

eitel
sparsam
immer tätig.

Ich entschied mich aufgrund der Symptome
Gemüt – Geiz
Gemüt – Eitelkeit
Magen – Durst – kleine Mengen, auf – oft; und
Allgemeines – Nachts – Mitternacht – nach – 1 Uhr
Extremitäten – Geschwüre – Unterschenkel – brennend
Extremitäten – Geschwüre – Unterschenkel – schmerzhaft
für **Arsenicum album** und empfahl ihr den Behandlungsbeginn mit der LM VI, gab ihr als Reserve noch die C30 mit.

Nach drei Wochen rief sie an und meldete der Helferin, da sie nicht warten wollte, sie könne fast jede Nacht durchschlafen, das Brennen sei besser, der Wundgrund sähe jetzt rosa aus. Ich ließ ihr ausrichten, sie solle noch drei Wochen weiter so verfahren und sich wieder melden. Sie meldete sich ein Jahr später (!) wieder, kurzfristig, erschien wie ein Jahr zuvor zur Schlussverkaufszeit mit zwei großen Einkaufstüten und legte los. Sie hatte damals insgesamt noch sechs Wochen die kleinen Globuli (LM VI) genommen, und sie dann, da keine weitere Besserung mehr eingetreten sei, abgesetzt. Dann sei es nach drei Monaten aber wieder etwas schlimmer geworden, und dann habe sie sich in einem homöopathischen Ratgeber informiert und das **Arsenicum album** C30 genommen, 1-mal 5 Globuli am ersten Tag, 1-mal 3 am zweiten und 1-mal 2 am dritten Tag, je einzeln über den Tag verteilt. Ich hätte gerne gewusst, welcher Ratgeber diese originelle Dosierung empfahl, aber sie zog vorsichtig ihr Kostüm über den Unterschenkel und sah mich triumphierend an. An der Stelle der beiden Geschwüre war nur noch eine bräunlich pigmentierte Hautveränderung zu sehen, ich betastete sie vorsichtig, sie war schmerzfrei. „Alles unter Kontrolle", sagte sie, zückte ihr Versicherungskärtchen, um es bei der Helferin einlesen zu lassen, und verschwand.

Verlauf:
besserer Schlaf,
weniger Schmerzen,
frischer Wundgrund.

Selbstständiges Absetzen nach sechs Wochen.

Erneute kurzfristige Einnahme nach weiteren sechs Wochen.

Alles unter Kontrolle.

Ganz offensichtlich hatte sie recht: Man braucht nicht immer eine lange, teure und aufwändige Anamnese zu bezahlen. Vor allem dann nicht, wenn einem das Geld zu schade ist und man lieber schöne Kleider kauft. Und immer noch besser ein Ratgeber als ein teurer Arzt. Insgesamt ein **Arsenicum-album**-Fall, der sich geschickt „sykotisch maskierte", sich aber dennoch durch charakteristische Symptome gut zu erkennen gab, wenn auch die typische Angst, die wir bei **Arsenicum album** eigentlich immer erwarten, nicht offensichtlich zu Tage trat.

Angst als zentrales Element

Die Angst bei **Ars.** in ihren verschiedenen Ausprägungen.

Gemeinhin gilt die Angst als zentrales Element bei **Arsenicum album** und als unverzichtbarer Bestandteil der Symptomengesamtheit. In der folgenden Darstellung soll dieses Element in einer Gesamtsicht aus miasmatischer und psychisch-psychologischer Betrachtungsweise (Geistes- und Gemüts-Symptome) eingehender dargestellt werden. Wenn man die tatsächliche Bedeutung der Angst bei diesem Mittel im Vergleich zu anderen typischen Angst-Mitteln untersuchen will, lohnt sich ein Blick ins Repertorium. Die Tabelle 10-4 zeigt eine Aufstellung der Häufigkeit der Rubriken bei Angst und bei Furcht im Repertorium (*Synthesis*, 7. Aufl.) für **Arsenicum album** und einige andere Mittel, die teils mit Angst und Furcht assoziiert werden, teils mit anderen Kernelementen.

Häufigkeit der Einträge unter „Angst" im Repertorium: **Ars.** > **Phos.** > **Puls.** > **Lyc.** / **Acon.** > **Sulf.**

Unabhängig davon, dass statistische Zahlenspiele in der Homöopathie mit Vorsicht zu bewerten sind, zeigt sich deutlich, dass **Arsenicum album** die meisten Angst-Symptome aufweist, gefolgt von Phosphor, der die Verwandtschaft nicht nur durch die Nähe im Periodensystem, sondern auch durch die zweithöchste Anzahl von Angst-Symptomen nahe legt. Da die Angst also auch aus diesem Gesichtspunkt bei **Arsenicum album** sich als wesentlich darstellt, ist der Schluss nahe liegend, dass sich die differenzierte Symptomatik in allen drei miasmatischen Schichten ausprägen muss. Andererseits sollte das Verständnis von **Arsenicum album** gerade aus dem Studium des genauen Inhaltes der Rubriken „Angst" und „Furcht" möglich sein. Stellvertretend sind einige wesentliche Geist- und Gemüts-Symptome von **Arsenicum album** in ein Schema eingeordnet, das die Angst in den Mittelpunkt

Tabelle 10-4: **Häufigkeit der Angst-Symptome einiger Mittel im Repertorium (*Synthesis*, 7. Aufl.)**

	Acon.	Anac.	Ars.	Lyc.	Phos.	Puls.	Stram.	Sulf.
Gemüt – Angst	58	21	79	63	71	58	51	53
Gemüt – Furcht	50	24	69	45	56	59	24	47
Gesamt	108	45	148	108	127	117	75	100

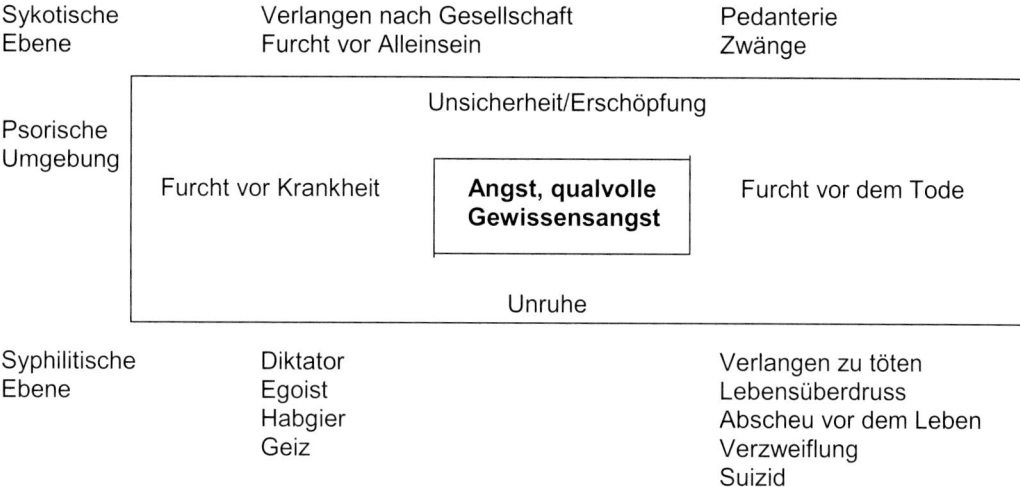

Sykotische Ebene	Verlangen nach Gesellschaft Furcht vor Alleinsein	Pedanterie Zwänge

Unsicherheit/Erschöpfung

Psorische Umgebung — Furcht vor Krankheit — **Angst, qualvolle Gewissensangst** — Furcht vor dem Tode

Unruhe

Syphilitische Ebene	Diktator Egoist Habgier Geiz	Verlangen zu töten Lebensüberdruss Abscheu vor dem Leben Verzweiflung Suizid

Abbildung 10-2: **Miasmatisches Schema der Arsen-Angst**

stellt und die Zugehörigkeit der einzelnen Schattierungen dieser Angst zum Gesamtbild und in Hinblick auf die miasmatische Dynamik des Mittels beleuchtet (Abb. 10-2).

1. Angst – Ruhelosigkeit (Unruhe) – Erschöpfung (Schwäche)

Die Angst als zentrales Thema von **Arsenicum album** ist stark ausgeprägt und fast immer von Unruhe begleitet. Sie steht den Menschen oft schon ins Gesicht geschrieben. Sie kann sich ausdrücken in Sorgen, Erwartungsangst, extremer Gewissenhaftigkeit, Perfektionismus, autoritärem Verhalten, je nachdem, ob sie eher in die „ehrliche" psorische oder die „kompensierende" sykotische Ebene eindringt. Angstanfälle treiben aus dem Bett, betreffen das Herz, treten auf als Panik oder Schreck nachts, mit dem Gefühl, ersticken oder sterben zu müssen. Die Angst ist in der Regel schlimmer abends beim Hinlegen, nachts, 1–2, 2-3 Uhr, die Todesfurcht geht einher mit Kälte und kaltem Schweiß. Je größer das Leiden oder die Schmerzen, desto größer die Angst, und dies trifft für akute wie auch für exazerbierende chronische Fälle zu. Alleinsein verschlimmert alles, nur Gesellschaft bessert. **Arsenicum album** kann auf sehr egoistische Weise klammern.

Gemüt – Klammert sich an – hält sich an anderen fest: Als eines unter 5 Arzneimitteln (Agar., Ars., Camph., Op., Phos.) steht hier **Arsenicum album**.

Hinter dieser Angst finden sich Schuldgefühle mit Selbstvorwürfen und schlechtem Gewissen, oft mit religiösen Motiven. Am deutlichsten aber projiziert sich die Angst auf das Thema Gesundheit. Keiner kann ihm helfen, er verzweifelt schier, braucht Fach-

Aus Angst ruhelos, in der Folge erschöpft.

Psorische Reaktion: gewissenhaft, pedantisch.
Sykotische Reaktion: autoritär, kontrollierend

< nach Mitternacht

< wenn allein

Schlechtes Gewissen.

Angst um seine Gesundheit,
Angst zu sterben.

Übertreibung, aber: Jede
Beschwerde ernst nehmen!

Angst < durch Schmerzen.

Angst vor Verunreinigung und
Ansteckung.

Luesinische Reaktion: Abbruch
sozialer Kontakte.

Angst vor Vergiftung.

Angst vor zu großer Nähe.

Angst vor Dieben und
Gespenstern.

ärzte in Serie, alle verfügbaren Therapien, Untersuchungen. Nur der Beste kann ihm helfen, nichts ist teuer genug, wenn es um die Gesundheit geht, trotz der oft ausgeprägtem Sparsamkeit. Der Patient hält sich für einen schwierigen Fall und ist immer skeptisch und misstrauisch. Er braucht seine Krankheit auch, um darüber zu reden, findet es aber andererseits empörend, wenn ein Arzt ihm sagt, sein Fall sei leicht zu heilen. Aber cave: neben vielen unbegründeten finden sich eben auch immer wieder begründete Ängste, z.B. als Präkordialangst, die durchaus Ausdruck einer Angina pectoris sein kann. Auch Angst nach Infarkt oder vor/bei Krebs muss auf jeden Fall ernst genommen werden.

Bei starken Schmerzen gleich welcher Provenienz wird die Angst unerträglich: „Töten Sie mich lieber, als mich solche Schmerzen leiden zu lassen." Und immer, wenn es um die genannten Arten von Angst geht, sind die anderen beiden Symptome zur Trias nicht weit entfernt, nämlich Erschöpfung und Ruhelosigkeit.

Gerade die psorische Angst im Übergangsstadium in die sykotische Form, also ins Kontrollierend-Zwanghafte, kann groteske Formen annehmen. Wir finden dann Angst vor Schmutz, vor Bakterien, Viren etc. Die Mütter sind oft pingelig sauber, zwingen ihre Kinder und sich selbst zu dauerndem Händewaschen, zwanghaften Reinigungsprozeduren. Klo und Küche werden vor, während und nach Besuchen peinlich sauber gehalten. In einer Praxis werden die Schutzbefohlenen von allen Patienten und von jeder Türklinke fern gehalten, dürfen erst wieder zu Hause auf die Toilette. Diese Angst um die Familie kann monoman-egoistische Züge annehmen und dann schon vom sykotischen ins luesinische Miasma übergehen, da hieraus nicht selten die Zerstörung normaler sozialer Kontakte und Verhaltensweisen resultiert.

Eine rein monomiasmatische Situation ist die Ausnahme und nicht die Regel. Man wird auch beim Bild von **Arsenicum-album**-Personen häufig Symptome finden, die der psorischen sowohl als der sykotischen Zone angehören, und auch einige syphilitische Ausprägungen werden das Bild mitbestimmen. Akzentuierungen in die eine oder andere Richtung aber wird es geben, und diese wiederum werden die Prognose und die Brisanz des gesamten Falles bestimmen.

Angst vor Verunreinigung, wirft lieber das Essen weg (was wegen der Sparsamkeit zusätzlichen Stress bedeutet), oder Angst vor Vergiftung, **Wahnidee, er sei vergiftet worden,** sind typische solche Symptome. Die arsenische Mutter fährt das Kind lieber täglich selbst in die Schule, als es den Gefahren des öffentlichen Nahverkehrs auszusetzen (Horrorszenario für **Arsenicum album**, weil man sich da unfreiwillig so nah kommt). Wenn kein Anlass für begründete Gegenwartsängste besteht, wird sich die Angst in die Zukunft projizieren.

Aber auch zu Hause besteht keine absolute Sicherheit. **Gemüt – Furcht vor Einbrechern** gilt als geradezu typisches **Arsenicum-album**-Symptom, allabendlich wird vor gründlichem Abschließen das Haus durchsucht. Große Angst, oft mit kaltem

Schweiß, bei Dunkelheit, mit Delirien, Zittern, Gespenster-Sehen, Halluzinationen sind Bestandteil des **Arsenicum-album**-Bildes.

Und dann eines der arsenischen Lieblingsthemen, die Angst ums Geld:

Gemüt – Furcht – Armut, vor
Gemüt – Geiz
Gemüt – Furcht – Verhungern; vor dem
Gemüt – Wahnideen – verhungern – Familie werde, die

sind für diesen Symptomkomplex die kennzeichnenden Rubriken, wobei die Angst um die Seinen ganz im Vordergrund steht.

Kennzeichnenderweise aber fehlt **Arsenicum album** in den Rubriken

Gemüt – Angst – Geldangelegenheiten, um
Gemüt – Angst – Geschäfte, über

Dies ist angesichts der Sparsamkeit und der damit zusammenhängenden Fähigkeit, mit Geld umzugehen, kein Wunder und kann gut der Differenzierung der ganzen „Finanzfragen" dienen. **Bryonia** zum Beispiel fehlt nur in der Rubrik „Gemüt – Wahnideen – verhungern – Familie werde, die", weil der Egoismus **Bryonias**, bei dem sich ebenfalls alles um das Geld und die Geschäfte dreht, nie die Familie, sondern immer nur die eigene Person betrifft.

Dies bedeutet für **Arsenicum album**, dass es zu Recht einen großen Ruf als Geizkragen hat, und nur wer die dahinter steckenden Ängste ahnt, kann verstehen, was sich da abspielt, nämlich Furcht vor Armut, existenzielle Unsicherheit, mit der Folge, dass auf der einen Seite gespart wird, was das Zeug hält, auf der anderen Seite mit vermehrtem Arbeitseinsatz die Vermehrung des Einkommens angestrebt wird. Hierbei strebt **Arsenicum album** stets nach Perfektion und Meisterschaft in seinem Beruf, während **Sulfur** eher durch Vielseitigkeit glänzt und mehrere Eisen im Feuer hat. Aufgrund der Angst vor Katastrophen und der Skepsis hinsichtlich Zufall oder Glück kann **Arsenicum album** wie ein Besessener arbeiten, wobei die Zweifel hinsichtlich der Richtigkeit getroffener Entscheidungen nie nachlassen.

Oft kommt die Angst erst in der Krankheit heraus. Ein ganz besonderes Kapitel ist hierbei die Angst vor dem Tod und allem damit Zusammenhängenden. Todesfurcht, bei Alleinsein, nachts im Bett, bei Atemnot, vor plötzlichem Tod sind nur einige charakteristische Symptome. Das Thema Tod kann hierbei recht widersprüchliche Züge annehmen. Einerseits kann aus Ärger der Wunsch verspürt werden, jemand zu töten, andererseits hat er selbst immer wieder den Wunsch, etwa vom Arzt getötet zu werden, aus Furcht vor den bevorstehenden Leiden und Schmerzen. Und im syphilitischen Stadium sind suizidale Gedanken häufig, da man ja für seine Schuld bezahlen muss: Denkt an Suizid durch Erhängen, Messer, Sich-Herabstürzen, Erschießen etc. und ist hierbei nicht mehr weit vom syphilitischen **Aurum** entfernt.

Angst vor Verarmung.

Im Vergleich zu **Bry.** bestehen bei **Ars.** auch Sorgen um die Angehörigen.

geizig

arbeitsam

perfektionistisch

große Selbstzweifel

Angst vor dem Tod.

Impuls, andere zu töten.

Wunsch, bei großem Leiden vom Arzt getötet zu werden.

Die psorische Phase erregt Mitleid, die sykotische Phase erscheint grotesk, die syphilitische Phase ist abstoßend.

Die Unruhe wird nicht nur im Zusammenhang mit der Angst, sondern auch für sich selbst wahrgenommen. Sie verändern dauernd ihre Position, drehen sich im Bett, stehen auf und legen sich wieder hin, raus aus den Kissen – rein in die Kissen, Wechsel des Bettes. Auch dies kann die grotesken arsenischen Züge annehmen. Man könnte etwas vereinfachend sagen, je grotesker, umso sykotischer, je mitleiderregender, umso psorischer, je abstoßender, umso syphilitischer, aber dies soll nur eine Faustregel sein und nur für **Arsenicum album** gelten. Unruhe während Fieber, Unruhe periodisch, oft nicht leicht zu unterscheiden von den beiden anderen großen Unruhemitteln, **Aconitum** und **Rhus toxicodendron**. Angst und Unruhe führen letztlich zu Erschöpfung und Schwäche, und das Auftreten dieser drei Symptome rundet dieses Bild ab.

2. Ordnung – Gewissenhaftigkeit

So genau und gewissenhaft ist kein anderer Arzneityp.

Niemand gleicht **Arsenicum album** an Gewissenhaftigkeit und Genauigkeit. Handtücher sind sorgfältig und immer gleich gefaltet, Bücher nach Themen oder Regenbogenfarben geordnet, die in der Praxis schon erlebten Beispiele sind endlos und mitunter erheiternd und nicht weiter zu vertiefen. Sehr angenehm ist die Sauberkeit und Anmut der Handschrift, jede seiner Äußerungen, alles hat Geschmack und Stil, und auch damit kann er in der sykotischen Ausprägung die Umgebung schikanieren. Es wird nämlich ohne seine Kontrolle und Überwachung nichts richtig gemacht, zumindest seiner Ansicht nach, seinen Ansprüchen wird einfach nie genügt. Dabei kommt er selbst auch immer mehr seinen eigenen Qualitätsmaßstäben gegenüber in Verzug, sodass auch hier wieder Zwanghaftigkeit und Ungenügen die dominierenden Merkmale werden. Von der Symptomliste beim Arzt war schon die Rede.

Anmut, Geschmack und Stil.

Kontrollierend, kritisierend.

Hohe Ansprüche an sich und andere.

In der Arbeit selbst ist er dadurch wenig flexibel, bis zur Sturheit, er erschöpft sich in der Arbeit und ist trotzdem immer unzufriedener mit sich und der Umgebung, macht sich Selbstvorwürfe, entwickelt Stresskrankheiten, die – syphilitisch – zu Jobverlust und Zerstörung der Familie führen können. Die folgenden Symptome sind nur eine kleine Auswahl der in Frage kommenden Rubriken.

Exakt, bestimmt, stur.

Gemüt – Fleißig, arbeitsam, Arbeitswut
Gemüt – Bestimmtheit
Gemüt – Heikel, pingelig
Gemüt – Gewissenhaft, peinlich genau in Bezug auf Kleinigkeiten
Gemüt – Kleinigkeiten scheinen wichtig, bedeutend
Gemüt – Kummer – Kleinigkeiten, über

3. Perfektionismus

Aus Angst wird der **Ars.**-Typ perfektionistisch.

Mit diesem Symptombereich haben wir definitiv sykotisches Terrain erreicht, es ist das Paradesymptom für die sykotische Kompensation psorischer Schwäche, die sich durch Angst, Unruhe und Erschöpfung manifestierte. Eben dieser Perfektionismus treibt die

Arsenicum-album-Persönlichkeit in die Arbeitswut. Schon das *Kind* ist überordentlich, sauber, räumt auf, ist diszipliniert, übt sein Instrument gewissenhaft bis zur Perfektion und ist frustriert und verzweifelt bei Fehlern. Der *Schüler oder Student* will die besten Noten haben und unternimmt dafür größte Anstrengungen, liest die doppelte Menge der geforderten Literatur, schreibt alles noch einmal ins Reine etc. Der *Erwachsene* überarbeitet sein Vorhaben solange, bis es perfekt ist, im vollen Bewusstsein, dass dies von anderen nicht adäquat gewürdigt werden kann, er kann einfach nicht anders.

Andere Mittel machen es sich da viel einfacher. **Phosphor** vertraut seiner Inspiration und seinem Improvisationstalent, **Sulfur** überspielt ungenügende und unorganisierte Vorbereitung mit Eloquenz und einem Intellekt, auf den er sich verlassen kann, **Lachesis** ist beeindruckend in seiner Dynamik des Vortrages, in seinem mitreißenden Charisma, kann aber immer wieder in seinen chaotischen Blättern wühlen, ohne dass sich von so viel Power geplättete Zuhörer daran stören würden, es sei denn, es sitzt eine **Arsenicum-album**-Person im Auditorium, die zwar beeindruckt wäre von Fähigkeiten, die ihr mangeln, die aber dennoch chaotisches Verhalten immer zutiefst missbilligt.

Aus diesem Streben nach Perfektion, das naturgemäß an prinzipielle Grenzen stößt, da menschliches Tun immer unvollkommen bleiben muss, resultiert teilweise die suizidale Disposition.
Gemüt – Abscheu – Leben, vor dem
Gemüt – Lebensüberdruss
Gemüt – Langeweile
Gemüt – Gleichgültigkeit, Apathie – Leben, gegen das

Das Vorgehen ist zweitrangig: Erschießen, Aufhängen, Erstechen. VAN GOGH schlitzte erst sein Ohr, später erschoss er sich aus Verzweiflung über nicht erreichte künstlerische Perfektion.
In seinem Perfektionismus ist **Arsenicum album** kompetitiv und kämpft um den ersten Rang: „Oben ist nur Platz für einen", „immer up to date", „in", „einen Schritt besser" sind zeitgenössische Kriterien für dieses Verhalten. Der Formel-1-Rennfahrer MICHAEL SCHUMACHER oder der Radprofi LANCE ARMSTRONG verkörpern diesen gnadenlosen Perfektionismus, der außer Siegen nichts Wichtiges zu kennen scheint, und diesem Ziel wird alles sonst untergeordnet. Im 20. Jahrhundert war der Klaviervirtuose VLADIMIR HOROWITZ ein Beispiel für einen charismatischen Perfektionismus, der seinesgleichen suchte und keineswegs frei von Leiden war. Er wollte die schwierigsten Werke stets schneller und bravouröser spielen als jeder sonst, und dies gelang ihm auch, doch als die Ansprüche des hysterisierten Publikums immer neue und nicht mehr zu erringende Gipfel forderten, legte er eine zwölfjährige Konzertpause ein. Er war hochsensibel, hypernervös, reiste stets mit seinem eigenen Konzertflügel („Beauty"), seiner Ehefrau Wanda und seinem Koch zu seinen Konzerten, die nur an Werktagen und nur um 16 Uhr nachmittags stattfanden. Einmal war er vor lauter Lampenfieber so durchgedreht, dass er in einem Kaufhaus im Lift alle Knöpfe gleichzeitig bediente und erst kurz

Aufgeräumtes Kinderzimmer.

Streberhaftes Verhalten.

Perfektion bis ins Detail, das keiner außer ihm wahrnimmt.

Zum Vergleich:
Phos. improvisiert,
Sulf. redet sich raus,
Lach. reißt mit.

Neigung zum Suizid.

Beispiele aus dem öffentlichen Leben:
VAN GOGH

MICHAEL SCHUMACHER
LANCE ARMSTRONG

VLADIMIR HOROWITZ

vor dem Konzerttermin wieder befreit werden konnte. Nach der zwölfjährigen Konzertpause setzte er unter „Verschiedenes" eine 2 cm große Annonce in die New York Times, da er es verabscheute, sich groß anzubiedern, was dennoch dazu führte, dass die Menschen schon zwei Tage vor Konzertbeginn Schlange standen und auf der Straße übernachteten. In jeder seiner Aufnahmen der großen virtuosen Klavierwerke schwingt jene atemberaubende hysterische Spannung, die sich stets einstellte, wenn er von neuem seine eigenen Maßstäbe zu übertreffen sich anschickte. Erst in höherem Alter ließ er von seinem hybriden Größenwahn mehr und mehr ab und dieser Zeit verdanken wir einige seiner schönsten, weil wärmsten und musikalischsten Einspielungen, weil hinter aller Virtuosität auch die Seele eines Menschen zu uns spricht, der die Leiden des Perfektionismus kennt und bis zu einem gewissen Grad auch überwunden hat.

Immer etwas Besonderes, auch als Patient spitzenmäßig.

Auch in seinem Leiden ist **Arsenicum album** Spitze: „So einen Fall haben Sie noch nicht gesehen", sagt der Patient. Und wenn er krank ist, muss sein Arzt wissen, dass als Ergebnis nur die volle, perfekte Gesundheit zählt, nach dem Alles-oder-nichts-Prinzip. Er ist minutiös genau in der Befolgung ärztlicher Anweisungen und erwartet von seinem Arzt die vollkommene Heilung. Noch so kleine bleibende Symptome lassen ihn darauf beharren, weiterhin krank zu sein. Er hat eine ausgesprochene Vorliebe für Formblätter, man kann ihm keine größere Freude bereiten, als ihn beispielsweise zu bitten, seinen Blutdruck o.ä. aufzuzeichnen. Er wird dem mit größter Perfektion und der Präsentation verbesserter Aufzeichnungsbögen nachkommen.

4. Empfindlichkeit

Überempfindlich gegen Licht, Geräusche, Stimmen, Gerüche, Schmerzen,

gegen Kälte (wie Psor., Sil., Hep., Nux-v.).

allergisch

Geruchsempfindlich wie Phos., empfindlich gegen Geräusche und große Gefühle wie Coff.

Überempfindliche Sinne sind eine Eigenschaft, die sowohl psorische als auch sykotische Komponenten aufweist. Der **Arsenicum-album**-Patient ist empfindlich gegen Licht, Geräusche, Stimmen, Essensgerüche, gegen Schmerzen vor allem, die ihn leicht zur Verzweiflung treiben. Zum Erreichen des Wohlfühl-Zustandes ist eine exakte Abstimmung mit seiner Umgebung notwendig. Auch Kälte ist ein großes Problem in dieser Hinsicht, die Umgebungstemperatur ist ähnlich bedeutsam wie bei **Psorinum, Silicea, Hepar sulfuris, Nux vomica.** Ebenso äußert sich die Empfindlichkeit in seinen Allergien, die sich auf alles erstrecken kann, was kreucht und fleucht: Staub, Tiere und deren Haare, Pilze, Schimmel, Eis, Meeresfrüchte, Gräser, Parfums, Blumen, einfach alles kann Asthma oder Heuschnupfen auslösen. Seine Nase ist ähnlich empfindlich wie bei **Phosphor,** seine Ohren ähnlich wie die von **Coffea,** und auch an ihn herangetragene Emotionen stören ihn sehr (Filme oder große Freude verursachen leicht schlaflose Nächte). **Gemüt – Berührt zu werden; Abneigung.** Diese Abneigung gegen Berührung auf jeder Ebene hat aber nicht dieselbe Intensität wie etwa bei **Arnica** oder **Antimonium crudum,** weil **Arsen** eben doch sehr auf Gesellschaft angewiesen ist.

5. Alles oder nichts – Diktator – Verzweiflung

Die Pedanterie, der Perfektionismus hört jenseits der Interessen aber schlagartig auf (Lesen, Garten, Ausbildung der Kinder etc). Entweder man ist die Nr. 1 oder man gibt auf. Diese Absolutheit ist der äußerste und genaueste Gradmesser für die Befindlichkeit von **Arsenicum album**. Er mag jemanden – oder nicht. Er hat seine Kriterien, und die sind unumstößlich, jenseits oder außerhalb dieser Maßstäbe erkennt er nichts und niemand an. Wenn er Aquarelle liebt, verabscheut er Ölgemälde, wenn er die Beatles liebt – hasst er die Rolling Stones, innerhalb der klassischen Musik verehrt er die Klarheit und Struktur von Bach und verabscheut die Sentimentalität der Romantiker etc. Toleranz ist ein schwieriges Terrain, er ist allzu leicht bereit, andere zu kritisieren und zu be- und auch verurteilen. Worte wie „Idioten", Anfänger", „Amateure" kommen sehr schnell aus seinem Mund und wirken verletzend sie sind auch den so erwünschten sozialen Kontakten nicht sehr zuträglich. Solche Äußerungen sind stets ein untrügliches Zeichen, dass man sich bereits auf syphilitischem Terrain befindet. Diese Bereitschaft, aufzugeben, nur das eine und nicht das andere zuzulassen, kann auch rasch in suizidale Impulse führen.

Absolutheitsanspruch

Intoleranz

vernichtende Kritik

Gemüt – Beleidigt, leicht
Gemüt – Diktatorisch
Gemüt – Beschimpfen, beleidigen, schmähen
Gemüt – Tadelsüchtig, krittelig
Gemüt – Spotten – Sarkasmus, beißender Spott
Gemüt – Tadelt andere
Gemüt – Streitsüchtig

In diesem Stadium sehen wir eine Persönlichkeit, mit der nur noch schwer auskommen ist: Sie ist neidisch, verächtlich, misstrauisch, neigt zu Widerspruch, zur Blasphemie, ist nachtragend etc. Sie allein hat Recht, jede andere Ansicht ist nicht existenzberechtigt. Diese Eigenschaften führen zu

6. Egoismus

der sich in sykotischen, aber auch in syphilitischen Äußerungen kundtut. Jede Situation wird aus der eigenen Position heraus bewertet und den eigenen Interessen gegenübergestellt. Angst, betrogen zu werden, sein Geld nicht für seine Leistung zu erhalten. Er braucht besonders viel Aufmerksamkeit, Privilegien, Ausnahmen für sich, bekommt nie genug, und was er bekommt, ist nicht gut genug. Solche Menschen sind einfach für alle anderen „schwierig", schwer zu ertragen, und häufig behalten sie nur noch aufgrund ihrer Qualifikation und ihrer meisterhaften Leistungsbereitschaft ihre Positionen, ansonsten werden sie wegen Störung des Betriebsfriedens gefeuert.

Diese Art der Zerstörung greift sehr langsam und unmerklich und hat nicht die Dramatik wie die von **Mercurius** oder **Aurum**. Dabei ist es auch bereits viel schwieriger, sie in diesem Stadium ein-

Nur der eigene Standpunkt zählt.

Verlangt für sich mehr als für andere, bekommt nie genug und alles nicht gut genug.

deutig **Arsenicum album** zuzuordnen, da viele psorische Symptome, namentlich Angst und Unruhe, von diesem nicht mehr nur kompensatorischen, sondern auch schon destruktiven Verhalten überdeckt werden. Insofern ist es immer wieder dienlich, Angehörige und Freunde nach früheren Verhaltensweisen zu befragen, sofern der misstrauische **Arsenicum-album**-Patient solches überhaupt zuläßt.

Auch die meisten hier nicht genannten Symptome dieser überaus interessanten Pathologie lassen sich aus der skizzierten Situation heraus mühelos verstehen und einordnen. Man braucht als Behandler eine gewisse Selbstlosigkeit und Disziplin, denn **Arsenicum-album**-Patienten sind aufgrund der genannten Eigenschaften nicht sehr dankbar, vor allem Behandlungserfolge werden ungern attestiert, aber man hatte zumindest die Gnade, ein grandioses Arzneimittelbild in natura erleben zu dürfen.

Lernziele

▶ Sich eingehend mit dem Arzneimittelbild von **Arsenicum album** beschäftigen,

▶ wissen, welcher Gemütszustand charakteristisch für **Ars.** ist und welches die Hauptthemen im Arzneimittelbild von **Ars.** sind,

▶ charakteristische und wahlanzeigende Symptome von **Ars.** kennen,

▶ **Ars.** gegen ähnliche Arzneimittel (z.B. **Aurum metallicum**, **Bryonia**, **Lycopodium**, **Mercurius solubilis**, **Nux vomica**, **Phosphor**, **Silicea**, **Sulfur**) abgrenzen können.

Literatur

Agrawal, M.L.: Materia Medica of the Human Mind (1ˢᵗ Ed. 1985), 10ᵗʰ Ed. Pankaj Publications, New Delhi 2000

Candegabe, E.F.: Vergleichende homöopathische Arzneimittellehre. Burgdorf Verlag, Göttingen 1994

Cowperthwaite, A.C.: A Text-Book of Materia Medica and Therapeutics. Iowa 1879. Reprint Jain Publishers, New Delhi 1993

Degroote, F.: Physical Examination and Observations in Homoeopathy. Homeoden Bookservice, Gent 1992

Hahnemann, S.: Die Chronischen Krankheiten, Band 5 (s. Anhang)

Murphy, R.: Lotus Materia Medica. Lotus Star Academy (Pub.); Pagosa Springs (Co, USA) 1995

RADAR. Repertorium Synthesis, Version 8, RADAR Keynotes 3.0.

Seideneder, A.: Mitteldetails der homöopathischen Arzneimittel, Band 1. Simillimum Verlag, Ruppichteroth 1997

Kent, J.T.: Arzneimittelbilder (Hrsg.: Heins, E., 1958), 8. Auflage. Haug Verlag, Heidelberg 1990

zur Lippe, A.: Grundzüge und charakteristische Symptome der homöopathischen Materia medica, 3. Auflage. Burgdorf Verlag, Göttingen 1996

Vermeulen, F.: Concordant Materia Medica. Merlijn Publishers, Haarlem 1994

Voisin, H.: Materia medica des homöopathischen Praktikers, 3. Auflage. Haug Verlag, Heidelberg 1991

11 Silicea

Heinz Möller

Zum Ausgangsstoff

Silicea (SiO_2) ist die häufigste anorganische Verbindung unseres Lebensraumes, der Erdoberfläche. Es ist unlöslich in Wasser und allen Säuren außer der Flusssäure, von der es unter Bildung von SiF_4 angegriffen wird. Es wird allerdings von wässrigen Alkalien gelöst.

Die häufigste Erscheinungsform des SiO_2 ist der Quarz, dessen Abarten als Schmuck- und Edelsteine Verwendung finden. Ihre Namen Bergkristall, Amethyst, Morion, Chrysopas sind besonders in der Welt der Mode allgemein bekannt. In all diesen Erscheinungsformen ist SiO_2 in einem Kristallgitter organisiert. Das bedeutet, dass neben der Substanz eine beachtliche potenzielle Energie im Kristallgitter gespeichert ist.

Neben diesen organisierten Erscheinungsformen gibt es amorphe bzw. feinkristalline Varietäten wie verschiedene Opale, Achat, Karneol, Jaspis, Onyx und andere. In der Homöopathie wird allgemein der reine Feuerstein (BOERICKE) als Ausgangsmaterial für die Potenzierung verwendet. Die niedrigen Potenzen müssen durch Verreibung hergestellt werden. Für die flüssige Potenzierung wird Kieselsäure verwendet, meist in der Form der Orthokieselsäure $Si(OH)_4$. Aus diesem Grund finden wir auf niedrig potenzierten Ampullen der DHU häufig die Bezeichnung Acidum silicicum.

Die Anzahl der registrierten Symptome liegt bei etwa 5500 im Repertorium von KENT, es gehört somit zu den Polychresten in der Homöopathie.

Physiologie

Silizium hat die gleichen Wertigkeiten wie Kohlenstoff, der das zentrale Element für jedes Leben darstellt. In den lebendigen Organismen spielt es jedoch eine weitaus geringere Rolle, als es aus der Chemie zu erwarten wäre.

„Elementares Silizium übt auf den tierischen Organismus keine Wirkung aus. Als Spurenelement wird es jedoch offenbar für die Ausbildung von Knochen und Bindegewebe benötigt, bei der Calcifikation junger Knochen in Wechselwirkung mit Calcium. Silizium-Mangel führt bei höheren Tieren zu Wachstumsstörungen. In lebenden Organismen kommt Si in Form von Silikaten, SiO_2 und Kieselsäureestern vor." (RÖMPP [25]).

Es ist daher für einen richtigen Universitätsmediziner kaum zu glauben, welch weit reichende Pathologie in der Homöopathie für Quarz bekannt ist.

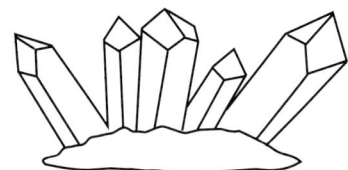

Abbildung 11-1: **Bergkristall**

Ausgangsstoffe:
Feuerstein (zur Verreibung),
Kieselsäure (zur Dilution).

Hauptgruppen		
III	*IV*	*V*
B	C	N
Al	**Si**	P
Ga	Ge	As
In	Sn	Sb
Tl	Pb	Bi

Abbildung 11-2:
Ausschnitt aus dem Periodensystem

Spurenelement und Baustein des Organismus ohne arzneiliche Wirkung im Rohzustand.

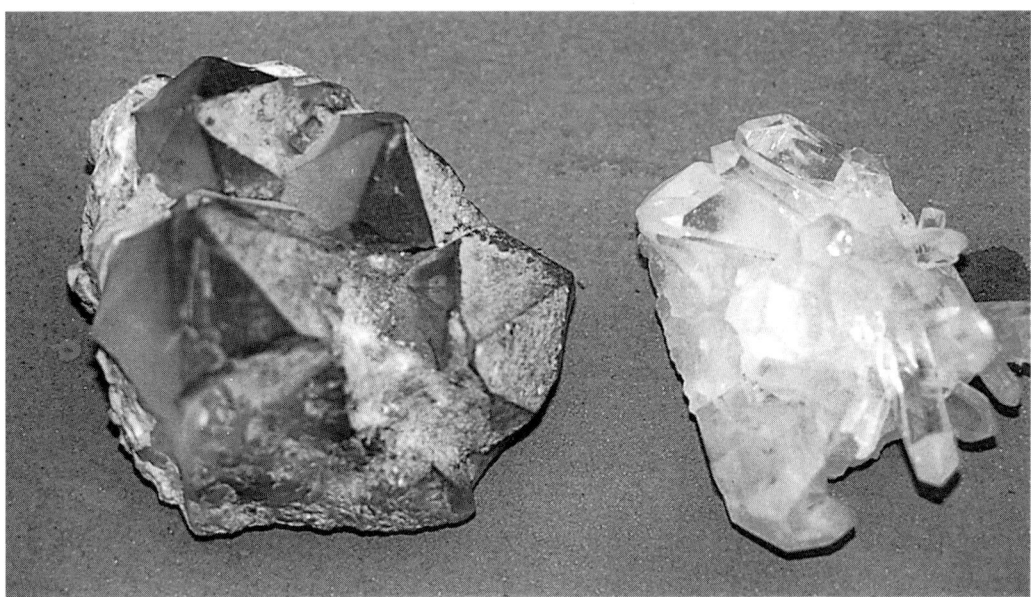

Abbildung 11-3: **Foto zweier Bergkristalle**

Organbeziehungen

Zielorgan RES, Bindegewebe.

Das eigentliche Zielorgan ist das Bindegewebe bzw. das dort angesiedelte **R**etikulo-**E**ndotheliale **S**ystem (RES).
Unter dem Eindruck von großer Gewalt geschehen an diesen Menschen schwer wiegende Veränderungen, die sich veranschaulichen lassen, indem wir einen Bergkristall dem Einfluss ionisierender Strahlung aussetzen. Durch eine ausreichende Dosis gelingt es, den klaren weißen Kristall zu schwärzen (verunreinigen). Diese Verfärbung verschwindet wieder mit der Zeit, wenn sie nicht zu nachhaltig war, wie zum Beispiel durch Dauerkontakt mit radioaktiven Substanzen.

Psychosomatik und -dynamik der Erwachsenen

Kleinigkeiten
• bekümmern ihn
• machen ihn ängstlich
• reizbar
• mürrisch
• erschrecken ihn
• sind ihm wichtig
• machen ihn traurig.

Der **Silicea**-Patient ist *„peinlich in Kleinigkeiten"* (*Mind – conscientious about trifles*, KR S. 16). Aber er ist darüber hinaus auch noch durch Kleinigkeiten

• ängstlich (*anxiety about trifles*, KR S. 8)
• reizbar (*irritability from trifles*, SR S. 672, Nachtrag von JAHR)
• mürrisch (*remorse about trifles*, KR S. 71, zweiwertig als einziges Mittel)
• er fährt zusammen (*startling from trifles*, KR S. 83)
• sie erscheinen ihm bedeutend (*trifles seem important*, KR S. 15)
• und er weint über diese (*weeping at trifles*, KR S. 94).

Quarz strebt nach Organisation.
Das Ziel dieser Organisation ist in der Reinheit des Kristalls
symbolisiert.

Dieses Ziel soll durch Perfektion erreicht werden. Schmutz und
Verunreinigung finden in dieser Idee keinen Platz und müssen
eliminiert bzw. ausgeschieden werden. Somit ist die Entwicklung
zum Besonderen, zum Speziellen, zum Spezialisten, zur Nische in
Beziehung zum oberen Pol einer Hierarchie vorgezeichnet. Es
handelt sich also grundsätzlich um Menschen, die zu Höherem
streben, ihr **Lebensziel ist „Vollkommenheit in Klarheit„**.

> Ziel:
> Perfektion ohne Verunreinigung.

Um dieses Ziel zu erreichen, bedürfte es einer optimalen Umwelt.
Die **Silicea**-Krankheit entsteht aus der Interaktion mit unserer
„unreinen" Umwelt. Das kann so weit gehen, dass die linke Kör-
perseite als nicht zugehörig, als Fremdkörper empfunden wird
(*delusion she did not own her left side*, KR S. 32). Die **Silicea**-
Philosophie verlangt, dass jeder Fremdkörper, nicht nur ein realer
Fremdkörper, mit allen Mitteln ausgeschieden werden muss, zum
Beispiel durch Eiterung oder durch Fistelbildung.

> Fremdkörper stören und müssen
> ausgeschieden werden.

Im Zielobjekt, dem Kristall, ist kein Platz für Verunreinigungen.
Auch das Bindegewebe und das lymphatische System mit ihren
Fließgleichgewichten verhindern eher die Bildung einer klaren
Struktur, wie sie ein Kristall verlangen würde. Das Bindegewebe
ist also schwach ausgebildet. Hier spielt sich auch Krankheit
primär ab, bevor sie andere Ebenen erreicht.

> Schwaches Bindegewebe.

Wer so auf Reinheit aus ist, kann mit vielerlei Nahrung gar nichts
anfangen und verdaut sie daher vorerst einmal gar nicht.

> Schlechte Assimilation der
> Nahrung.

Auf der geistigen Ebene gelingt diese Abgrenzung weniger, sodass
Krankheit viel häufiger auf dieser Ebene entsteht. Der Kristall ist
zwar klar, dafür wirkt er aber auch kalt und rational. Es versteht
sich daher selbstredend, dass die für die Klarheit (Geist) gebundene Energie dem Gesamtsystem entzogen ist, der Körper ist also
kalt und er befindet sich kalt, d.h. der Patient friert und wäre ohne
wärmende Hüllen dem thermischen Geschehen dieser Erde
schutzlos ausgeliefert. Einhüllen entzieht ihn seiner Empfindlichkeit und bessert sein Befinden.

> Klar, kühl, rational.

> Kalt und leicht erkältet.

Man bedenke, dass Bergkristalle üblicherweise sich unter der
Erde befinden, also im Verborgenen, im Dunkeln oder in einer
Höhle, einer Nische, in der man der Witterung nicht schutzlos
preisgegeben ist. Das Heraustreten aus dieser schützenden Umgebung ist grundsätzlich problematisch (vgl. *timidity about ap-
pearing in the public*, KR S. 89), da hiermit real wie im übertra-
genen Sinne eine Prüfung beginnt. Prüfung (*ailments from anti-
cipation* [3/79]) bedeutet Kälte und Schutzlosigkeit, bis der
Silicea-Patient merkt, dass er es schaffen kann; dann erzeugt er
einen glanzvollen Auftritt. In der Regel haben diese Menschen
große Prüfungsangst, bestehen die Prüfung aber meist nach An-
fangsschwierigkeiten mit Glanz und Gloria. Im Hintergrund der
Angst steht ein großer Mangel an Selbstvertrauen, das Wissen um
die eigene physische Schwäche. Da ist zwar die eigene Härte und
Klarheit, allerdings nur im eigenen kleinen Territorium, aber auch

> Zudecken und verbergen >.

> Fürchtet den Auftritt in der
> Öffentlichkeit.
> Daher hat er Angst vor
> Prüfungen, obwohl er sie meist
> gut besteht.

das Wissen um die daraus resultierende Sprödigkeit und Zerbrechlichkeit.

Furcht vor Nadeln und Spritzen.

Der Kristall kann leicht von spitzen Gegenständen zerlegt werden, daher die Angst vor Nadeln und spitzen Gegenständen, auch Spritzen (*fear of needles and pins*, KR S. 46), aber auch vor brutaler Gewalt. Die Bemühung um die eigene Reinheit zeigt ein zurückhaltendes (*reserved,* KR S. 72) und bisweilen auch zurückweisendes Wesen (*repulsive mood,* KR S. 71). Ergänzungen hierzu sind Abneigung gegen Angesprochenwerden und Berührung (*averse to being spoken to,* KR S. 82, und *averse to being touched,* KR S. 89). **Silicea** verlangt nur nach Gleichgesinnten, die gewissermaßen hilfreich auf den Kristallisationsprozess einwirken können. Einer ungeordneten Menge (*fear of people,* SR S. 516, Nachtrag BOGER) oder Fremden steht der **Silicea**-Patient dagegen misstrauisch (*suspicious,* KR S. 85) gegenüber.

Reserviert, zurückweisend, ∅→ Ansprache und Berührung.

Kleinlich, genau, pingelig.

Es handelt sich also um kleinliche Menschen, die in vielerlei Hinsicht die Dinge auf die Goldwaage legen. Kleine Ursache und große Wirkung oder der berühmte Schmetterling in Südamerika, der mit einmaligem Flügelschlag einen Sturm in Europa verursacht. Oft ist die Pathologie bei **Silicea**-Patienten rational nicht mehr nachzuvollziehen, obwohl es für einen erkenntnistheoretisch vorgebildeten Wissenschaftler durchaus möglich erscheint, wie zum Beispiel die böse Impffolge bzw. der unterdrückte Fußschweiß chronisches Siechtum bewirken können.

> Die unterdrückte Ausscheidung ist im physischen Bereich ein sehr häufiger Krankheitsauslöser. Die primäre Abwehr bei **Silicea** ist berechenbar eine Form der Eiterung.

Folgen von Fremdkörperinkorporation und unterdrückter Ausscheidung.

Wird auch diese erfolgreich unterdrückt, z.B. durch Antibiotika, ergeben sich nicht nur Chronifizierung und Malignisierung, sondern auch die Störung im geistig-mentalen Bereich wie Epilepsie durch Impfung (*Generalities, convulsions from vaccination,* KR S. 1356). Wird Fremdes gewaltsam integriert (Trans- und Implantate), gerät die Binnenstruktur in diesen Fällen in Unordnung.

Obstipation: der Stuhl rutscht zurück.

Außerdem passt zu einem strahlenden Etwas keinesfalls das Gegenteil. Deswegen wird der Stuhl nur kontrolliert abgesetzt, es kann nur begrenzt defäkiert werden, auch wenn mehr Stuhl abzusetzen wäre. Typischerweise schlüpft ein Teil des Stuhles auch wieder zurück. Die schlechte Assimilation und die Trägheit des Bindegewebes führen zu einem Binnenstau an grundsätzlich ausscheidungspflichtigen Substanzen.

Eiterungstendenz.

Überschreitet dieser Stau ein kritisches Ausmaß, beginnt die Eiterung als Hilfsausscheidung. **136 Eiterungssymptome sind im KENT'schen Repertorium genannt.** Außer dem Herzen, das als einzige **Silicea**-Pathologie nur Herzklopfen kennt, kann jedes Organ betroffen sein. Dabei kann es durchaus zur Organzerstörung kommen (Mamma). Es wundert nun auch nicht mehr, dass **Silicea** etwa hochwertig in der klinischen Rubrik des Morbus Crohn vorkommt.

In einer „schmutzigen" Welt wird **Silicea** ein Opfer seines Reinheitsideals (*fear of evil*, SR S. 497, Nachtrag BOGER). Es gibt jedoch nicht leicht auf, da die Angst zu versagen (*fear of failure*, SR S. 499, Nachtrag KENT) oder die Angst zu fallen (*fear of falling*, SR S. 499, Nachtrag BOGER) es nicht so leicht aufgeben läßt. Es steht ja beim erwachsenen **Silicea**-Patienten die gewaltige Gitterenergie des Kristalls zur Verfügung, als eine Art eiserner Reserve vor dem Tod. In der prinzipiellen Argumentation ist **Silicea** keineswegs so nachgiebig, es wird das Geschirr spülen oder aufräumen, aber es wird sich dabei niemals erniedrigen lassen, auch nicht als schwaches Kind.

Furcht vor Unheil,

Versagensangst,

Angst zu fallen.

Dass dem Schweiß so überragende Bedeutung für die Gesundheit des **Silicea**-Patienten zukommt, erklärt sich aus dem schwachen Stoffwechsel; er ist gewissermaßen auf diesen Ausscheidungsweg elementar angewiesen, weil die Summe aller Ausscheidungen mangelhaft ist. Nun wird auch eher verständlich, warum es so fatale Folgen hat, wenn die Schweißfunktion unterdrückt wird. Im KENT werden als **böse Folgen unterdrückten Fußschweißes** genannt:

Ausscheidung über die Haut: Schweiße.

Unterdrückung des Schwitzens hat schlimme Folgen.

- Brustenge (*chest tension tightness constriction*, KR S. 827)
- Herzklopfen (*chest heart palpitation*, KR S. 877)
- Kälte der Füße (*extremities coldness foot*, KR S. 964)
- Grauer Star (*eye cataract*, KR S. 236)
- Visusminderung (*eye dim vision*, KR S. 277)
- Epilepsie (*general convulsions*, KR S. 1355)
- Trockenheit der Nasenschleimhaut (*nose dryness inside*, KR S. 335)
- Verstopfung der Nase (*nose obstruction*, KR S. 341)
- Zahnschmerzen (*teeth pain*, KR S. 439).

Andere Unterdrückungsfolgen betreffen Schnupfen (3), Menses (5), Gonorrhoe (3) und, weniger als bei Sulfur, Hautausschläge (3).

> **Silicea** gehört also zu jenen Heilmitteln, bei denen eine „erfolgreiche" Unterdrückung eine nachhaltige, chronische und problematische Pathologie zeigt.

So wie der Kristallisationsprozess nur langsam vorankommt, so kommt auch die Heilung nicht von heute auf morgen. Die **Silicea**-Pathologie entwickelt sich und verschwindet langsam.

Langsame Reaktion, zögerliche Heilung.

Psychosomatik und -dynamik der Kinder und Heranwachsenden

Im Mittelpunkt steht ein kleiner Streber, der zu schwach ist, um sich in diesem Dasein grandios etablieren zu können, geschweige denn nach Höherem zu greifen. Schon als Säugling ist er zu früh auf diese Welt gekommen mit seinen durch die blasse Haut hindurchscheinenden Gefäßen.

Frühgeburt.

Auch das Geburtsgewicht lag im unteren Normbereich, und dieses Untergewichtetsein setzt sich im Gedeihen fort: Während der

Hypotropher Säugling.

Unverträglichkeit von Muttermilch.

Tränenkanalstenose,
Konjunktivitis.

Erkältlichkeit.

Hartnäckige Infekte, auch nach
Antibiotika chronischer Verlauf.

$\emptyset \rightarrow$ laute Geräusche.

Verzögerte körperliche
Entwicklung: Zahnung, Motorik,
Sprechen.

Impfungen werden oft schlecht
vertragen.

Widerspenstig, weint leicht.

Calcarea-Säugling sich Reserven in Form von „Babyspeck" anfut-
tert, kommt der Silicea-Säugling nicht so richtig im Gewicht voran und magert sogar ab. Das gibt ihm eine zierliche, ja fast
zerbrechliche Erscheinung. Er tut sich mit der Muttermilch viel
schwerer (KR S. 481), die er nicht mag und auch durchfällig (KR
S. 614) wieder in die Windel entläßt.

Er grenzt sich auch durch die Lokalisation seiner Schweiße vom
Calcarea-Säugling ab, indem er bevorzugt am Hinterkopf und im
Nacken schwitzt. Gelegentlich haben die Säuglinge Entzündungen und Strikturen im Bereich der Tränendrüsen und -gänge,
bisweilen nur gelbe Absonderung aus dem Auge.

Schon vom ersten Tag an zeigt sich die große Empfindlichkeit
gegen die Kälte dieser Welt. Abkühlung des Körpers, wie es
beim Baden, das der Säugling weder gern hat noch verträgt,
zwangsläufig geschieht, wird zu einem Problem für das
Immunsystem, das an den Atemwegen die ersten Schlachten aus-
tragen muss. Dabei nehmen die Krankheitserscheinungen stets
einen hartnäckigen Verlauf: Kleine Reste, wie eine verstopfte
Nase, bleiben übrig. Holt die Mutter den Doktor und dieser gar
Antibiotika zur Hilfe, um den Keimen ein für alle Mal den Garaus
zu machen, dann entwickelt sich ein chronisch rezidivierendes
Leiden.

Die Kinder sind gern warm angezogen, empfindlich gegen laute
Geräusche: (KR S. 79) Staubsauger, Presslufthämmer, Sirenen und
möchten wie Nat-m. oder Ant-c. nicht angesprochen werden (KR
S. 82). Das heißt aber nicht, dass sie allein gelassen werden wollen. Gerade der Verlust an Aufmerksamkeit, das Gefühl von Verlassenheit kann die erste Wunde hinterlassen, die, wie alles bei
Silicea, höchst langsam heilt.

Langsam schreitet auch die körperliche Entwicklung voran:
die **Zahnung** (KR S. 431), das **Gehen** (KR S. 1223 + 1228); auch das
Sprechen (KR S. 86). Ständig muss fast die ganze Energie zum
Überleben eingesetzt werden. **Die gut gemeinten Impfungen
zur Entlastung des Immunsystems erweisen sich nur als Bumerang; denn Silicea ist neben Thuja das Mittel schlechthin
für die bösen Folgen von Impfungen** (KR S. 1410). Die Eiterung
an der Impfstelle ist dabei noch die harmloseste Variante eines
ganzen Kaleidoskops von möglichen Reaktionen: Husten (KR
S. 809), Schwellung der Oberarme (Impfstelle) (KR S. 1197), Konvulsionen bis hin zur Epilepsie (KR S. 1356), Durchfall (KR S. 615),
Asthma bronchiale (KR S. 765), Hautausschlag (MURPHY [21]
S. 1430), Übelkeit (KR S. 510). In diesen nachteiligen Folgewirkun-
gen werden **Silicea**-Individuen nur noch von solchen übertroffen,
die **Thuja** benötigen. Gerade das in der besten Absicht als Gedeih-
hilfe parenteral Verabreichte wird nicht nur nicht angenommen,
sondern genauso feindlich betrachtet wie die Erreger, vor denen
die Impfung Schutz gewähren soll.

**Die Silicea-Säuglinge und -Kleinkinder sind widerspenstige
Kinder, die selbst dann schreien, wenn man freundlich mit
ihnen spricht** (obstinate children, yet cry when friendly spoken
to, KR S. 69). Wenn bereits in diesem Alter stinkende Fußschwei-

ße (KR S. 1183) oder eingewachsene Zehennägel (KR S. 1019) zur Anamnese gehören, dann ist die Diagnose fast gesichert.

Mit dem ersten Wachstumsschub können sich die körperlichen Manifestationen intensivieren und ausbreiten. War schon nach jedem Infekt die Nase verstopft, kommt jetzt die wiederkehrende Bronchitis dazu (KR S. 835) mit eitrigem Auswurf (KR S. 818), der reichlich und gelb sein wird. Auch aus den Ohren kommen eitrige Absonderungen (KR S. 287), das Gehör wird durch die hinzugetretenen Tubenkatarrhe immer schlechter (KR S. 322). Angst und Zusammenfahren durch Geräusche (KR S. 7), sogar Schlaflosigkeit sind zunehmend Begleiter eines eher angepassten Heranwachsenden, der lieber ruhig sitzen bleibt und den Anweisungen der Lehrer (Hausaufgaben) folgt. Körperlich bleibt die Entwicklung im Hintertreffen durch Ungeschicklichkeit (KR S. 953) oder eine Skoliose (KR S. 887), wobei hier groteske Deformierungen vorkommen können. Oft findet sich die recht spezifische Art der **Silicea**-Verstopfung: Stuhl tritt hervor und wieder zurück (KR S. 607). Auch die spezifische Form von Verlegenheit, auf einem Podium zu erscheinen (KR S. 89), führt zu Schwierigkeiten bei mündlichen Prüfungen.

In der Schulzeit werden die Abwehrmechanismen entscheidend entsprechend dem Weg des geringsten Widerstandes geprägt. Dazu gehören:

* Nachgiebigkeit, übergehorsames Verhalten und geringe Individualität
* Weinen und Schreien über jede Kleinigkeit
* Suche nach der Aufmerksamkeit anderer, zuerst der Eltern
* Neigung, sich zu entschuldigen; antisoziales Heischen um Aufmerksamkeit
* Perfektionismus.

Je nach Erkrankungsfortschritt zeigen sich dann in der Pubertät **Akne** (KR S. 366), **Heuschnupfen** (KR S. 326) mit **Asthma, schmerzhafte Sinusitiden** (Kopfweh) durch chronischen Schnupfen (KR S. 166), **Plantarwarzen** und Skoliose. Der Fußschweiß, so er nicht „erfolgreich" unterdrückt wurde, nimmt wund machenden Charakter an, sodass Risse zwischen den Zehen (KR S. 1183) entstehen, die von Pilzen gerne besiedelt werden. Der Schweiß kann so aggressiv sein, dass in den Socken Löcher entstehen.

Vor allem aber besteht die **Verstopfung, emotional und im Darm.** Die Frostigkeit besteht seit der Säuglingszeit fort. Die Hinwendung zum anderen Geschlecht erfolgt spät (wie könnte es anders sein?). Die Abwehrstrategie, sich schüchtern im Hintergrund zu halten und nicht laut aufzutreten, kann sich nun auch als Bumerang erweisen.

Beim Erwachsenen lautet das Thema „Reststuhl", Restausscheidung, Restrisiko oder auch Restkrankheit. Der Fußschweiß ist ebenso diesen Resten zuzuordnen, ähnlich die pathologische Verarbeitung von Impfungen, die als Restkrankheiten aufgefasst werden können. Eine solche Restkrankheit wäre bei **Sulfur** ohne Belang, allenfalls eine Kleinigkeit. Aber **Silicea** reagiert schlecht auf Kleinigkeiten. Es entspricht einerseits seiner Natur, dass die klei-

---

Panaritien

Rezidivierende Atemwegsinfekte, Bronchitiden, Otitiden.

Ungeschicklichkeit,

Skoliose.

Probleme in der Schulzeit.

In der Pubertät:
Akne, Allergien, Warzen, Fußschweiß, Fußmykose.

Im Erwachsenenalter:
„Rest"-Krankheiten mit großer Wirkung:
Obstipation, Fußschweiß, Impffolgen.

nen Reste zu großer Bedeutung wachsen. **Kleiner Fehler – große Wirkung!** Wenn dieses Motto aus der Krankengeschichte mehrmals herausscheint, dann kommt **Silicea** in die engere Wahl. Oft werden die Patienten schon seit der Kindheit von solchen (meist eitrigen) Entwicklungen geplagt. Die Wiederholbarkeit dieser Krankheitsfälle lehrt, auf die Kleinigkeiten zu achten.

Systematisches Arzneimittelbild

Die Puzzleteile bzw. Rohdaten stammen von ADOLF ZUR LIPPE [16,17]. Der Autor hat sie allerdings der vorliegenden Systematik unterworfen (**Fettdruck** = 3-wertig, *Kursiv* = 2-wertig).

Geist, Gemüt

Unruhe nach körperlicher Aktivität,
Schwäche, Abmagerung,
Schlafwandeln,
Träume von Toten,

verzagt, ängstlich,
ängstliche Faszination von Nadeln,

geistige Arbeit ermüdet,

geräuschempfindlich,
Eigensinn.

Möchte berührt und massiert werden.

Unruhe als Folge körperlicher Tätigkeit. Große Schwäche der Nerven und Abmagerungszustände (Lyc., Nat-m., Phos.).
Schlafwandler; steht im Schlaf auf, geht hin und her und legt sich wieder nieder (Kali-br.). Träumt im Allgemeinen von Leichen und Verstorbenen (Anac., Aur., Calc., **Calc-sil.**, Elaps, Iris, Mag-m., Mag-s., Thuj.).
Nachgiebig, Verzagtheit, ängstliche Stimmung (Puls.).
Sie beschäftigt sich mit Stecknadeln, sie zählt und sucht sie; immer bei Zunahme des Mondes schlimmer (ein oft zitiertes Symptom, das aber wohl einem schizophrenen Residualzustand entspringt; charakteristischer ist die Spritzenphobie).
Geistige Arbeit schwierig; Lesen und Schreiben ermüdend, kann das Denken nicht ertragen (Kali-p.). Unruhig, zappelig, fährt beim geringsten Geräusch hoch (Borx., Kali-c., Phos.). *Erschöpfung mit Erethismen bei harter Arbeit und im Wochenbett, Überwindung durch Willenskraft möglich.* Nervöse Schwäche (Ambr., Kali-p., Lyc., Ph-ac.). Die Kinder sind halsstarrig und eigensinnig; sie weinen, wenn sie zu freundlich angesprochen werden (Jod.). Der Patient ist gegen Lärm überempfindlich (Bell., Nux-v.), verzweifelt und voll Lebensüberdruss. Verlangen, magnetisiert zu werden (verlangt oft eine starke Patientenorientiertheit des Therapeuten, d.h. es wird ein Gefühl von emotionaler Wärme gewünscht, das sich auch positiv auf die Therapie auswirkt), Besserung dadurch (Bar-c., Bell., Calc., Cupr., Graph., Nux-v., Phos., Sep., Sulf., Viol-o.).

Leib

Kälte, Frostigkeit,

Abszesse,

chronische Eiterungen.

Harte Lymphdrüsen,

Mangel an Lebenswärme, beständiges Frösteln, sogar bei körperlicher Tätigkeit. Beschwerden nach Impfung, Abszesse, sogar Konvulsionen und Epilepsie. Überempfindlich, schlecht genährt, nicht durch Mangel an Nahrung, sondern wegen **mangelhafter Assimilation**. Chronische Eiterung (nicht nur) der Gelenke (Merc., Sulf.).
Verhärtung und Eiterung des Lymph- und Drüsensystems in irgendeinem Teil des Körpers, *Entzündung oder Schwellung der*

Knochen und Karies in irgendeinem Teil (Asaf., Aur., Calc., Fl-ac.). Alle Symptome, außer den Magenschmerzen, werden durch Wärme besser; während letztere von kaltem Essen besser werden (das Gegenteil von Lyc., das innerliche Wärme und äußerliche Kälte vorzieht).

Schwammige, leicht blutende Geschwüre mit torpiden, schwieligen Rändern.

Fistelartige Geschwüre, die eine dünne, jauchige, übel riechende, gelbe Flüssigkeit absondern (Fl-ac.).

Karies der Knochen (und der Zähne), mit fistelartigen Öffnungen und **Absonderung** von dünnem Eiter und Knochensplittern (aber auch anderen Fremdkörpern).

Besonders geeignet für Panaritien (Apis, Hep., Lach.).

Exostosen, Knochennekrosen.
Wärme >, nur bei Magenschmerz > kaltes Essen.
Geschwüre, Fisteln, Absonderungen von Eiter und Fremdkörpern.
Panaritien.

Kopf und ZNS

Epilepsie, wiederkehrend nachts, mit Aura im Sonnengeflecht beginnend. *Kopfschmerzen vom Nacken bis zum Scheitel steigend* (Gels., Glon., Sang.). Vergrößerung des Kopfes mit **offenen Fontanellen** (Calc). Täglicher Kopfschmerz, im Genick beginnend (Bell., Calc., Con., Lyc., Mag-c., Sulf.). Chronische Kopfschmerzen mit Übelkeit; als stammten sie aus dem Rückgrat und lokalisierten sich in einem Auge, besonders im rechten (im linken: Spig.); schlimmer von Luftzug oder Entblößen des Kopfes und besser von reichlichem Harnabgang. **Viel Schweiß am Kopf** bei Kindern, der Kopf ist nachts von Schweiß durchnässt. *Von besonderem Wert bei Ohrenlaufen und Fisteln des Tränenkanals* (Nat-m., Puls., Sulf.). Gerstenkörner und Pusteln um die Augen (Puls.).

Schwellung in der Gegend der rechten Tränendrüse und des Tränensacks. Augenbeschwerden mit großer Empfindlichkeit gegen Kälte und Verlangen, warm eingehüllt zu sein, besonders am Kopf. *Kopfschmerzen durch Lärm, von geistiger Arbeit und plötzlicher Erschütterung schlimmer, besser durch festes Einbinden (Bandagieren oder Tragen eines Stirnbandes) des Kopfes* (Arg-n., Puls.), *oder durch warmes Einhüllen des Kopfes.* Eitrige Ohrerkrankungen, von Karies des Mastoids begleitet (Aur.). Verstopfung der Ohren, die manchmal mit einem lauten Knall wieder frei werden. Schlechtes Hören der menschlichen Stimme (Phos., Sulf.). Schwindel: Fallen nach vorne beim Bücken, Reiten oder Aufblicken; vom Nacken zum Kopf aufsteigend, mit Übelkeit. *Gefühl, als liege ein Haar auf dem Vorderteil der Zunge.* Blutandrang und Durst bereits nach Trinken von wenig Wein.

Wasser schmeckt schlecht, erbricht nach Trinken.

Geschwüre an den Lippen (Ars., Caust., Graph., Kali-bi., Merc., Nat-m., Nit-ac., Stram.). Skrofulöse Kinder greifen beim Zahnen ständig nach dem Zahnfleisch. Abszesse an den Zahnwurzeln. Zahnfisteln.

Epilepsie mit Aura im Solarplexus, offene Fontanellen,
Kopfschmerz beginnt im Nacken, >→ rechtes Auge.
Kopfschweiß,
Otorrhoe, Chalazion, Tränenkanalstriktur.
Kopfschmerz durch Lärm, Bandagieren und Einhüllen >.
Tubenkatarrh mit Schwerhörigkeit.
Haar auf der Zunge.
Lippengeschwüre,
Zahnfisteln und -abszesse.

Atmung und Herz

Rasseln in der Brust (Ant-t., Hep., Nat-s.). Husten mit Auswurf dick, gelb, klumpig, eitrig, überreichlich und grünlich. Chronische Bronchitis, der Husten ist locker, anstrengend und erstickend (Kali-c., Phos.). *Lungenentzündung im Eiterstadium* (Hep., Merc., Nit-ac., Phos.). Emphysen (Dros., Hep., Ip., Lach., Lob., Merc., Nat-m., Phel., Phos.). Trockener, nächtlicher Husten, der den Patienten aus dem Schlaf weckt (Graph., Puls., Sulf.). *Trockener Husten, schlimmer durch kalte Getränke.*
Steinstaublunge bei Steinhauern, mit totalem Kräfteverlust.
Herzklopfen.

Rasselnde Atmung, eitriger Auswurf,
lockerer, erstickender Husten.

Silikose.

Verdauung

Heißhunger. Hungrig, aber bringt das Essen nicht hinunter. Abneigung gegen warme Nahrung, Verlangen nur nach kalten Sachen (Puls.).
Nach einer Mahlzeit Schwere wie von einem Stein im Magen, oder wie von Blei (Bry., Nux-v., Puls.). Ekel vor Fleisch (Graph.). Aufgetriebener Bauch, hart und gespannt, übermäßige Auftreibung des Bauches, Meteorismus (Carb-v., Lyc.). *Kolik bei Wurmleiden und Verstopfung* (Calc., Merc., Nux-v., Plb., Stann., Sep.). **Verstopfung** (Alum., Bry., Graph., Nat-m., *Nux-v.* u.v.a.). Stühle sehr übel riechend. *Stuhl spärlich, oder aus harten Klumpen bestehend, hellfarbig; Entleerung schwierig, wie von Untätigkeit des Mastdarms* (Alum., Bry., Op.); _wenn teilweise entleert, tritt der Stuhl wieder zurück. Afterfistel mit Brustsymptomen wechselnd_ (Berb., Calc-p.). Afterfissur (Aesc., Nat-m., Petr., Sulf.), große Schmerzen nach dem Stuhlgang (Ign., Nit-ac., Thuj.).

Heißhunger mit Appetitlosigkeit,

Stein im Magen,

Abneigung gegen Fleisch,

Koliken bei Verstopfung,

Schwieriger Stuhlgang,

Analfisteln, Fissuren.

Urogenital

Chronische Gonorrhoe, mit dicker, übel riechender Absonderung (Hyos., Nat-s., Puls.). Jucken und Schwellung des Skrotums (Graph., Phos., Sulf.).
Heftige Erektionen (Canth., Phos., Sulf.). Samenergüsse nachts (Nux-v., Ph-ac.).
Wasserbruch (Apis, Puls., Sulf.). Elephantiasis des Skrotums.
Menstruation zu schwach (Alum., Bry., Ferr., Graph., Nat-m., Puls., Sep.). Immer starke Verstopfung kurz vor oder während der Menstruation; auch kalte Füße (*vgl. Nat-m.*). Paroxysmen von Eiseskälte am ganzen Körper zu Beginn der Menstruation. Ausfluss weißen Wassers aus der Gebärmutter, statt der Menstruation. Reines Blut fließt aus der Gebärmutter, jedes Mal beim Stillen. Fistelartige Geschwüre der Brüste; das Gewebe der Mammae scheint in Eiter überzugehen, eine Partie nach der anderen scheint Geschwüre zu bilden und sich in einem gemeinsamen Geschwür aufzulösen, oft mit heftigem Schmerz, oder es kann mehrere Öffnungen geben, für jeden Lappen eine. Brustwarzen bilden leicht Geschwüre (Sulf.). Brustwarze ist wie ein Trichter eingezogen (Sars.). Die Milch der Mutter ist so schlecht, dass das Kind sie ablehnt oder bald nach dem Stillen erbricht.

Chronische Urethritis,

Juckreiz des Skrotums,
starke Erektionen, Pollutionen,
Hydrozele.

Obstipation während Menses,
Kälteschauer zu Beginn der Menses,
Metrorrhagie beim Stillen,
Fisteln der Mamillen.

Schlupfwarzen.
Unverträglichkeit von Muttermilch.

Bewegung

Er erkältet sich leicht, besonders wenn er seine Füße oder den Kopf entblößt. Lahmheit in allen Gliedern abends. Stiche in allen Gelenken nachts.
Schweißfüße, wundmachend zwischen den Zehen, mit üblem Gestank; auch Beschwerden nach Unterdrückung dieses Schweißes. Schweiß der Hände, Zehen, Füße und Achselhöhlen, übel riechend.
Schmerzlose Schwellung der Drüsen mit lästigem Jucken (Merc., Rhus-t.). *Psoasabszess* (Arn., Cupr., Ph-ac., Staph., Symph., Syph.). *Entzündung und Eiterung der Leistendrüsen.* Idiopathische Hüftgelenkerkrankung (Calc., Merc., Sulf.). *Fistel* (Fl-ac., Hep., Merc.). *Nicht tuberkulöse Verkrümmung des Rückgrates* (Calc., Calc-p.).

> Kälteempfindlich, besonders beim Entblößen von Füßen und Kopf.
> Übel riechende, wund machende Schweiße.

> Lymphdrüsenschwellung, Abszesse, Coxitis, Fisteln, Skoliose.

Haut

Neigung zur Eiterung selbst der kleinsten Wunde. Eingewachsene Zehennägel (Graph.). Krumme Nägel an Fingern und Zehen (Ant-c., Graph., Thuj.).
Panaritium (Apis, Hep., Nit-ac.). Karbunkel (Apis, Ars., Lach., Rhus-t.). Fördert den Abgang von Fremdkörpern (*in niedriger Potenz*) aus den Geweben, wie Gräten, Nadeln.

> Kleinste Wunden eitern, Panaritien, Nagelmykosen.
> In niedrigen Potenzen Förderung der Fremdkörper-Elimination.

Temperatur und Schweiß

Sehr ausgeprägte Kälteempfindlichkeit, braucht Decken und Hüllen. Zugluft ist unerträglich und oft Auslöser von Krankheit. Frost ohne Durst, bei jeder Bewegung (Arn., Nux-v.). Fröstelt sehr, sogar in einem warmen Zimmer.
Fieber abends, schlimmer nachts. Erschöpfende Nachtschweiße (Ars., Calc., Chin., Merc., Nit-ac., Psor., Sulf.).
Wenig Schweiß, schlecht riechend auf dem Kopf, stinkende Fußschweiße (Bar-c.). Große Hitze die ganze Nacht hindurch mit ruckweiser Atmung. Frost ohne Durst, bei jeder Bewegung (Arn., Nux-v.).

> Kälte- und zugluftempfindlich.

> Fieber abends, nachts, mit viel Schweiß.

Modalitäten und Mittelbeziehungen

Verschlimmerung:
Durch Kälte, während der Menses, bei Neumond, durch Entblößen, besonders des Kopfes; beim Hinlegen, nach Impfung; durch einen Luftzug, von Bewegung, in frischer Luft, nachts.
Besserung:
Durch Wärme, besonders durch Einhüllen des Kopfes, in einem warmen Zimmer; durch Magnetisieren und Elektrizität.
Komplementäre Mittel:
Fl-ac., Sanic., Thuj.
Feindliche Mittel:
Merc. darf nicht vor oder nach **Sil.** gegeben werden.
Unterschied zwischen Sil. und **Calc-s. im Eiterungsprozess:**
Sil. fördert die Eiterung und bringt den Prozess zur Reife. **Calc-s.** unterdrückt die Eiterung und fördert heilsame Granulationen.

> < Kälte, Menses, Neumond, Entblößen, Hinlegen, Impfung, Bewegung, nachts.

> > Wärme, Einhüllen, Massieren, Reizstrom.

Tabelle 11-1: **Verordnungsanzeigende Symptome**

Physisch

1. Malabsorption und Malassimilation bis zur Sprue (Gluten, Milcheiweiß), Verstopfung mit dem Gefühl von Reststuhl im After

2. Neigung zu eiternden Prozessen (Fistel oder Furunkel)

3. Unterdrückung von Fußschweiß und Entzündungen

4. Schleichende chronische Krankheitsverläufe

5. Fingernägel alteriert, allgemeine Bindegewebsschwäche

Psychisch

6. Feinheit, dargestellt durch Genauigkeit (Perfektion des Handelns)

7. Unterdrückte Emotionen durch Isolierung von negativen Affekten

8. Sucht den Eigenwert durch Mustergültigkeit (z.B. als Schüler)

9. Klarheit des Geistes in einem schwächlichen Körper

10. Nachgiebig in der Form, hart in der Sache

Silicea ist die chronische **Pulsatilla**. Die Wirkung ist gründlich und lang anhaltend.

Differenzialdiagnose zu anderen Silikaten

Zusammenfassung:
Streben zu höherer Organisation,
Beharrungsvermögen,
nur bei Einwirkung von Flusssäure instabil.

Silicea-Verbindungen ohne entsprechende Arzneimittelprüfung:
Calc-sil., Ferr-sil., Kali-sil., Mag-sil., Nat-sil.

Aus diesen Vorbemerkungen lassen sich für die Homöopathie folgende Grundeigenschaften ableiten: häufiges Vorkommen in unterschiedlichen Gestalten mit dem Streben zu höherer Organisation, ausgesprochenes Beharrungsvermögen in normaler, selbst in saurer Umgebung, außer gegen **Acidum fluoricum** (Flusssäure), die ebenfalls als homöopathischer Polychrest bekannt ist. Die Auflösungstendenz in verschiedenen Basen stellt sich als Silikatreihe in Verbindung mit den Alkali- und Erdalkalimetallen dar. Eine besondere Verbindung stellen die Aluminiumsilikate dar mit der alten pharmazeutischen Bezeichnung als **Kaolin** oder aber auch als Bolus alba, d.h. weiße Tonerde. Gebräuchliche, wenngleich doch selten angewendete Homöopathika sind die bei SCHOLTEN [27] dargestellten **Calcium silicum** [27, S. 331], **Ferrum silicicum** [27, S. 416], **Kalium silicicum** [27, S. 317], **Magnesium silicicum** [27, S. 257], **Natrium silicicum** [27, S. 233] oder **Aqua silicata**; Prüfungssymptome von letzterem wurden ausnahmslos unter dem Polychrest subsumiert. RAMPOLD [24] hat diese mit viel Aufwand in *„Mindmat"* wieder korrekt zugeordnet. Diese Verbindungen haben durchgängige schwache oder keine Arzneimittelprüfung vorzuweisen, sind also allenfalls einer Analyse nach Scholten [27] zugänglich, repertorisierbar sind sie wohl nicht. Die von Kent inaugurierte Methode, synthetische Arzneimittelbilder aus Metall oder Carbonat des Metalls und dem Anion des Salzes (hier dem Silikat) herzustellen, ist zumindest fragwürdig [26].

Differenzialdiagnose zu Pulsatilla

Silicea wird in der Literatur immer wieder auch als chronische **Pulsatilla** bezeichnet. Zwar mag das milde und schüchterne Auftreten im Alltag mit **Silicea** zu verwechseln sein. Die Interaktion zeigt jedoch keine Starre und wer **Pulsatilla** braucht, wird sich nicht um Kleinigkeiten streiten. Auch ist die Stimmung jener Individuen viel wechselhafter, Weinen wechselt mit Lachen. **Pulsatilla** zeichnet die Stimmung der Umgebung wie eine Wetterstation nach, **Silicea** ist konstanter in der Stimmung über große Zeiträume.

Puls.:
ähnlich ist die Schüchternheit, unähnlich die Starre.

Differenzialdiagnose zu Mercurius solubilis

ergibt sich meist aus chronisch eitrigen Prozessen, ganz gleich an welchem Körperteil. Der viel ausgeprägtere Nachtschweiß, der sogar die Wäsche verfärbt, das Zittern der Zunge und der starke Speichelfluss besonders nachts sind rasch verifizierbare Schlüsselsymptome von **Mercurius.** Diese Patienten sind eher gute Futterverwerter und neigen zur Adipositas. Man sollte aber auch nicht verkennen, dass der Träger von mehr als 8–10 Amalgamflächen an den Zähnen Symptome des Mikromerkurialismus in eine wie auch immer geartete Konstitution einbringen kann. Die thermische Modalität der **Mercurius**-Patienten ist nicht so extrem auf der frostigen Seite, wie dies von **Silicea** sprichwörtlich bekannt ist. Quecksilber ist ein Antidot von **Silicea**. Daran sollte man sich erinnern, wenn die Behandlung des **Silicea**-Patienten mit mehr als 10 Amalgamflächen partout nicht vorankommt.

Merc.:
ähnlich: Schweiße, bei **Merc.** aber ausgeprägter und verfärbend,
unähnlich: die Assimilation der Nahrung,
zu unterscheiden: die geringere Kälteempfindlichkeit von **Merc.**

Differenzialdiagnose zu Hepar sulfuris

Hepar sulfuris kommt thermisch der Kälte- und Zugluftempfindlichkeit von **Silicea** sehr nahe. Allerdings erleben wir von **Hepar sulfuris**-Patienten das Verlangen nach Nahrungsmitteln (Essig, Mariniertes, Saures, Senf, deftige Speisen wie Eisbein mit Sauerkraut), die schon der Gedanke für **Silicea** verbietet. Im mentalen Bereich erscheint der unwillkürliche Tötungsimpuls, ähnlich wie bei **Nux vomica** oder **Mercurius solubilis**, wenn es gelingt, den Patienten so weit zu öffnen.

Hep.:
ähnlich: kälteempfindlich,
unähnlich: das Nahrungsverlangen, die aggressiven Impulse.

Differenzialdiagnose zu Acidum fluoricum

Hier hat der Patient wie bei **Calcium sulfuricum** sowohl Lust auf ein kaltes Bad wie auch die Besserung dadurch. Dazu kommt die Verschlechterung durch zu viel Wärme, selbst warme Speisen und Getränke verschlechtern. Auch geben sich die Patienten viel offener, was aber nur den Anschein von Offenheit erwecken soll.

Fl-ac.:
unähnlich: die Reaktion auf Kälte.

Fallbeispiel

40-jährige Ärztin,
sprachlich differenziert,
„Kummerkasten",
Obstipation und Blähungen.

Vorgeschichte: Sepsis, rezidivierende Tonsillitiden. Folgen von Antibiotika, Nervenverletzung bei Zahnextraktion.

Erschöpfung, Schweiß, Mundgeruch.

Stinkende Durchfälle mit Krämpfen, Lymphknotenschwellungen, weiche Nägel.

Nach drei Jahren: Tendovaginitis.

Psychisch: Unwiderstehliches Gefühl zu scheitern.

Eine Frau von 40 Jahren (geb. 1960, 163 cm, 48 kg), allein stehend, Anästhesistin, spezialisiert auf die Betäubung von Kleinkindern, sehr feiner Gebrauch sprachlichen Ausdrucks, jedes Wort wirkt wohlgesetzt, dabei weinerlicher Unterton. Sie sei ein Kummerkasten, 1988 Trennung vom Freund. Sie neige zu Verstopfung mit Blähungen, verträgt kein Fett, auch nicht die „Pille".

Eigenanamnese: 1980 Proteus-Sepsis nach Tonsillitis, 1986 Salmonellose, nach antibiotischer Therapie Gallensteine und chronische Erhöhung der Leberwerte. Immer wieder Tonsillitis. 1989 komplizierte Extraktion der Weisheitszähne mit Nervenverletzung.

13.8.1990: Fühlt sich erschöpft, dabei Schwere in Armen und Beinen, seit dem Wochenende Fieber, Zittern, Schweißausbrüche, Mundgeruch, Benommenheit; seit Mitte Juni sei die linke Mandel vereitert, auf Ofloxacid habe sie erbrochen, ein Urlaub in Zypern habe nicht geholfen, obwohl es ihr in der Hitze dort besser ging. Zusätzlich stinkende Durchfälle, weißlich bis gelblich, mit Krämpfen im Bauch, alle Lymphknoten seien geschwollen. Nebenbefund: sehr dünne und weiche Fingernägel.

Labor: BSG 8/17 mm n.W., Leukozyten 3700 T/ml, GOT 17 U/l, GPT 63 U/l.

Therapie: **Silicea** D60

20.8.1990: Sie habe gut reagiert.

30.10.1990: GPT liege jetzt bei höchstens 30 U/l. Trotzdem **Silicea** D1000 i.m.

Sie war hierauf bis Januar 1993 frei von jeder Krankheit.

Danach Sehnenscheidenentzündung (dafür sind Allgemeinmediziner nicht zuständig) und erfolglose Behandlung durch mehrere Fachorthopäden bis zum 16.5.1995; zwischenzeitlich Bekanntschaft mit Diclofenac, Cortison, Novaminsulfon. Letzteres helfe wenigstens gegen die Schmerzen, außerdem wurden Amitriptylin und Bromazepam verordnet. Psychisch fällt die fast wahnhafte Idee zu scheitern auf (KR S. 25 act-sp., Arg-n., Aur., merc., nux-v., sil., vanad.), durch Tadel des ausbildenden HNO-Professors; sie hat das Fach gewechselt. **Silicea** D12, 2–3-mal 1 Tablette wird verordnet und alle allopathischen Medikamente abgesetzt.

2.6.1995: Sie sei zufrieden, komme mit den Restschmerzen gut zurecht.

Differenzialdiagnose

Abzugrenzen waren vor allem **Puls.**, **Hep.**, **Lyc.**, **Sep.**, **Merc.** und **Calc-s.**

Silicea wird oft als chronische **Pulsatilla** bezeichnet [16, 17, 19]. **Pulsatilla** folgt also auf **Silicea**, aber eben auch **Acidum fluoricum**, **Hepar sulfuris**, **Lycopodium**, **Sepia**.

Wichtig wegen der Inkompatibilität ist die Unterscheidung des Mittels von **Mercurius solubilis** und **Calcium sulfuricum**. Eine gute Abgrenzung bietet die für **Mercurius** typische Trias von Nachtschweiß, nächtlichem Speichelfluss und Tremor (Stimme, Zunge). Das bessernde kalte Waschen bei **Calcium sulfuricum** oder **Acidum fluoricum** ist für **Silicea** eine Horrorvorstellung.

Neben diesen klassischen Abgrenzungen ist die Abgrenzung gegen Silikate sehr wichtig, besonders wenn sich der Erfolg nur teilweise einstellt.

Katamnese

Silicea hat auch in der zweiten Behandlungsrunde „funktioniert". Innerhalb relativ kurzer Zeit stabilisiert sich auch die zweite, „orthopädische" Erkrankung. Diese Patienten sind bekanntermaßen ortstreu wie die Drusen des Kristalls. Erstaunlich ist die regenerative Kraft des Organismus unter dem Einfluss des richtigen homöopathischen Mittels. Hinsichtlich der Potenzwahl mag die Tiefpotenz D12 bei der zweiten Behandlung erstaunen; aber es ist das Kennzeichnen konstitutionsbedingter Erkrankungen, dass selbst niedrige Potenzen eine ähnliche kurative Kraft besitzen wie die Hochpotenzen. Nach der zweiten Erkrankung muss man sich die Frage gefallen lassen, ob ohne eingehende Kenntnis der Homöopathie ein dauerhafter Behandlungserfolg bei dieser Kollegin überhaupt möglich ist. Jedenfalls deutete ich ihr an, dass sie sich mit dieser Potenz bei Rückfällen selbst helfen könne, sich aber melden solle, wenn die gewünschte Wirkung nicht einträte. Wer mehrere **Silicea**-Krankengeschichten kennt, weiß um die Bedeutung der Krankheitsauslösung durch die Geringschätzung des ausbildenden Professors.

Bewertung

Die Offensichtlichkeit der Arzneiwirkung ähnlicher Arzneien zeigt sich bei dieser Patientin eindrucksvoll. Hepatitis nach Impfung und Sehnenscheidenentzündung beim gleichen Patienten scheinen doch völlig verschiedene Erkrankungsformen darzustellen und damit auch verschiedene Behandler erforderlich zu machen. Man sieht deutlich, wie diese fixe Idee die mögliche Heilung limitieren kann. Wer sehr auf den Erfolg aus ist, sollte das Heilungshindernis der zwanghaften Rationalisierung bei **Silicea**-Patienten nicht vergessen. So genannte Recall-Systeme könnten hier helfen und die Beziehung festigen.

Lernziele

▶ Sich eingehend mit dem Arzneimittelbild von **Silicea** beschäftigen,
▶ wissen, welcher Gemütszustand charakteristisch für **Silicea** ist und welches die Hauptthemen im Arzneimittelbild von **Silicea** sind,
▶ charakteristische und wahlanzeigende Symptome von **Silicea** kennen,
▶ **Silicea** gegen ähnliche Arzneimittel (z.B. **Arsenicum album, Acidum fluoricum, Hepar sulfuris, Pulsatilla**) abgrenzen können.

Literatur

[1] Allen, H.C.: Leitsymptome der Homöopathischen Materia Medica. Burgdorf Verlag, Göttingen 1995, S. 380–383

[2] Allen, T.F.: The Encyclopedia of Pure Materia Medica, Vol. 9. Jain Publishers, New Delhi1995, S. 1–40

[3] Allen, T.F.: Hand Book of Materia Medica and Homeopathic Therapy. Jain Publishers, New Delhi 1983, S. 1014–1024

[4] Barthel, H./Klunker, W.: Synthetisches Repertorium (siehe Anhang)

[5] Beuchelt, H.: Konstitutions- und Reaktionstypen in der Medizin mit Berücksichtigung ihrer therapeutischen Auswertbarkeit, Ulm 1956, S. 136–140

[6] Bönninghausen, C. von: Characteristics (and Repertory). Jain Publishers, New Delhi 1991, S. 160–162

[7] Boericke, W.: Homöopathische Mittel und ihre Wirkungen. Verlag Grundlagen und Praxis, Leer 1972, S. 511–513

[8] Borland, D.: Kindertypen. Ulm 1961, S. 14

[9] Clarke, J.H.: Enzyklopädie für den homöopathischen Praktiker. 10 Bände. Stefanovic, Bielefeld 1990–1996, S. 5241–5289

[10] Degrotee, F.: Physical Examination and Observations in Homoeopathy. Gent 1992, S. 562–567

[11] Hahnemann, S.: Die chronischen Krankheiten, Band 5. 2. Auflage. Arnoldi'sche Buchhandlung, Leipzig 1835, S. 240–294

[12] Harms, M.: Grippemittel der Homöopathie. Verlag Grundlagen und Praxis, Leer 1992, S. 151–155

[13] Hering, C.: Leitsymptome unserer Materia Medica IX. Aachen 1996, S. 379–448

[14] Hering, C.: The Guiding Symptoms of our Materia Medica, Vol. 9. Jain Publishers, New Delhi 1995, S. 362–426

[15] Kent, J.T.: Kents Arzneimittelbilder. Ulm 1958, S. 709–719

[16] zur Lippe, A.: Grundzüge und charakteristische Symptome der Materia Medica. Burgdorf Verlag, Göttingen 1983, S. 707–714

[17] zur Lippe, A.: Key Notes and Red Line Symptoms of the Materia Medica. Jain Publishers, New Delhi 1921, S. 668–674

[18] Masi-Elizalde, A., Preis, S.: Überarbeitung der Lehre, Materia Medica und Technik der Homöopathie. Faust, Höhr-Grenzhausen 1993, S. 287–289 (Kasuistik)

[19] Mezger, J.: Gesichtete homöopathische Arzneimittellehre, 2 Bände. Haug Verlag, Ulm 1964–66, S. 1320–1321

[20] Morrison, R.: Desktop Guide to Keynotes and Confirmatory Symptoms. Albany 1993, S. 347–352

[21] Murphy, R.: Homeopathic Medical Repertory. Hahnemann Academy of North America, Pagosa Springs 1993

[22] Nash, E.B.: Leitsymptome in der homöopathischen Therapie. Haug Verlag, Heidelberg 1972, S. 49–51

[23] Phatak, S. R.: Materia Medica of Homoeopathic Medicines. Jain Publishers, New Delhi 1977, S. 541–546

[24] Rampold, V.: MINDMAT – Vollständige Materia Medica der ichnahen Symptome, Band IX. Stefanovic, Ruppichteroth 1998, S. 270–352

[25] Römpp Chemie Lexikon in 6 Bänden. Band V. Stuttgart 1995, S. 4161–4165

[26] Saine, A.: The Method – Lectures on Pure Classical Homeopathy. Den Haag 2000, S. 161–165 (A Case of Friedreich Ataxia)

[27] Scholten, J.: Homöopathie und die Elemente. Utrecht 1997, S. 286–290

[28] Seideneder, A.: Mitteldetails der homöopathischen Arzneimittel, 3 Bände. Similimum Verlag, Ruppichteroth 1997–1998, S. 4139–4187

[29] Stauffer, K.: Klinische Homöopathische Arzneimittellehre. Sonntag Verlag, Regensburg 1978, S. 600–606

[30] Vermeulen, F.: Concordance Materia Medica. Haarlem 1994, S. 879–885

[31] Vermeulen, F.: Synoptic Materia Medica I. Haarlem 1993, S. 358–361

[32] Vithoulkas, G.: Essenzen homöopathischer Arzneimittel. Faust, Höhr-Grenzhausen 1998, S. 242–246

[33] Voisin, H.: Matière Médicale. Annecy 1946, S. 1240–1250

[34] Zaren, A.: Core Elements of the Materia Medica I of the Mind. Burgdorf Verlag, Göttingen 1993, S. 227–251

12 Staphisagria

Michael M. Hadulla, Olaf Richter

Dynamik zwischen Er-Dulden und Ent-Rüstung – Beschwerden durch Demütigung, Enttäuschung, Kränkung, enttäuschte Liebe und einem Leid, das „unter die Gürtellinie" geht.

Etymologie

Der Name Staphisagria (Delphinium staphysagria, Rittersporn, Stephanskraut, Staresacre) leitet sich aus dem Altgriechischen ab: **Staphys** (griech.: ἡ σταφυλή) = Traube und **agria** (griech.: ἄγρια) = wild, roh. Die Blätter dieser Pflanze sehen entfernt den Blättern des Weinstocks ähnlich, die Samen haben das Aussehen getrockneter Weinbeeren (Korinthen). **Delphinium** ist aus dem Griechischen abgeleitet: delphis = Delphin.

Im Lateinischen heißt **Staphisagria** in der direkten Übersetzung „Läusekraut". Die Pflanze wurde schon von den griechischen und römischen Ärzten äußerlich gegen Ungeziefer und Läuse und innerlich als (Abführ- und Brechmittel) eingesetzt und hieß damals auch Pheirokockon, wörtlich: „zugrunde richten, verderben mittels Kern, Korn oder Beere". „Unguentum pediculosum", wörtlich „Salbe zur Läusevernichtung", wurde zur äußerlichen Behandlung von Stich- und Bissverletzungen angewandt.

Im englischen Sprachraum heißt **Staphisagria** auch „Stavesacre" und es besteht hier ein Wortspiel: „Will serve as a supporting staff or stave." In der Übersetzung: „**Staphisagria** dient als hilfreicher Stock oder Unterstützung."

Der Name **Rittersporn** entstand, weil die Blätter der Pflanze auch an die Sporen der Ritter vergangener Zeiten erinnern.

Im 15. und 16. Jahrhundert galt das **Stephanskraut**, das mit dem Rittersporn verwandt ist, als Schutzmittel gegen Augenkrankheiten. Ein alter Volksbrauch berichtet: Am Johannistag, also dem 24. Juni (Fest der Mittsommernacht, Gedenktag Johannes des Täufers) sah man durch die Ritterspornblüten ins Johannisfeuer, um dann ein ganzes Jahr vor Augenkrankheiten geschützt zu sein.

Aus der oben beschriebenen etymologischen Ableitung als Läuse- und Ungeziefer-Vertilgungsmittel lassen sich einige der homöopathischen Hauptsymptome von **Staphisagria** ableiten:

- das Gefühl, dass Würmer über ihn kriechen oder dass er von Insekten gebissen wird oder sie über ihn krabbeln,
- Juckreiz mit einem Wechsel der Symptome nach Kratzen,
- Ekzeme mit zum Teil dicken Absonderungen und heftigem Juckreiz,
- gestielte Feigwarzen und Ulzerationen, die extrem empfindlich sind.

Staphisagria heißt in der direkten wörtlichen Übersetzung „wilde Traube".

Die Knospe hat die Form eines Delphins.

Emetikum, Pestizid.

Heilmittel für Augenkrankheiten.

Juckreiz, Krabbelgefühl wie von Würmern oder Insekten, empfindliche Warzen und Geschwüre.

Symptome im Repertorium [8]:
- Haut, Geschwüre, Absonderung, reichlich (++)
- Haut, Geschwüre, empfindlich (++)
- Haut, Geschwüre, wässrig (+)
- Haut, Geschwüre, juckend (++)
- Haut, Juckreiz (+++)
- Haut, Warzen, sensibel bei Berührung (+++)

Botanik

Hahnenfußgewächs

Ursprüngliche Heimat: östliches Mittelmeergebiet.

Staphisagria gehört in die Pflanzenfamilie der Hahnenfußgewächse (Ranunculaceae). Weitere Pflanzen aus dieser Familie, welche ebenfalls in der Homöopathie Verwendung finden, sind u.a. **Aconitum, Cimicifuga, Clematis, Helleborus** und **Pulsatilla**. Delphinium staphysagria ist eine aufrecht wachsende, meist zweijährige, bis über einen Meter hohe, wenig verzweigte Pflanze, die ursprünglich in Italien, Griechenland und Kleinasien heimisch ist, jetzt aber im ganzen Mittelmeergebiet und auch auf den Kanarischen Inseln verbreitet ist.

Die gestielten Blätter sind 2- bis 7-teilig, die blauvioletten, außen behaarten Blüten bilden eine lockere Blütentraube, der sackartige Sporn der Blüte ist 3–4 Millimeter lang (Abb. 12-1). In den gelbbraunen, aufgeblasenen Balgfrüchten sind nur wenige Samen enthalten. Die Blütezeit ist von Juni bis Juli.

Die Pflanze wird in größerem Maßstab bei Puglia (Italien) und bei Nimes (Südfrankreich) kultiviert und auch bei uns ist sie in Gärten als Zierpflanze sehr beliebt.

Homöopathisch verwendet werden die Samen, die Stephanskörner.

Der getrocknete, reife Samen, Ausgangsstoff für die homöopathische Aufbereitung, ist geruchlos, vom Geschmack her bitter und scharf. Der Samen ist auch unter dem Namen „Stephanskörner" oder „Läusekörner" bekannt. Er enthält als Wirkstoffe ca. 1% Alkaloide, wie das Delphinin, Delphinoidin, Delphisin, Staphysagrin und Staphysagroin.

Toxikologie

Giftig durch den Alkaloidgehalt:
lokal Entzündungen,
am Nervensystem Irritation und Lähmung der Muskeln.

Die Delphiniumarten sind giftig. Nach Hautkontakt kann es lokal zu starken Reizungen und Entzündungen kommen. Die orale Vergiftung zeigt Symptome, die weitgehend mit den Vergiftungserscheinungen von **Aconitum** übereinstimmen. Delphinin lähmt sensible und motorische Nervenendigungen und wirkt im Zentralnervensystem. Es können Schluckbeschwerden, Würgen und Stimmverlust auftreten. Weiterhin werden dosisabhängig folgende Symptome beobachtet: Bewegungsstörungen, Muskelzuckungen, unfreiwilliger Harnabgang, Durchfall, völlige Unempfindlichkeit und allgemeine Muskelschwäche.

HAHNEMANN, der die erste homöopathische Arzneimittelprüfung mit Stephanskörnern durchführte, schrieb von ihrer starken, krankmachenden Kraft, einhergehend mit den heftigsten Symptomen. Er erwartete nach homöopathischer Aufbereitung gemäß dem Ähnlichkeitsprinzip eine große Heilwirkung bei den unterschiedlichsten Krankheitszuständen.

Arzneimittelbild

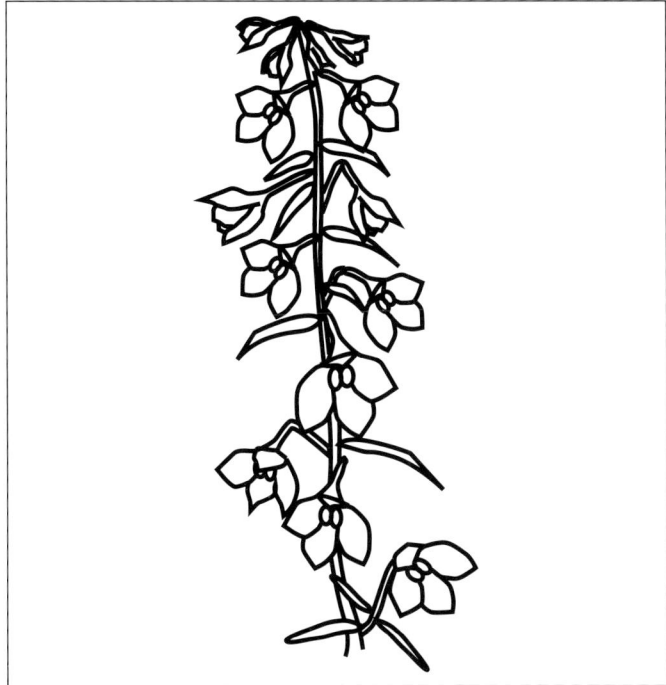

Abbildung 12-1: **Staphisagria**

Staphisagria gehört zu den großen **Gram- und Kummermitteln**. Die Besonderheit liegt in einer eigentümlichen Gemütsverfassung.

J. T. KENT [6] beschreibt in seinen Vorlesungen zur Materia medica gleich in den ersten Sätzen das primär seelisch-geistige Indikationsgebiet:

- „Beschwerden infolge von aufgestauter Wut, unterdrücktem Zorn, unterdrückten Gefühlen.
- Sprachlosigkeit durch unterdrückte Entrüstung ... Er schluckt es hinunter und dann leidet er daran.
- Er gerät, wenn er sich beherrschen muss, sozusagen aus den Fugen; er zittert am ganzen Körper, verliert seine Stimme, kann nicht mehr arbeiten, durchlebt schlaflose Nächte; darauf folgen Kopfschmerzen".

E. NASH [7] führt in seinen Leitsymptomen die wichtigsten Geistes- und Gemütssymptome auf:

- „Heftiger Unwille über Dinge, die andere oder er selbst getan haben, grämt sich über die Folgen, beständige Sorge um die Zukunft.
- Wirft Sachen unwillig weg, oder stößt sie vom Tisch.

KENT:
Aufgestaute Wut, unterdrückter Zorn führen zu emotionalen und körperlichen Beschwerden.

NASH:
Ärgert sich über Taten von sich und anderen, wirft aus Zorn Dinge durch die Gegend, ist emotional sehr empfindlich.

• Kinder sind übel gelaunt und schreien nach Dingen, die sie ärgerlich wegwerfen, nachdem sie sie erhalten haben; schlimmer morgens.
• Sehr empfindlich gegen den geringsten Eindruck; das geringste, anscheinend unrechte Wort verletzt sie sehr stark.
• Hypochondrie; Apathie; Gedächtnisschwäche, verursacht durch unverdiente Kränkungen, geschlechtliche Exzesse oder hartnäckiges Verweilen bei geschlechtlichen Gegenständen.
• Beschwerden durch Unwillen und Verdruß oder verhaltenen Ärger; Schlaflosigkeit."

Staph. ist eines der wichtigsten Arzneimittel bei Beschwerden durch Enttäuschung,

Kränkung und Demütigung,

Entrüstung,

Zorn.

Im Synthesis [9] finden wir unter *Beschwerden durch Enttäuschung* **Staphisagria** neben **Ignatia** 4-wertig; 3-wertig sind **Aurum, Lycopodium, Natrium muriaticum, Phosphoricum acidum** und **Pulsatilla** neben weiteren wenigen 2- und 1-wertigen Mitteln.
Beschwerden durch Kränkung, Demütigung. Hier finden wir neben **Colocynthis Staphisagria** 4-wertig; **Ignatia, Lycopodium, Natrium muriaticum, Palladium, Phosphoricum acidum** 3-wertig. Unter der Rubrik *Beschwerden durch Kränkung, Demütigung mit Entrüstung* ist nur **Staphisagria** 4-wertig aufgeführt.
Die Rubrik *Beschwerden durch Zorn (= Verdruss, Ärger) mit Entrüstung* beinhaltet neben **Staphisagria** 4-wertig und **Colocynthis** 3-wertig nur noch wenige 2- und 1-wertige Mittel.

Die Ehrverletzung soll nicht gezeigt werden.

Entrüstung ist eines der auffallendsten emotionalen Züge, ein so genanntes Kernsymptom von **Staphisagria**. Diese entsteht nach langer Unterdrückung von Erregungen und Emotionen. Obwohl **Staphisagria**-Patienten eine hohe Empfindlichkeit besitzen, besonders wenn Ehre und Stolz verletzt werden, fordern sie von sich selbst, mit allem in Würde und mit Niveau umzugehen. Sie wollen mit ihren Problemen selbst fertig werden, anderen nicht zur Last fallen und dabei um jeden Preis ihre Selbstachtung erhalten. Ihre inneren Kämpfe, ihre aufgewühlten Gefühle, ihre Verletztheit sollen nach außen hin unsichtbar bleiben. (Vergleichsmittel: **Magnesium muriaticum, Ignatia** u.a.)

Bemühte Kontrolle des Zorns, enttäuschte Liebe, große Empfindlichkeit und sexuelle Erregung bilden ein hoch explosives emotionales Gemisch.

Staphisagria-Menschen erscheinen vorerst noch lange Zeit liebenswürdig, kontrolliert, unbeeindruckt, bisweilen sogar fröhlich. Im Inneren jedoch, weil es keinen Ausgleich, kein gesundes Ventil gibt, braut sich ein starker Strom von verletztem Stolz, tiefer Enttäuschung, kränkender Demütigung oder enttäuschter Liebe zusammen. Diese unterdrückten Bestandteile bilden auf dem Boden der hohen Empfindlichkeit, zusammen mit dem offenkundigen Ärger, der erhöhten sexuellen Reizbarkeit und den angespannten Nerven quasi ein „Höllengebräu", das lange vor sich hin brodelt und sich dann vulkanartig entleeren kann.

Kein tiefer Hass, aber Entrüstung bis zum Verlust der Beherrschung.

Bebende Wut, heftigste Raserei bis hin zur Gewaltanwendung können die Folgen sein (vgl. **Nux vomica, Coffea, Stramonium**). Es fehlt jedoch, und das ist differenzialdiagnostisch äußerst wichtig, der lang anhaltende Hass, der tiefe Groll wie bei **Natrium muriaticum, Nux vomica, Lachesis, Cicuta** u.a. Um bei einem schönen Bild zu bleiben, das sich aus der Namensgebung aufdrängt: Der „edle, beherrschte Ritter" oder die „liebenswürdige, ergebene, duldsame, oft schüchterne Frau" können so „ausrasten", d. h. sich so ent-rüsten, dass sie jegliche Beherrschung verlieren.

Wenn aber langes Erdulden und wütendes Aufbegehren keine grundsätzliche Besserung und Veränderung bewirken, dann verfallen diese Menschen schließlich in Resignation, Trauer, Depression und Verhärtung (vgl. **Aurum**, **Arsenicum album**, **Natrium muriaticum**, **Phosphor** u. a.). Aber auch hier fehlt die eigentliche Bitterkeit und der Hass gegen die ehemals geliebte bzw. betroffene Person; es sind Trauer und Enttäuschung darüber, dass das Schicksal es anders gebracht hat, als man es sich immer erhoffte.

Ende der Entwicklung: Trauer und Resignation ohne Hass.

Während **Natrium muriaticum**, **Nitricum acidum**, **Lycopodium**, **Platinum**, **Sepia** u.a. bei diesen unangenehmen Ereignissen, bei der tiefen Verletzung verweilen, sich innerlich hineinsteigern, vermag **Staphisagria** sich in eine schöne Vergangenheit zu versetzen, an wunderbare Ereignisse zu denken, Träumereien nachzuhängen. Diese Menschen fühlen sich dann vorübergehend wohl und können dabei sogar Glück empfinden (vgl. **China**, **Ignatia** u.a.).

Träumen von alten schöneren Zeiten.

> Entrüstung – ärgerlich und aufgebracht sein durch etwas, das gemein, unwürdig, schimpflich oder gar perfide ist – das ist der charakteristische Ausdruck des schäumenden Hexenkessels voller drückender und trauriger Emotionen der verkannten, erniedrigten und herabgesetzten **Staphisagria**-Persönlichkeit.

Nach außen reagiert der Betroffene nicht. Der **Staphisagria**-Patient ist sprachlos vor Entrüstung und zu würdevoll, um zu kämpfen. Er unterdrückt seinen Ärger und geht nach Hause, krank, zitternd und erschöpft. Es können sich später Konzentrationsmangel, Gedächtnisschwäche, Kopfschmerzen, Schlaflosigkeit, Symptome an der Haut und den Harnorganen, gastrointestinale Spasmen, Neuralgien, Konjunktividen, Gerstenkörner, Beschwerden an Gliedern und Gelenken einstellen. Quelle dieser körperlichen Beschwerden ist meist eine gut verborgene Entrüstung.

Sprachlos vor Entrüstung.

Somatische Beschwerden nach unterdrücktem Zorn.

E. C. Whithmont [10] ergänzt hierzu: „Aufgrund seiner empfindlichen Reaktion auf die Art und Weise, wie er beurteilt wird, im Hinblick auf seine eigene, künstlich aufrecht erhaltene Erscheinung, setzt er sich leicht einer Verletzung seines Stolzes aus, die niemals zugegeben oder von Anderen bemerkt werden darf."

Weiterhin ist dieses Mittel vonnöten, wenn nicht aus Stolz heraus, sondern aus Notwendigkeit der eigene Ärger unterdrückt und das Gefühl, gedemütigt worden zu sein, erstickt werden muss, z. B. in einer Position der finanziellen Abhängigkeit, der erzwungenen Unterwerfung oder einer unterlegenen Stellung. Oft ist diese Form des Leidens in ehelichen Situationen oder abhängiger beruflicher Lage anzutreffen (Mobbing).

Nicht nur Stolz, sondern auch eine blanke Notlage kann Grund der Unterdrückung von Zorn sein.

Diese erzwungene Demut, die sich bei **Staphisagria** leicht in verletzten Stolz wandelt, mündet zunächst in eine stille Entrüs-

Erzwungene Demut, Demütigung.

tung. Die unterdrückten Emotionen können dann als „*Traurigkeit, Weinerlichkeit, Gleichgültigkeit, Verdrießlichkeit*" (HAHNEMANN) oder als psychosomatische Erkrankung zum Vorschein kommen. Die Quelle dieser unterdrückten Wut, dieser erzwungenen Demut findet man dann bei tiefenpsychologisch orientierten Gesprächen meistens in der Kindheit. Die Eltern dieser Patienten waren oft autoritär und ausgesprochen restriktiv, z. T. sogar gewalttätig. Das kleine, abhängige Kind musste sehr schnell lernen – erzwungene Demut –, dass es seine Emotionen und Affekte nicht offen zeigen durfte.

Staph.-Menschen sind nicht von Natur aus mild, sondern weil sie dazu genötigt wurden.

Dabei kann die Unterdrückung von aggressiven Affekten zunächst so vollständig „gelungen" erscheinen, dass diese Menschen primär als ausgesprochen mild und friedfertig erscheinen. Aber diese Milde ist nicht – wie beispielsweise bei **Pulsatilla** und **Silicea** – angeboren und in Übereinstimmung mit ihrem Wesen, sondern gleichsam ungesund, da erzwungen. Bei **Staphisagria** ist diese Milde, Gutmütigkeit und Kulanz das direkte Ergebnis erzwungener Demut durch eine autoritäre, restriktive und gefährliche Umgebung, also der verzweifelte Versuch, sich anzupassen.

Im Synthesis [9] finden wir **Staphisagria**
2-wertig unter *Beschwerden durch verletzte Ehre,* neben nur wenigen 1-wertigen Mitteln,
2-wertig unter *Beschwerden durch Verachtung; verachtet zu werden,*
3-wertig unter *Beschwerden durch enttäuschte Liebe,* neben **Aurum, Hyoscyamus, Natrium muriaticum, Phosphoricum acidum,** nur **Ignatia** ist 4-wertig,
3-wertig unter *Beschwerden durch Grobheit anderer,* neben **Lycopodium,**
1-wertig in den Rubriken *argwöhnisch (= misstrauisch)* und *Gleichgültigkeit, Apathie gegen Angenehmes.*

Erste Phase: Erdulden.

In der ersten Phase wird das Unrecht, die Kränkung geschluckt, verdrängt und **er-duldet**, repräsentiert durch folgende Symptome:

- Abneigung gegen Personen, gegen alle (++)
- Abscheu vor dem Leben (++)
- Gedächtnisschwäche (++)
- Geisteskrankheit, Kränkung, durch (++)
- Gleichgültigkeit, Apathie (+++)
- Mangel an Ideen, Einfällen (+++)
- Stumpfheit (+++)
- Weinen, wenn angesprochen (+++)

Zweite Phase: Sich entrüsten.

In einer zweiten Phase kommt es dann zur **Em-pörung und Ent-rüstung**. Der schäumende Hexenkessel voller drückender und trauriger Emotionen der verkannten, erniedrigten und herabgesetzten **Staphisagria**-Persönlichkeit explodiert:

- Reizbarkeit (+++)
- Zorn, Jähzorn (+++)
- Zorn, Jähzorn, über seine Fehler (++)
- Zorn, Gesicht, mit blassem, lividem Gesicht (++++)

Tabelle 12-1: **Staphisagria bei der Behandlung von Tumoren (Repertoriumsrubriken)**

Augen
Tumoren an den Lidern (++)
Tumoren, Knötchen in den Lidern (+++)
Tumoren, Knötchen, Lidränder (+++)
Tumoren, Polypen, Bindehaut (++)
Tumoren, Zysten (+)
Tumoren, Lidknorpel (++)
Tumoren, Gerstenkörner, rezidivierende (++)

Mund
Tumoren, Walnuss, von der Größe einer (+)

Magen
Krebs (++)

Weibliche Genitalien
Tumoren, Ovarien (+)
Tumoren, Fibrom (+)

Haut
Wucherungen (+++)
Wucherungen, feucht (+)
Wucherungen, fleischig (++)
Wucherungen, Fungus, blumenkohlartiger (++)
Wucherungen, Fungus haematodes (+)
Wucherungen, Fungus, syphilitisch (+)
Wucherungen, Kondylome (++)
Wucherungen, Kondylome, empfindlich (+)
Wucherungen, Kondylome, feucht (+)
Wucherungen, Kondylome, juckend (+)
Wucherungen, Kondylome, trocken (+)
Wucherungen, Kondylome, unterdrückt (+)

Allgemeines
Krebsleiden, Lupus carceromatosus (+)
Krebsleiden, Szirrhus (+)

- Wirft mit Gegenständen um sich, nach Personen, die ihn beleidigt haben. (+++)

Diese Phase kann bis zur **Psychose** oder zum **Suizid** führen.

Wenn man Tumoren und schließlich Krebs als tiefste körperliche Regression sieht, so überrascht es nicht, wenn wir **Staphisagria** auch in diesen entsprechenden Rubriken finden (Tabelle 12-1).

Verhärtungen und Tumoren verschiedener Körpergewebe.

Analog zur *tiefsten körperlichen Entgleisung*, dem Krebs, finden wir als *tiefste Störung im seelischen Bereich* **Staphisagria** in den Rubriken Geisteskrankheit u. a. 3-wertig.

Wie man sieht, tritt diese Pathologie bei einer sensiblen, empfindlichen Persönlichkeit auf, die sich lange Zeit bemüht, ihre Würde und Selbstachtung selbst unter extremen Bedingungen aufrechtzuerhalten.

Die französische Psychiaterin und Homöopathin J. N. Barbancey [1] benennt zwei klassische Indikationen:

„Wir geben **Staphisagria**

- dem empfindlichen, zornigen Menschen, der in manchen Charakterzügen an Lycopodium erinnert, aber seine Stressreaktion nicht ausleben kann. Er verdrängt sie und ist erfüllt von ohnmächtiger Wut;

Psychiatrische Indikationen: verdrängte Wut und

- dem depressiven, apathischen Menschen, der ein schlechtes Gedächtnis hat, den sein Sexualleben einnimmt, sei es aus Gründen des Nicht-Befriedigtseins oder ständiger Gedanken. Er leidet – und das bisweilen schon lange – an Demütigungen, Kränkungen. Seine seelischen Wunden vernarben nicht."

Depression durch Demütigung und Nicht-Befriedigtsein.

Diese zwei Zustände bringt J. N. Barbancey in Verbindung mit dem „Delphinin", das sie mit der Wirkung von Veratrin und Curare vergleicht. Auch hier gibt es zwei Wirkphasen, zunächst ein Exzitationsstadium, das von einem Lähmungsstadium abgelöst wird.

"Arnica für die Seele"

"Vor allem ist **Staphisagria** das *Arnica der Psyche*, das Mittel für die schwer zu verarbeitende seelische Anspannung. Sie ruft untätige Unruhe hervor. Es ist die Arznei für die Kränkung, die keine Verteidigung zuläßt, für die Demütigung, die keine Revanche erlaubt, die Arznei, die die *‚blauen Flecken der Seele'* aufsaugen hilft, ich möchte sagen, es ist die Arznei für die *‚Hämatome am Herzen'*. Für den Heranwachsenden könnte man sagen, es ist das Mittel des *‚zerbrochenen Spiegels'*, wenn die Erscheinung des Anderen (Vater, Freund, Partner) das eigene Ich nicht wertvoll genug erscheinen läßt."

Seelische Verletzung "unter der Gürtellinie".

Ein anderer Begriff für Ent-Rüstung, aus dem Lateinischen entnommen, ist In-Dignation. Etwas, das man umschreiben kann mit Kränkung auf tiefer Ebene, unter dem Gürtel, mit einem Beigeschmack der **Treu-losigkeit,** sprich **Per-fidie.**

Man hat sich sicher gefühlt, man hat vertraut, war fein und stets integer – sich und dem anderen gegenüber. Man wurde dadurch wert gehalten und angenommen. Jetzt kam die Kränkung – die tiefe, perfide Kränkung, eine **Mortifikation**, die tatsächlich bis in den Tod führen kann (lat. mors facere = den Tod bringen). Der Spiegel zum anderen ist zerbrochen, zu Ehepartner, Vater, Mutter, Kindern oder Freunden, man hat vertraut, hat alles gegeben, vielleicht sich "hergeschenkt", und wurde dann völlig treulos verraten, entwertet und fallen gelassen – von einer Stunde zur anderen. Es überrascht dann wenig, wenn eine Entgleisung bis zum Suizid, der Selbstzerstörung oder bis zur Psychose der Selbstverdunkelung einsetzen kann. Ein stiller Suizid – gleichsam einer "körperlichen Psychose" – wäre dann eine Entwicklung zum Karzinom.

Besonderheiten

Leitsymptome:
Brennen und Stechen der Harnröhre, Harnverhalt nach Entbindung, Blasenprolaps.

Verletzlich durch erlebtes (auch geringes) Unrecht.

Eine Eigentümlichkeit ist ein Brennen in der Harnröhre, wenn nicht uriniert wird; Schwierigkeiten beim Urinieren nach schwerer Entbindung, Prolaps der Blase, Empfindlichkeit, fein stechende, schießende Schmerzen, schlechter durch Berührung, Jucken. Der Gemütszustand ist wie der körperliche; er zeigt große Empfindlichkeit gegen die geringsten Eindrücke, das geringste unrecht scheinende Wort verletzt. Die Empfindlichkeit kann die Form plötzlich auftretender heftiger Ausbrüche annehmen, die durch Kleinigkeiten verursacht werden. Mangel an Selbstkontrolle.

Koliken

An den verschiedensten Organen können Koliken auftreten. Die Reizbarkeit zeigt sich im Darmkanal mit Verschlechterung durch das geringste Essen oder Trinken. Wenn beispielsweise Darmkoliken, Gallenkoliken nach Operationen an den Ovarien oder Därmen auftreten, dann ist **Staphisagria** ebenso nützlich wie **Arnica** (Tabelle 12-2).

Tabelle 12-2: **Charakteristische Symptome (nach** PHATAK **[8])**

Kopf

- Kopfweh: zusammendrückend; drückend betäubend, unter häufigem Gähnen vergehend
- Gefühl, als würde das Gehirn zusammengedrückt oder als wäre es zerrissen
- Empfindung von etwas Schwerem, etwa einer Bleikugel, in der Stirn
- nässende, stinkende, die Kopfhaut anfressende Schorfe, am meisten am Hinterkopf
- Schuppen, Kopfläuse
- Haarausfall, besonders am Hinterkopf und um die Ohren
- Schwindel (besonders beim Sitzen)
- Gefühl im Hinterkopf, als wäre er hohl

Augen

- bei der geringsten Anstrengung zu sehen brennen die Augen, als ob sie ganz trocken wären, obgleich sie fortwährend in Tränen schwimmen.
- Knoten in den Lidern
- Gerstenkörner, auch rezidivierende
- Blepharitis

Ohren

- Schwerhörigkeit infolge von Vergrößerung der Tonsillen

Nase

- Schnupfen: bald dicker, bald dünnflüssiger Schleim; mit geschwürigen Nasenlöchern
- öfteres Niesen ohne Schnupfen

Gesicht

- krankes, angegriffenes, spitziges Aussehen, mit spitzer Nase
- Gesichtsneuralgie infolge von Zahnkaries
- Schmerz von den Zähnen bis ins Auge
- Unterkieferdrüsen schmerzhaft, mit oder ohne Anschwellung
- Abszesse
- Schmerzen schießen von den Lippen über das ganze Gesicht

Mund

- Zähne, gelockert; schwarz; bröckelnd; schwarze Streifen aufweisend
- Schmerzen schlimmer beim und nach dem Essen und während der Menstruation

- besser durch Wärme und durch starken Druck
- blasses, blutendes Zahnfleisch
- modriger Mundgeschmack
- übermäßig empfindliche kariöse Zähne
- Zähne zerfallen, kaum dass sie durchgebrochen sind
- Zahnfisteln, Stomatitis, Mundfäule

Hals

- stetes Schlucken beim Sprechen
- Tonsillen angeschwollen
- stechender Schmerz, der beim Schlucken ins Ohr fährt

Magen

- hungrig, selbst bei vollem Magen
- Verlangen nach Brot, Alkohol und Tabak, Milch
- Empfindung im Magen, als hinge dieser schlaff herunter

Abdomen

- Schwächegefühl im Bauch, als sollte er abfallen, möchte ihn abstützen
- starke Bauchschmerzen nach Bauchoperationen
- dicker Bauch (bei Kindern) mit viel Blähungen, Koliken
- Gallenkolik nach Zorn
- ruhrartige Stühle, schlimmer, nachdem man die geringste Menge Speise oder Getränk zu sich genommen hat
- Durchfall nach Trinken kalten Wassers
- Hämorrhoiden extrem berührungsempfindlich

Harnwege

- öfterer Harndrang, entweder mit geringem Abgang oder mit reichlicher Absonderung wässrigen Harns
- Gefühl, als liefe beständig ein Tropfen Urin die Harnröhre entlang
- Brennen in der Harnröhre, „bloß außer dem Harnen"
- vergeblicher Harndrang bei jung verheirateten Frauen, auch während der Schwangerschaft

Männliche Genitalien

- ständiges Kreisen der Gedanken um sexuelle Themen
- Samenergüsse, gefolgt von großer Erschöpfung

- Prostatitis, Prostatahypertrophie mit Hämorrhoiden
- Atrophie der Hoden

Weibliche Genitalien

- erhöhtes Sexualverlangen
- schmerzhafte Empfindlichkeit der Geschlechtsteile
- Schmerzen in den Ovarien, die bis in die Oberschenkel fahren, schlimmer durch Druck und durch Geschlechtsverkehr
- Amenorrhoe infolge von Entrüstung

Atemwege

- Brustbeklemmung mit Zusammenschnürung der Brust, gegen Ende des Geschlechtsverkehrs, nach Samenerguss
- Husten: erregt durch Zähneputzen oder Tabakrauch, schlimmer nach Fleischgenuss; abwechselnd mit Ischialgie (d.h. Husten im Winter, Ischialgie im Sommer [oder: das eine wird vom anderen gefolgt; d.V.])

Herz

- Herzklopfen: „bebend" beim Anhören von Musik

Äußerer Hals und Rücken

- Schmerz im Kreuz wie von Verheben; schlimmer durch Geschlechtsverkehr

Extremitäten

- feines Reißen in den Fingerspitzen oder Taubheit der Fingerspitzen
- Gichtknoten an den Fingergelenken
- Zerschlagenheitsgefühl und Schmerzhaftigkeit aller Glieder
- schlurfender Gang

Haut

- der Gürtelrose vorausgehende Schmerzen
- Hautsymptome, die mit Gelenkschmerzen abwechseln
- beißendes Jucken wie von Ungeziefer
- Ekzem mit dicken Schuppen oder Schorfen, heftig juckend
- trockene, gestielte Feigwarzen

Schlaf

- heftiges Gähnen und Strecken, dass ihm die Tränen in die Augen treten
- erotische Träume mit Pollutionen
- schläfrig den ganzen Tag, liegt die ganze Nacht wach, der ganze Körper tut weh

Fieber

- möchte sich entblößen
- Schweiß: profus, kalt, nach faulen Eiern riechend
- Unfähigkeit zu schwitzen

Komplementär

- Causticum, Colocynthis

Verschlechterung durch

- Gemütsbewegungen: Verdruss, Kummer, Ärger, Entrüstung, Streit
- sexuelle Ausschweifungen, Masturbation
- Berührung
- Trinken von Kaltem
- Gewebszerreißungen
- Dehnen und Strecken von Körperteilen (oder des ganzen Körpers)
- Koitus
- nach dem Wasserlassen oder auch „außer dem Harnen"
- nachts
- Neumond; vor dem Vollmond

Besserung durch

- Wärme
- Ruhe
- nach dem Frühstück
- Koitus
  (Meist wird nur eine Verschlimmerung durch Geschlechtsverkehr angegeben, doch es werden auch Beschwerden von sexueller Enthaltung berichtet. Ein Beispiel für eine Besserung durch Koitus nennt HERING; gebessert wird ein hohles Gefühl im Hinterkopf. – Verschlechterung, weil Staphisagria-Personen in ihrem Stolz spüren, dass die sexuelle Begegnung im Kontext der Beziehung nicht stimmig ist, dass die liebevolle Basis, die Würde fehlen. Besserung kurzfristig, unter dem Aspekt der Entlastung, der „Ventilfunktion".)

Staphisagria in Kunst und Literatur

MENELAOS

Auch in Kunst und Literatur finden sich viele **Staphisagria**-Persönlichkeiten und -Situationen. Bei der ältesten dürfte es sich um MENELAOS handeln, dem berühmten griechischen Kämpfer um Troja, dessen Bruder AGAMEMNON der Oberbefehlshaber des griechischen Heeres war. Überhaupt begann durch MENELAOS und seine treulose Frau HELENA die ganze Katastrophe um Troja: Die schöne HELENA – sie galt damals als die schönste Frau der Welt und sie war nicht nur schön, sondern ausgesprochen gefährlich – wurde MENELAOS geraubt, d. h. sie verließ ihn, weil ein jüngerer, attraktiverer Mann – nämlich PARIS = ALEXANDROS aus Troja – sie entführte und dabei auch noch das Gold von MENELAOS mitnahm. MENELAOS verfiel daraufhin zunächst in eine tiefe Depression. Er zeigt alle klassischen Zeichen der Trauer und Melancholie.

Diese tiefe Trauer ist quasi zeitlos. Welche Symptome zeigt diese Melancholie, der wir auch heute noch *alle* – und das von einer Stunde zur anderen – verfallen können? Zunächst ein ungläubiges Schweigen bei noch bestehendem Verlangen, ja einer tiefen Sehnsucht nach dem Anderen: ein Nicht-Wahrhaben-Wollen. Danach eine Phase des Klagens und anschließend eine Phase des Rückzuges.

Bei dem alten griechischen Tragödiendichter AISCHYLOS heißt das in seiner zeitlosen Sprachkraft: „APHRODITE ist gänzlich entschwunden und Schönheit scheint ihm geradezu verhaßt."

Die Rubriken hierzu sind:
Beschwerden infolge von (ailments from):

- Enttäuschung (disappointment) ++++
- Kränkung, Demütigung (mortification) ++++
- Grobheit anderer (rudeness of others) ++++
- Geringschätzung, Verachtung durch andere (scorn, being scorned) +++
- Liebe, enttäuschte (love, disappointed)

Zunächst ist MENELAOS ungläubig, nicht in der Lage zu schimpfen, zu fluchen, er ist unfähig zu „schmähen". Er sitzt abseits, er ist teilnahmslos, indifferent, gleichgültig und apathisch.
- Gleichgültigkeit, Apathie gegen alles (indifference, apathy to everything) ++++

Er flüchtet sich in Fantasien und sucht in seinen erotischen Träumen vergeblich nach der Geliebten.
- Träume, erotische (dreams amorous) +++
- Träume, unangenehme (dreams unpleasant) +++

MENELAOS zeigt einen geradezu zeitlosen, menschlichen Liebeskummer. Dieser Liebeskummer hat, da er nicht nur HELENA, seine Frau, sondern auch einen Teil seines materiellen Besitzes verloren hat, einen besonders bitteren Beigeschmack, denn er hatte PARIS gastfreundlich empfangen und bewirtet. Es ist eine wirkliche Treulosigkeit (lat. Perfidie).

PARIS raubt HELENA, die Frau des MENELAOS, der darauf in tiefe Trauer verfällt.

Drei Phasen der Trauer: stille Sehnsucht, Leugnen, Rückzug.

Folgen von Enttäuschung, Kränkung, Grobheit, Verachtung, Zurückweisung.

Liebeskummer

Rechtschaffene Wut

In dieser Situation entsteht sozusagen der Wunsch nach einem Gottesurteil. Mögen doch die beiden, Menelaos und Paris, im Zweikampf – Mann gegen Mann – die Entscheidung um Troja suchen. Die Wut wird für uns verstehbar und akzeptabel, eine „rechtschaffene Wut", die sich in doppelter Bedeutung Recht schafft und zugleich rechtschaffen ist.

„Also freute sich dort Menelaos, den göttlichen Paris
Jetzt mit den Augen zu schaun; denn er wollte ihn strafen, den Frevler.
Eilend sprang er vom Wagen herab mit den Waffen zur Erde.
Aber sobald ihn der göttliche Held Alexandros erblickte,
Allen Kämpfern voran, erschrak er im innersten Herzen;
Eilend mied er den Tod und barg sich im Schwarm der Genossen.
Wie wenn ein Mann eine Natter gewahrt und erschrocken zurückfährt, ...
Hektor sah ihn jedoch und rief die beschämenden Worte:
Unglücksparis, du Held von Gestalt und Mädchenverführer!
Wärest du nie geboren und unvermählt doch gestorben!
Das ist wahrlich mein Wunsch! Viel heilsamer wäre dir solches,
Als nun so zum Gespött zu stehn und von allen verachtet! ..."

Erst nach dieser Schmähung durch den eigenen Bruder stellt sich der Schönling Paris nun dem Gegner; doch schauen wir, auf welche Weise:

„... und holte schon aus und warf die schattende Lanze,
Und er traf des Priamos Sohn am gerundeten Schilde.
Siehe, den strahlenden Schild durchfuhr die wuchtige Lanze,
Auch durch den künstlich gefertigten Harnisch war sie gedrungen;
Grad hindurch an der Weiche des Bauchs durchschnitt sie den Leibrock, ..."

Paris ist am Ende, jedoch das Schicksal (in Gestalt der auf trojanischer Seite kämpfenden Göttin Aphrodite) greift ein und rettet Paris. Nicht nur das, sie bringt ihn direkt in das Bett von Helena: Welche unerhörte Kränkung für Menelaos.

„Jetzt aber stürmte der Held von neuem, den Gegner zu töten,
An mit dem ehernen Speer. Doch mühelos barg Aphrodite
Diesen als Göttin; sie hüllte ihn dicht in wallende Nebel
Und versetzte ihn gleich in den duftenden Raum des Gemaches.
Selber ging sie dann Helena rufen, ..."

Was als Entscheidungskampf zwischen Paris und Menelaos gedacht war, endet lakonisch: im Bett! Das ist beileibe nicht irgendeine zweitrangige Kränkung, die – in typischer **Staphisagria**-Manier – nochmals übertroffen wird und auf geradezu gemeine Weise unter die Gürtellinie geht: Während Menelaos „wie ein Raubtier" das Heer, ja beide Heere, auf der Suche nach Paris durchstürmt, steigt die Göttin Athena vom Olymp und beredet den trojanischen Kämpfer Pandaros:

„Sicherlich folgst du mir doch, du tapferer Sohn des Lykaon,
Und getraust dich, mit schnellem Pfeil Menelaos zu treffen?
...
Gleich aber traf der spitzige Pfeil den geschlossenen Gürtel,
Hatte sich eingebohrt in den Gurt von zierlicher Arbeit
Und war selbst in den kunstvoll gefertigten Panzer eingedrungen,
Auch in den Schurz, den er trug, den Leib vor Geschossen zu sichern,
Welcher am meisten ihn schirmte; allein er durchdrang ihm auch diesen ..."

M<small>ENELAOS</small> wurde vom Pfeil des P<small>ANDAROS</small> verwundet, dass das Blut nur so strömte. In allen drei Repertoriumsrubriken:

- Wunden
- Schnittwunden
- Stichwunden

finden wir **Staphisagria** entweder 2- oder sogar 3-wertig.

Verletzungen durch Stich und Schnitt.

Die verlorene Ehre der Katharina Blum

Circa 20 Jahrhunderte später beschrieb H<small>EINRICH</small> B<small>ÖLL</small> in „Die verlorene Ehre der Katharina Blum" die **Staphisagria**-Situation einer Frau.

Katharina, eine feine, stille, liebevolle Persönlichkeit, verliebt sich bei einem Faschingsfest in Köln in einen jungen Mann. Auch er ist fein, schön und tiefsinnig, mit einem gravierenden Nachteil: Er ist Anarchist, Mitglied der RAF (Rote-Armee-Fraktion) und steht ganz oben in den Fahndungslisten.

Katharina liebt einen Terroristen und versucht ihn zu schützen.

Mit der ganzen Liebe einer Frau schützt sie ihn. Nach einer einmaligen, lebensentscheidenden Begegnung versucht sie ihm zu helfen, ja ihn zu retten. Sie gerät dabei selbst in die Fahndungsraster einer gnadenlosen Polizei, einer Politik und eines spießbürgerlichen Journalismus, der keinerlei Respekt und Ehre kennt. So kommt der üble Bildzeitungsreporter tatsächlich mit dem Porsche vorgefahren, bietet ihr für ein Interview Geld und bemerkt noch beiläufig: „Am besten gehen wir vorher ins Bett bumsen, Katharina."

Katharina entrüstet sich, zieht die Pistole und erschießt den Bildzeitungsreporter.

„Die verlorene Ehre der Katharina Blum" war damals von einem Aufschrei der bürgerlichen Presse begleitet.

Ent-rüstung im wahrsten Sinne des Wortes.

Wegen einer tiefen Kränkung erschießt sie einen Reporter.

Kasuistik: Lumboischialgie

Frau Beate X., 37 Jahre, verheiratet, keine Kinder, stellt sich wegen anhaltender Rücken- und Kreuzschmerzen vor.

Fall 1:

Spontanbericht

Sie habe die Schmerzen seit 3–4 Wochen. Seit etwa einer Woche strahlen sie aus von der Oberschenkelrückseite bis zur Wade des rechten Beines, mit Kribbelgefühlen an der Fußsohle und am äußeren Fußrand. Kurzfristig sei der Fuß auch schon einmal pelzig geworden. Die Beschwerden sind über Tag bei Belastung und bei Bewegung schlimmer. Seit längerer Zeit schon treten immer mal wieder Kreuzschmerzen und stechende Schmerzen im Rücken in Höhe der Schulterblätter mit Ausstrahlungen in die Brust auf. Diese seien aber kurzfristig immer wieder weggegangen.

Ischialgie

Parästhesien

Belastung <

stechende Rückenschmerzen

Diagnose

Nach dem klinischen Untersuchungsbefund ergibt sich eine Lumboischialgie rechts mit pseudoradikulärer Schmerzausstrahlung.

Gelenkter Bericht

Kribbeln der Hände

Die Patientin ergänzt auf Befragen: Kribbeln in den Fingern beider Hände, dann wieder stechende Schmerzen in den Knien und in den Füßen. Alle Beschwerden wechseln häufig, kommen und gehen. Regelmäßig auftretende Nacken- und Kopfschmerzen mit Übelkeit und gelegentlichem Erbrechen. Vor etwa einem Jahr nach einer starken Anstrengung war sie ohnmächtig geworden mit anschließendem Zittern am ganzen Körper und Erbrechen. Schmerzen beim Stuhlgang wegen Hämorrhoiden, verschlimmert nach dem Sitzen auf kalten Flächen. Ferner sei sie sehr kälteempfindlich, ihr sei immer kalt, sie trägt sogar Strümpfe im Bett.

Zittern nach Ohnmacht

kälteempfindlich

Vergesslich, reizbar.

In letzter Zeit leide sie unter Vergesslichkeit, muss sich z.B. beim Einkaufen alles auf einen Zettel schreiben. Sie ist gereizt, gestresst und niedergeschlagen. Es ist ihr alles zuviel. Die Patientin führt ein eigenes kleines Kosmetikgeschäft, muss nebenher noch den Haushalt machen. Obwohl ihr Mann ihr fast alles zu Hause abnimmt, schafft sie es nicht (dabei fängt sie an zu weinen).

Abends <

Abneigung gegen Gesellschaft

Wach von 2–4 Uhr

Lang zurückliegende seelische Kränkung

Alle Beschwerden werden gegen Abend schlechter. Wegen der vielen Arbeit findet sie keinen Frieden, kann nicht abschalten, findet keine innere Ruhe. Abends zu Hause besteht Abneigung gegen Gesellschaft, sie möchte mit niemandem sprechen, möchte lieber allein sein, in Ruhe gelassen werden. Auch könne sie nachts nicht durchschlafen, wache zwischen 2 und 3 Uhr auf, kann dann für ca. 1–2 Stunden nicht mehr einschlafen.

In der tiefenpsychologischen Aufarbeitung öffnet sich die Patientin und berichtet von einem wirklich demütigenden Erlebnis bei ihrer Heirat:

„Ich habe vor einem Jahr geheiratet. Am Polterabend hat sich eine Situation zugetragen, die mich sehr belastet. Eigentlich wollte ich über diese Sache gar nicht mehr reden.
Freunde und Bekannte meines Mannes hatten eine Striptease-Tänzerin engagiert. Ich fand das äußerst geschmacklos. Es hat mich sehr getroffen. Ich bin mit diesen Sachen sowieso sehr empfindlich. Die Tänzerin zog sich im Auftrag unserer Bekannten bis auf einen Stringtanga aus und setzte sich auf den Schoß meines Mannes. Ich hörte dann im Hintergrund noch eine Frau sprechen, die sagte „Komm, mach schnell ein Bild von Beate, damit wir später sehen, wie dumm sie schaut". Das war für mich demütigend. Freunde und Bekannte meines Mannes, die ich auch kenne, haben so etwas mit mir gemacht. Ich fühlte mich erniedrigt, weil alle mich angestarrt haben, wie ich wohl reagiere. Ich habe dann monatelang mit den Leuten, die dies zu verantworten hatten, nichts mehr gesprochen, ich wollte nichts mehr mit denen zu tun haben.
Die haben doch 500 Mark für diese Schweinerei bezahlt. Das sind Leute, die nichts im Kopf haben, die liegen alle unter meinem Niveau. Das war so primitiv, aber alle haben gelacht. Mir kamen fast die Tränen. Am liebsten wäre ich aufgestanden und davongelaufen, aber ich konnte das wegen der anderen Gäste nicht. Eifersüchtig war ich nicht gewesen, es war doch alles nur so billig. Mein Stolz wurde verletzt, ich versuchte es aber so gut es ging zu verbergen. Wenn man mich angesprochen hat, fing ich an zu weinen. Es war einfach unter meiner Würde, ich habe mich geschämt vor den anderen Leuten, die noch da waren, z. B. vor dem Hausarzt. Was müssen die gedacht haben, was ich für einen Mann heirate. Ich war in meinem Innersten

verletzt worden, weil diese Sache bewusst gestartet wurde, um mir etwas anzutun. Ein Bekannter sagte zu mir, ich solle mich nicht so anstellen und alles auf mich beziehen. Dies sei ja ein Geschenk für meinen Mann gewesen. Mein Mann steht überhaupt nicht auf Striptease.
Das Ereignis war tagelang in mir drin, meine Brust war zugeschnürt, ich hatte das Gefühl von Herzschmerzen, ein Umschnürungsgefühl im Hals. Wochenlang habe ich noch darüber geheult. Ich habe alle Bilder und den Videofilm vom Polterabend vernichtet. Die Bilder vom darauffolgenden Hochzeitstag habe ich mir noch nie angeschaut. Auch diesen Tag hat man mir durch diese Geschmacklosigkeit kaputt gemacht."

Sie erinnert sich, dass sie ein bis zwei Tage noch sehr deprimiert war, danach wurde sie wütend und zynisch, hat sich dann auch mit den Bekannten ihres Mannes gestritten.

Phasen:
Depression
Wut

„Vergessen kann ich das nicht. Die wollten mir eins auswischen – warum weiß ich nicht. Es war doch auch mein Polterabend und für mich hatten sie kein Geschenk. Ich bin gedemütigt worden und genau das wollten die."

Für 2–3 Wochen hat sie sehr schlecht geschlafen, wachte immer wieder auf, weil sie an diese Begebenheit denken musste. Am Hochzeitstag sei sie duckmäuserisch gewesen und habe nichts erwidert. Ihrer Kränkung und ihrem Ärger konnte sie keinen Ausdruck verleihen. Auch jetzt nagt diese Sache noch in ihrem Inneren. Sie möchte das eigentlich alles vergessen. Seit diesem Ereignis hat sie keine Lust mehr auf Gesellschaft, möchte lieber für sich oder mit ihrem Mann allein sein. Mit den Freunden und Bekannten ihres Mannes redet sie seither nur noch das Allernötigste.

Verschweigen

Therapie und Verlauf

Für die Repertorisation [9] wurden folgende wichtige Rubriken herangezogen (*Synthesis*, Wertigkeit von **Staph.** in Klammern):

- Gemüt – Beschwerden durch – Entrüstung (++++)
- Gemüt – Beschwerden durch – Kränkung, Demütigung (++++)
- Gemüt – Beschwerden durch – Zorn – unterdrückten Zorn (+++)
- Gemüt – Gesellschaft – Abneigung gegen (+++)
- Gemüt – Reizbarkeit (+++)
- Extremitäten – Schmerz – Beine – Ischialgie – Bewegung < (+)
- Schlaf – Erwachen – nachts – Mitternacht – nach – 2 Uhr (++)
- Frost – Vorherrschend (+++)
- Allgemeines – Anstrengung, körperliche < (+++)
- Allgemeines – Schmerz – stechend (+++)
- Allgemeines – Widersprüchliche und abwechselnde Zustände (++)

Sie erhielt eine Gabe **Staphisagria** C30, später nochmals eine Gabe C200, jeweils 5 Globuli (DHU).
Die Patientin wurde beschwerdefrei. Nach einem Beobachtungszeitraum von einem Jahr hat sie mittlerweile ihr Geschäft aufgegeben, um für sich mehr Zeit zu haben. Dieser Plan bestand schon lange; wie sie berichtete, hatte sie es aber bisher nicht geschafft. Es geht ihr dabei sehr gut.
(*Dr. Rüdiger Strauß, Weinheim*)

Therapie: 1-mal **Staph.** C30, später 1-mal C200.

Beschwerdefrei,
neue Lebensperspektive.

Kasuistik: Gastrointestinale Beschwerden, vegetative Dysregulation

Fall 2:
Gastrointestinale Psychosoma-
tose

Nicole T., 36-jährige Frau, geschieden, keine Kinder, stellt sich vor wegen Magenschmerzen mit Übelkeit, rezidivierend auftretende Durchfälle, Nervosität und Schlafstörungen.

Spontanbericht

Magenschmerz nach Essen,
Übelkeit, breiige Durchfälle.

Einschlafstörungen, Sorgen um
den Arbeitsplatz.

Seit einigen Wochen leide sie fast täglich unter drückenden Magenschmerzen, insbesondere nach dem Essen, verbunden mit Übelkeit, breiige Durchfälle nach dem Essen. Sie sei nervös und hektisch, kann nachts nicht einschlafen, weil sie immer wieder an ihre Probleme an der Arbeitsstelle denken muss. Sie wird ihren Arbeitsplatz verlieren, weil das Geschäft, in welchem sie als Verkäuferin tätig ist, Konkurs angemeldet hat.

Gelenkter Bericht

Ungerechte Schuldzuweisung
durch den Chef.

Persönlich angegriffen,
gedemütigt.

Wut im Bauch.

Gereiztheit,
innerer Rückzug,
viel Weinen,
Trost >.

Ähnliche Beschwerden vor zwei
Jahren, als sie vom damaligen
Ehemann betrogen wurde.

Verschweigt ihre Meinung aus
Rücksicht.

Als bekannt wurde, dass die Firma Konkurs angemeldet hatte, wurden von der Chefetage Schuldzuweisungen ausgesprochen. Vor versammelter Belegschaft äußerte ihr Chef, dass im Grunde das Personal wegen unqualifizierter und schlampiger Arbeit hauptverantwortlich für diese Misere sei. Insbesondere in ihrer Abteilung wäre dies der Fall. Dies war für sie eine Ungeheuerlichkeit. Das Geschäft florierte bis vor zwei Jahren. Erst als der jetzige Chef das Geschäft übernahm, ging es durch Fehlplanungen und Misswirtschaft – was die Chefetage zu verantworten hatte – immer schlechter. Das wusste jeder, aber keiner sagte etwas.
„Ich fühlte mich während dieser Versammlung persönlich angegriffen und erniedrigt, es war für mich eine regelrecht demütigende Situation." Gerade, weil sie sich in den letzten Jahren sehr für diese Firma eingesetzt habe. *„Ich habe Wut und Zorn im Bauch, kann mich aber nicht wehren."*
Diese Situation und der anstehende Verlust des Arbeitsplatzes machen sie völlig fertig, sie ist nervös und gereizt, verträgt keinerlei Kritik, wird depressiv, zieht sich zurück und muss häufig weinen. Mit ihrem Partner kann sie die ganze Situation besprechen. Trost tut ihr dabei sehr gut. Am liebsten würde sie nicht mehr arbeiten gehen, möchte sich diesen Demütigungen nicht mehr aussetzten. Eigentlich würde sie gerne dem Chef ihre Meinung sagen, bringt aber den Mut hierfür nicht auf.
Vor zwei Jahren hatte Frau T. ähnliche Symptome. Diese traten auf, nachdem sie ihren Ehemann mit einer anderen Frau in ihrem Ehebett in flagranti erwischte. Er hatte sie schon längere Zeit betrogen. Dies und der anschließende Scheidungsprozess zog sie völlig runter, sie wurde depressiv.
Mit der Mutter ihres jetzigen Partners habe Frau T. ebenfalls Probleme. Die Mutter würde sie nicht akzeptieren, spräche nichts mehr mit ihr, weil sie ihr den Sohn wegnehmen wollte. Auch ihr kann sie nicht die Meinung sagen, weil sie Rücksicht auf ihren

Partner nehmen müsste; er wolle nicht, dass es zum Streit komme.

Magenkrämpfe und Durchfälle treten auf bei Aufregung und nach dem Essen, es besteht Unverträglichkeit von Milch, welche ebenfalls Durchfälle auslöse. Ferner bestehen Herzklopfen und Herzstolpern, begleitet mit Atemnot nachts. Sie ist sehr verfroren, bei Wärme und Sonne geht es ihr besser. Sie habe Platzangst in engen Räumen, bei Nervosität zuckt das linke Augenlid. Sie ist sehr sensibel in Bezug auf das, was andere Leute über sie erzählen. Ihre Grundstimmung ist traurig, unentschlossen, nervös, gereizt, ungeduldig, weinerlich, viele Gedanken um den zurückliegenden Kummer, wie wird es weitergehen mit dem Ärger und der Wut. Die Stimmungen wechseln schnell und häufig.

Milch ist unverträglich.

Herzstolpern mit Atemnot nachts,
Platzangst,
Lidzucken.

Stimmungslabil

Therapie und Verlauf

Im Vordergrund des Krankheitsgeschehens steht die Ursache der jetzigen physischen und psychischen Symptome:
Kränkung, Erniedrigung, Demütigung; Verlust des Arbeitsplatzes; Ärger, Wut und Zorn darüber, ohne sich wehren zu können. Vor zwei Jahren reagierte sie in ähnlicher Weise nach dem Ehebruch ihres Mannes.

Repertorisation [9], (Wertigkeit von **Staph.** in Klammern):

- Gemüt – Beschwerden durch – Kränkung, Demütigung (+++)
- Gemüt – Beschwerden durch – Stellung, des Jobs; Verlust der (+++)
- Gemüt – Beschwerden durch – Kummer (+)
- Gemüt – Beschwerden durch – Tadel (+)
- Gemüt – Beschwerden durch – Zorn – unterdrückten Zorn (++)
- Gemüt – Gedanken – Gedankenandrang, einstürmende – Schlaflosigkeit, durch (++)
- Gemüt – Launenhaftigkeit, launisch (+)
- Magen – Schmerz – Ärger, Verdruss; nach (++)
- Rektum – Diarrhoe – Erregung des Gemütes; bei (+)
- Allgemeines – Hitze – Lebenswärme, Mangel an (+)
- Allgemeines – Speisen und Getränke – Milch < (++)

Sie erhielt eine Gabe **Staphisagria** D200 (Staufen Pharma). Bei der nächsten Konsultation nach acht Wochen wird Folgendes berichtet: Noch am Tag der Einnahme wurde sie fürchterlich müde, konnte an diesem Tag nichts mehr tun. Etwa zwei Wochen später bekam sie ein Gerstenkorn am linken Auge – dies hatte sie als Kind häufiger gehabt – nach wenigen Tagen war es wieder verschwunden.

1 mal **Staph.** D200.
Erstreaktion: starke Müdigkeit.
Auftreten eines alten Symptoms: Chalazion.

- Auge, Gerstenkörner (+++)
- Auge, Gerstenkörner, linkes Auge (+)

Sie fühlte sich dann sehr wohl. Ihre zuvor geschilderten körperlichen Symptome verschwanden völlig, auch psychisch geht es ihr jetzt sehr gut. Sie hat ihrem Chef die Meinung sagen können und das hat ihr gut getan. Ihre Arbeitskolleginnen waren darüber völlig erstaunt. Auch sie war selbst über sich erstaunt, dass sie

In der Folge: freieres Auftreten, weniger Hemmungen, ihre Meinung zu sagen.

dies konnte. Sie hat ihn „*richtig runtergeputzt*", obwohl sie immer Angst vor ihm hatte. Sie schmiedet Pläne, sich selbstständig zu machen und ist sehr zuversichtlich. Auch die Beziehung zu ihrer künftigen Schwiegermutter wird besser, weil sie sich öfter traut, etwas zu sagen. Eine weitere Mittelgabe ist nicht erforderlich. (*Dr. Rüdiger Strauß*, Weinheim)

Kasuistik: Schulangst, Onanie, reaktive Depression

Fall 3:
Ängste,
viele Infekte.

Mark, ein 8-jähriger Junge, groß, kräftig, macht einen weichen und tapsigen Eindruck, hat viel Mitleid, kann aber auch reizbar und leicht ärgerlich sein. Sehr ängstlich, besonders Angst um die Familie, Mutter, Vater, Geschwister, oft Albträume, Angst im Dunkeln, möchte Licht beim Einschlafen. Häufige Infekte der Atemwege, lymphatische Diathese. Friert leicht, kalte Hände und Füße. Sehr großer Hunger, mag überhaupt keine Süßigkeiten.
Alles das ist sehr typisch für sein Konstitutionsmittel **Causticum**. Kam erstmalig wegen Enuresis nocturna im Alter von sechseinhalb Jahren zur Vorstellung, wobei das nächtliche Einnässen auf **Causticum** ansprach und verschwand.

Schulangst, seit er von anderen gehänselt wird.

Jetzt: Große Schulprobleme, keine Lust, ja fast Angst, in die Schule zu gehen. Weint oft, wenn das Thema Schule angesprochen wird. Schulische Leistungen wie immer, eher durchschnittlich und seitens der Lehrer gibt es keine Beanstandungen. Mark wird aber seit einem halben Jahr von seinen Klassenkameraden zunehmend gehänselt und beim Spielen (u. a. Fußball) geschnitten. Obwohl er groß und kräftig ist, nimmt er sich körperlich zurück und erduldet dies, ohne sich zu wehren. Der Junge verändert sich zunehmend, zieht sich zurück, zu Hause weint er viel. Dieser Zustand besteht seit 2–3 Monaten mit zunehmender Tendenz in den letzten Wochen.

Innerer Rückzug.

Sein Konstitutionsmittel **Causticum** brachte in dieser Situation keinen Erfolg (C30 / C200). Auch **Ignatia** als „Kummermittel" brachte keine wesentliche Besserung (C30 und C200).

Caust. und Ign. ohne Effekt.

Beim nächsten Besuch berichtet mir die Mutter, dass Mark morgens übellaunig sei und sie glaube – was sie früher nie beobachtet hätte und auch nicht daran gedacht hätte –, dass Mark in seinem Zimmer onaniere.

Als Leitsymptome lassen sich hier aufzählen:

- Beschwerde durch Kränkung, Demütigung (++++)
- Reizbarkeit, Gereiztheit, morgens (+++)
- Traurigkeit, Niedergeschlagenheit (++)
- Neigung zur Masturbation (+++)
- Neigung zur Masturbation, bei Kindern (+)

Therapie und Verlauf

Es erfolgte die einmalige Gabe von **Staphisagria** D200 (Staufen Pharma). In der ersten Woche nach Arzneigabe war Mark zunächst völlig unausgeglichen, übellaunig und gereizt.

Dann geschah Folgendes: Bei einer erneuten Hänselei durch Mitschüler packte Mark diesen, schüttelte ihn kräftig durch und gab ihm eine Ohrfeige. Zu Hause erzählte er sofort die Begebenheit, war recht stolz, endlich gehandelt zu haben und sagte, dass er sich nun nichts mehr gefallen ließe. Wörtlich: *„... und da habe ich ihm eine geflammt und ich lasse mir überhaupt nichts mehr gefallen !"*

Der Junge hat im weiteren Verlauf aber noch 3-mal **Staphisagria** benötigt, da er immer wieder in Phasen von passivem Erdulden zurückfiel. Aufgrund parallel verlaufender, stützender Gespräche und der homöopathischen Gabe von **Staphisagria** bis C10.000 hat er diese belastende Lebensphase, diesen quälenden Lebensabschnitt, diese „Krankheitsgeschichte" gut überwunden. In anderen Situationen (s. o.) hat ihm jedoch sein Konstitutionsmittel **Causticum** gute Hilfe gebracht.

Beurteilung: Auf dem Boden des eigentlichen Konstitutionsmittels **Causticum** hat sich eine **Staphisagria**-Pathologie entwickelt. Differenzialtherapeutisch war unter anderem auch an **Ignatia** (s. o.) zu denken, wobei aber die auffällige sexuelle Komponente ein deutlicher Hinweis auf **Staphisagria** darstellte.

(*Dr. Olaf Richter*, Butzbach)

> 1-mal **Staph.** D200
> Erstreaktion: stärkere Gereiztheit.
> Setzt sich zur Wehr.

Lernziele

▶ Sich eingehend mit dem Arzneimittelbild von **Staphisagria** beschäftigen,

▶ wissen, welcher Gemütszustand charakteristisch für **Staphisagria** ist und welches die Hauptthemen im Arzneimittelbild von **Staphisagria** sind,

▶ charakteristische und wahlanzeigende Symptome von **Staphisagria** kennen,

▶ **Staphisagria** gegen ähnliche Arzneimittel (z.B. **Causticum**, **Colocynthis**, **Ignatia**) abgrenzen können.

Literatur

[1] Barbancey, J.N.: Staphysagria in der Psychiatrie. Documenta Homoeopathica 8. Haug Verlag, Heidelberg 1987
[2] Coulter, C.: Portraits homöopathischer Arzneimittel. Haug Verlag, Heidelberg 1995
[3] Hadulla, M., Wachsmuth, J. (Hrsg.): Homöopathische Archetypen bei Homer. Haug Verlag, Heidelberg 1996
[4] Hamerow, T.S.: Die Attentäter. Verlag C. H. Beck, München 1999
[5] Harenberg, B. (Hrsg.): Chronik der Deutschen. 2. überarb. und aktualisierte Auflage. Chronik Verlag, Dortmund 1988
[6] Kent, J.T.: Lectures on Materia Medica. Jain Publishers, New Delhi 1995
[7] Nash, E.: Leitsymptome in der homöopathischen Therapie. Haug Verlag, Heidelberg 1995
[8] Phatak, S. R.: Homöopathische Arzneimittellehre. Burgdorf Verlag, Göttingen 1999

[9]   Schroyens, F.: Synthesis, Repertorium homoeopathicum syntheticum. Hahnemann Institut für homöopathische Dokumentation, Greifenberg 1994

[10] Whitmont, E.: Psyche und Substanz. Burgdorf Verlag, Göttingen 1997

[11] Meyers Großes Taschenlexikon, Band 5 und Band 14. 2., neubearb. Auflage. B.I.-Taschenbuchverlag, Mannheim, Wien, Zürich 1987

13 Causticum

Gerhard Bleul

Fall 1: Die engagierte Krankenschwester

Doris P., 38 Jahre, geht selten zum Arzt. Im März 1993 hat sie triftige Gründe. Sie ist total erschöpft, depressiv und erbost. Seit November 1992 hat sie eine neue Stelle als leitende Schwester einer Pflegestation, statt der 15 vorgesehenen aber nur 5 ausgebildete Kräfte zur Verfügung. Sie selbst muss dauernd Überstunden und Nachtdienst machen, aber auch Mängel sachlicher Art durch Improvisation ausgleichen. Ihr Ehemann ist arbeitslos, sie haben zwei Söhne von 12 und 14 Jahren. Die Überstunden und vor allem der Nachtdienst haben sie erschöpft. Mehr Sorgen als um sich selbst macht sie sich allerdings um die ihr anvertrauten Patienten; sie sollen doch eine optimale Pflege bekommen. Dass es an allen Ecken und Enden fehlt, ringt ihr ein spöttisches und verkrampftes Lachen ab. – Die Haut der Wangen ist seit kurzem gerötet und trocken-schuppig.

Die Patientin ist überlastet, aber sie nimmt die übermäßigen Aufgaben als Herausforderung an. Sie kommt nicht, um sich krank schreiben zu lassen, sie will ihre Patienten nicht allein lassen. Es geht ihr vordergründig um den Hautausschlag, aber eigentlich um eine Hilfe für die Erschöpfung, um weiter arbeiten zu können.

Die Repertorisation (Tabelle 13-1a) berücksichtigt die Causa, die Hauptbeschwerden (Erschöpfung durch Sorge für andere) und die jüngsten Symptome. Die Gewichtung (Tabelle 13-1b) verstärkt die wesentlichen Symptome durch Mehrfachwertung und verringert das einzige körperliche Symptom durch Zusammenfassung zu einer Rubrik.

Verordnung: **Causticum** D12, 1- bis 3-mal täglich nach Bedarf, was insgesamt 7-mal genommen wird. Nach 10 Tagen kommt sie wieder zur Sprechstunde: Die Haut war nach 2 Tagen viel besser, nach weiteren 2 Tagen bekam sie kurz einen fieberhaften Infekt (wie viele zu dieser Zeit), der aber jetzt schon langsam abklingt. Sie hat weiterhin Schweißausbrüche, Kopf- und Ohrenschmerz. 1-mal **Causticum** D200.

Nach 2 ½ Wochen: 10 Tage ging es ihr viel besser; eine kleine Warze am rechten Zeigefinger, die sie gar nicht erwähnt hatte, ist verschwunden. Seit einer Woche brennt die Gesichtshaut wieder und ist gerötet. 1-mal **Causticum** D200.

In den nächsten 10 Monaten geht ihr die Arbeit leichter von der Hand. Zeitweise hat sie Sodbrennen, meldet sich deswegen aber nicht. Im Juli 1994 und erneut im Januar 1995 hat sie Autounfälle, der zweite ist von ihr verursacht, durch Unaufmerksamkeit nach Überarbeitung. Im Oktober 1995 meldet sie sich wieder wegen einer Erschöpfungsphase. Sie fühlt sich kraftlos, was sie lange nicht mehr kannte. Hat zeitweise 14 Stunden nonstop gearbeitet. Gelenkschmerzen an wechselnden Orten, vor allem an den Fin-

Fall 1:
Erschöpfung durch Überarbeitung und Nachtdienste,

Empörung,

Sorgen um andere,

Spott,

schuppige Wangenhaut.

Das zuletzt aufgetretene Symptom verschwindet zuerst, andere Beschwerden bleiben bestehen. Daher Wechsel zur höheren Potenz.

Nach Rückkehr früherer Symptome Wiederholung der Gabe.

Kleinere Beschwerden stören die Patientin nicht.

Erneute Erschöpfungsphase nach 2½ Jahren mit Gelenkschmerzen.

Tabelle 13-1a, b: **Repertorisation Fall 1 (mit MacRepertory 5.6, 2000)**

Tabelle 13-1a: **vor Gewichtung**

Arzneimittel	Caust.	Nux-v.	Calc.	Ars.	Phos.	Ign.
Summe der Grade	17	13	13	12	12	10
Summe der Symptome	9	8	7	7	7	7
Allgemeines; SCHLAF; Schlafmangel, durch (45)	2	3	1	1	3	1
Gemüt; SORGEN, Beunruhigung; voller; andere Personen, um (9)	2	1	–	1	–	2
Gemüt; BESCHWERDEN durch; Sorgen, Beunruhigung (21)	2	3	2	1	2	1
Gemüt; SPOTTEN; allgemein; Sarkasmus (27)	1	1	–	2	–	1
Gemüt; LACHEN; allgemein; krampfhaft (52)	2	–	2	1	2	3
Gesicht; HAUTAUSSCHLÄGE; allgemein; Wangen (77)	2	1	2	–	1	–
Gesicht; HAUTAUSSCHLÄGE; krustig, schorfig (122)	2	1	3	–	1	–
Gesicht; HAUTAUSSCHLÄGE; Rot (60)	2	1	3	3	1	1
Gesicht; HAUTAUSSCHLÄGE; schorfig, schuppig (91)	3	2	2	3	2	1

Tabelle 13-1b: **nach Gewichtung**

Arzneimittel	Caust.	Ars.	Ign.	Nux-v.	Phos.	Calc.
Summe der Grade	16	11	11	16	14	11
Summe der Symptome	6	6	6	5	4	4
Allgemeines; SCHLAF; Schlafmangel, durch (45) – 2-fach	4	2	2	6	6	2
Gemüt; SORGEN, Beunruhigung; voller; andere Personen, um (9)	2	1	2	1	–	–
Gemüt; BESCHWERDEN durch; Sorgen, Beunruhigung (21) – 2-fach	4	2	2	6	4	4
Gemüt; SPOTTEN; allgemein; Sarkasmus (27)	1	2	1	1	–	–
Gemüt; LACHEN; allgemein; krampfhaft (52)	2	1	3	–	2	2
Gesicht; HAUTAUSSCHLÄGE; allgemein; Wangen (77) + Gesicht; HAUTAUSSCHLÄGE; krustig, schorfig (122) + Gesicht; HAUTAUSSCHLÄGE; Rot (60) + Gesicht; HAUTAUSSCHLÄGE; schorfig, schuppig (91)	3	3	1	2	2	3

gern und der rechten Hüfte, darin Hitze, Kälte bessert. Wieder wie vor 10 Jahren hat sie Fieberschübe mit Halsweh, oft Durchfälle, Juckreiz am After. Sie schläft schlecht, wird von den geringsten Geräuschen wach.

Nach 2 ½ Jahren bekommt sie also wieder 1-mal **Causticum** D200, welches schon nach wenigen Stunden deutlich wirkt und anhaltend Erleichterung bringt. Weitere 7 Monate später hat sie einen fieberhaften Infekt mit Halsweh beim Husten und Heiserkeit. Magenbrennen. Diesmal ist sie sogar für eine Arbeitsunfähigkeitsbescheinigung dankbar, für 5 Tage, und bekommt wieder 1-mal **Causticum** D200.

Über 2 Jahre später, im Juli 1998, kommt sie kurz in der Sprechstunde vorbei, weil sie wieder mal von der vielen Arbeit erschöpft ist und die Kügelchen doch so gut helfen. Möchte nur 1-mal **Causticum** D200 haben, was ihr nach wenigen Tagen wieder Beschwerdefreiheit bringt. Sie kann weiterarbeiten und ihren Lebensaufgaben nachgehen.

Abgrenzung zu weiteren hochrangigen Mitteln in der Repertorisation:

Nux vomica: Der Einsatz des **Nux-v.**-Patienten geschieht eher für eine Sache oder ein Geschäft, wobei er am liebsten allein arbeitet, weil er sich auf niemanden verlassen möchte. Die Sorge um andere gerät in den Hintergrund.

Calcium carbonicum: Der Eigensinn ist vergleichbar, die Ängste des **Calc.**-Patienten viel größer und vielfältiger. Spott ist ihm fremd, er fürchtet ihn, wenn er sich auf ihn bezieht.

Phosphorus: Körperliche Symptome sind denen von **Causticum** sehr ähnlich. Die Unterschiede bestehen vor allem im psychischen Bereich. Der **Phos.**-Patient ist liebenswürdig, mit sonnigem Gemüt, zwar schnell ermattet, aber meist auch schnell wieder erholt (wenn er nicht nach langer Krankheit, Schwangerschaft oder Blutverlust erschöpft ist). Die kompromisslose Strenge von **Causticum** kennt er nicht.

Arsenicum album: Viele körperliche Symptome sind ähnlich. Aber der **Ars.**-Patient ist viel genauer und pingeliger, mehr auch auf das Äußere bedacht. Der Einsatz für andere endet für ihn bald, aus Angst, etwas Falsches zu tun.

Ignatia: „Folge von Kummer" ist das Leitsymptom. Für **Causticum** gilt eher „Folge von Kümmern". Die launischen Schwankungen sind beim **Ignatia**-Patienten viel ausgeprägter.

Fieber mit Halsweh, Schlafstörungen.

Auch die Symptome eines akuten Infekts sprechen auf das gewählte Konstitutionsmittel an.

Das homöopathische Mittel kann die Beschwerden heilen, aber nicht den Charakter ändern. Die Patientin bleibt in hohem Maß engagiert.

Differenzialdiagnose in Kürze:

Nux-v.: egoistischer

Calc.: ängstlicher

Phos.: sonniger

Ars.: pedantischer

Ign.: launischer

Thema: Ausgelaugt

Die Beschwerden der **Causticum**-Patienten entstehen durch anhaltenden Kummer und langjähriges Kümmern um andere. Dabei wird auf eigene Bedürfnisse wenig Rücksicht genommen, es soll schließlich allen gutgehen, da muss man selbst doch zurückstehen. Auch Nachtwachen werden selbstverständlich hingenommen für die gerechte Sache.

Widerspruch regt sich allerdings auf anderen Ebenen: Wenn nämlich durch widrige Umstände, durch gesellschaftliche Miss-

Beschwerden durch Kümmern, eigene Bedürfnisse zurückgestellt, auch die Nacht wird durchgewacht.
Rebellion gegen Missstände und Ungerechtigkeit.

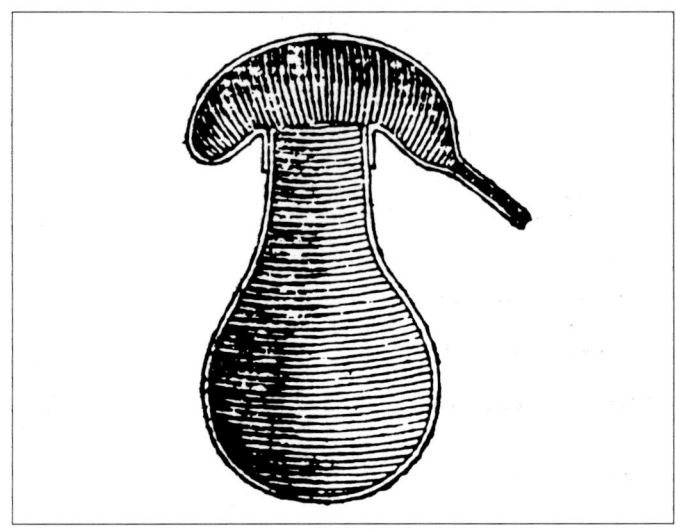

Abbildung 13-1: **Kolben mit Helm zur Herstellung von Causticum (aus S. Hahnemann: Apothekerlexikon, Bd. I, S. 213)**

stände oder durch Egoismus und Tyrannei Ungerechtigkeit entsteht und Menschen leiden müssen, wird der **Causticum**-Typ zum Rebell. Er schimpft und klagt an, seine Waffen sind der Appell an Ideale, Spott und Sarkasmus. Immer aber ist er bereit, sich selbst tätig einzusetzen, um Mängel auszugleichen und das Leid anderer zu lindern.

Der Ausgangsstoff

Synonyme:
Ätzkalk,
Tinctura acris sine kali.
Herstellung:
Erhitzen von $CaCO_3$ (Kalkstein, Marmor) auf über 900 °C $\rightarrow$ CaO (gebrannter Kalk);

Zugabe von Wasser $\rightarrow$ $Ca(OH)_2$ (Löschkalk);

Erhitzen mit H_2O und $KHSO_4$ (Kaliumhydrogensulfat) $\rightarrow$ unlöslicher Niederschlag und Destillat (= **Causticum**).

Causticum ist ein Destillat einer Mischung von gelöschtem Kalk und Kaliumsulfatlösung. Hahnemann beschreibt die Herstellung (CK, Bd. 3, S. 84) folgendermaßen (s. dazu Abb. 13-1).
„Man nimmt ein Stück frisch gebrannten Kalk ... taucht es in ein Gefäss voll destillirten Wassers, eine Minute lang, legt es dann in einen trockenen Napf, wo es bald (unter Entwicklung von Hitze und Geruch) ... in Pulver zerfällt. Von diesem Pulver nimmt man zwei Unzen, mischt damit ... eine Auflösung von zwei Unzen bis zum Glühen erhitzten und geschmolzenen, dann wieder erkühlt, gepülvertem doppelsaurem schwefelsaurem Kali in zwei Unzen siedend heißem Wasser, trägt dies dickliche Magma in einen kleinen gläsernen Kolben, klebt mit nasser Blase den Helm auf, und an die Röhre des letztern die halb in Wasser liegende Vorlage, und destillirt unter allmäliger Annäherung eines Kohlenfeuers von unten, das ist, bei gehörig starker Hitze, alle Flüssigkeit bis zur Trockenheit ab. Dieses ... Destillat ... enthält in konzentrierter Gestalt ... das Causticum, riecht wie Aetz-Kali-Lauge und schmeckt hinten auf der Zunge schrumpfend und ungemein brennend im Halse, gefriert nur bei tiefern Kälte-Graden als das Was-

Tabelle 13-2: **Repertorisation Fall 2 (mit MacRepertory 5.6, 2000)**

Arzneimittel	Caust.	Coc-c.	Dros.	Bry.	Kali-c.
Summe der Grade	11	6	6	6	6
Summe der Symptome	7	4	4	4	4
Husten; NACHTS; nur (4)	2	–	–	–	–
Husten; LIEGEN; agg.; Liegen, nur im (2)	2	–	–	–	–
Husten; LIEGEN; agg.; Hinlegen, anfangs beim (31)	1	–	2	1	1
Husten; NACHTS; agg.; erwacht vom Husten (36)	2	1	1	–	3
Husten; TRINKEN; amel. (15)	2	2	–	1	1
Husten; LUFT; warme; agg. (4)	–	–	–	–	–
Husten; WARM; Erwärmung, bei (17)	1	1	1	2	–
Larynx u. Trachea; FREMDKÖRPERGEFÜHL; Kehlkopf (31)	1	2	2	2	1

ser und befördert sehr die Fäulnis hinein gelegter thierischer Substanzen ...“

Laut GRIMM [1] enthält das originale **Causticum H.** Kalilauge (KOH), welche durch Hochspritzen an den Helm infolge des Siedeverzugs in das destillierte Wasser gelangt; die marktüblichen Präparate (DHU, Staufen, ISO) aber enthalten Ammoniumsalze (NH_4), wohl durch Beimischung von Ammoniak zum Kalk, wie es von späteren Autoren angegeben wurde. Er gibt folgende chemische Reaktionen an:

$2 KHSO_4 \rightarrow + H_2O$

$K_2S_2O_7 \rightarrow K_2SO_4 + SO_3$

$CaO + H_2O \rightarrow Ca(OH)_2$

$Ca(OH)_2 + K_2SO_4 \rightarrow CaSO_4 + 2 KOH$

Etymologie:
kautero (gr.) = Brenneisen
causticus (lat.) = beizend

Herstellung und erste Prüfung durch HAHNEMANN (CK 3).

Fall 2: Nächtliche Hustenanfälle

Heidi T., 37 Jahre, meldet sich im Mai 1997, weil sie seit zwei Wochen Husten hat, vor allem nachts ab 23 Uhr. Sie schläft oft nur zwei Stunden bis zum nächsten Anfall, schlimmer beim Hinlegen, Sitzen bessert, Trinken ebenso, der wenige Auswurf ist hell. Sie hat das Gefühl, als ob auf dem Kehlkopf etwas sitzt, warme feuchte Luft verschlimmert.

Die Repertorisation der körperlichen Symptome (Tabelle 13-2) ergibt recht eindeutig **Causticum.** Die Patientin bekommt es in der D12, 2- bis 3-mal täglich einzunehmen, immer wenn der Husten wiederkommt, für insgesamt 8-mal. Dadurch umfassende Abheilung in wenigen Tagen.

Husten ab 23 Uhr, alle zwei Stunden,
< beim Hinlegen,
Sitzen >, Trinken >,
Fremdkörpergefühl am Kehlkopf.

Differenzialdiagnose in Kürze:
Coc-c.: Husten mit Würgen und Erbrechen.

Dros.: Husten im Liegen, Trinken bessert nicht.

Bry.: Husten Tag und Nacht.

Kali.-c.: Wärme >; sucht Regeln, materialistisch orientiert.

Ein halbes Jahr nach Abheilen der Akutkrankheit erneute Konsultation:
Haarausfall,
Überlastung,
Ärger,
zu wenig Zeit für sich selbst.

Differenzierung anderer Mittel der Repertorisation:

Coccus cacti: Auch hier sind die Hustenanfälle von der frühen Nacht an typisch, eher aber mit Würgen und Erbrechen von Schleim.

Drosera: Das typische Mittel für den Husten, sobald man liegt. Anders als bei **Causticum** hilft hier Trinken nicht.

Bryonia: Der Husten ist schmerzhaft und brennt wie bei **Causticum**, aber nicht auf die Nacht beschränkt, das Erwachen vom Husten ist nicht typisch.

Kalium carbonicum: Wärme tut in jedem Fall gut, verschlimmern tut sie nicht. Vom Typ ist **Kalium carbonium** deutlich von **Causticum** zu unterscheiden: verlangt nach Halt und Struktur auch im Alltag, ist nicht rebellisch, neigt zu Ödemen.

Nach sechs Monaten meldet sie sich wieder, weil sie seit dem Sommer diffusen Haarausfall hat. Abends spürt sie ein „Prickeln" auf dem Kopf. Die geringe Akne auf Rücken und Brust verschlimmert sich vor den Menses. Vor fünf Wochen nahm sie einmal **Sepia** D30 ohne Effekt. „Der Haarausfall macht mich irre." Durch den Umbau am Haus, das die Familie mit der Schwiegermutter zusammen besitzt, ist sie sehr belastet, es gibt oft Ärger. Der Schlaf sei gut, aber „ich brauche abends eine Stunde für mich allein, alle wollen was von mir." Sie muss auch das Finanzielle allein regeln; selbst den 60. Geburtstag ihres Vaters muss sie allein organisieren.

Eine Gabe **Causticum** C30 hilft ihr, es geht „langsam aber sicher aufwärts." Nach etwa zwei Monaten ist sie beschwerdefrei. Auch diese Patientin ist von Beruf Krankenschwester.

Wichtige körperliche Symptome im Causticum-Bild

BOGER macht die folgenden Angaben (Tabelle 13-3).

Tabelle 13-3: **Stichworte zu Causticum (nach BOGER)**

Körperregion		Schlimmer	Besser
Nerven:	motorisch	Luft: kalt, trocken, rau	kalte Getränke (sogar bei
	sensorisch	Wind, Zugluft	Fieberfrost)
Muskeln:	Blase	Temperaturextreme	Waschen
	Kehlkopf	Wetterwechsel	Wärme, Bettwärme
	Beine	Beugen, Bücken	sanfte Bewegung
Atemwege		Unterdrückung	
Haut		Anstrengung	
Gesicht		Kaffee	
rechte Seite		3-4 Uhr morgens, abends	

Bevorzugte Indikationen von **Causticum** sind:

- Lähmungen nach Kälte und Zugluft, aber auch nach Anstrengung, Schreibkrampf, Sprachlähmung, schwere Lider, unsicheres Gehen, Stolpern, epileptische Anfälle vor allem bei Neumond;
- Heiserkeit, Krupphusten, ständiger Hustenreiz, vor allem beim Hinlegen oder nachts, wobei kalte Getränke helfen („löschen");
- Blasensphinkterschwäche, Urinabgang bei Husten, Lachen, Springen, Erschütterung;
- steife und schmerzhafte Gelenke, Nacken und Rücken, reißende und ziehende Schmerzen, Kontraktion der Beugemuskeln;
- Warzen in Nähe der Fingernägel, auf Augenlidern und Nasenspitze, schlecht heilende Brandwunden, wieder aufbrechende alte Narben.

Indikationsgebiete:
Lähmungen, Krämpfe, Koordinationsstörungen.

Husten, Heiserkeit,
nachts <, kalt Trinken >.
Unwillkürlicher Harnabgang.

Rheumatische Beschwerden,
Muskelkontrakturen.
Harte Warzen, Brandwunden,
alte Narben.

Fall 3: Gelenk- und Muskelschmerzen

Margret S., 59 Jahre, meldet sich im November 1995 wegen einer seit vielen Wochen bestehenden Auftreibung der Fingergelenke mit stechenden Schmerzen. Morgens sind die Fußgelenke steif, oft hat sie dann auch Kreuzschmerzen, welche sich nach dem Einlaufen bessern. Sie hat ein Hohlkreuz mit verminderter LWS-Beweglichkeit.

Sie wohnt zeitweise bei ihrem Freund, der als Handwerker viel arbeitet, obwohl er berentet und magenkrank ist, und den sie umsorgen muss; „Er braucht mich". Zeitweise lebt sie auch bei ihrer pflegebedürftigen Mutter, 300 km entfernt.

Die Repertorisation (nach RG) ergibt folgende Rubriken (die Wertigkeiten von **Causticum** in Klammern):

- Extr. – Schmerzen – Fingergelenke (+++)
- Extr. – Schmerzen – stechend – Finger (++) – Fingergelenke (0)
- Extr. – Schwellung – Finger – Gelenke (+)
- Extr. – Steifheit – Fuß (+) – morgens (0)
- Rücken – Schmerz – Lumbalregion (++) – morgens (0) – beim Aufstehen vom Bett (0)
- Allg. – Bewegung, fortgesetzte B. bessert (+)
- Gemüt – Sorgen, voller (+)
- Gemüt – Kummer, Beschwerden durch (+++)

Fall 3:
Schmerzhafte Fingergelenkschwellungen, Morgensteifigkeit,

Sorge um andere.

Am 7. 11.1995 erhält sie 1-mal **Causticum** D200. Am 19.12.1995: alles besser bis auf Schmerzen in den Gelenken des rechten Zeigefingers, Fußgelenke ok. Kleine Knötchen am rechten Oberschenkel. Kein Medikament. – Am 29.1.1996 Klage über Einschlafstörungen (bis 1 Uhr), seit einigen Tagen um 6 Uhr wach mit Oberschenkelschmerzen rechts.

Nach der ersten Gabe allgemeine Besserung bis auf Restbeschwerden im rechten Zeigefinger.
Nach zwei Monaten neue Beschwerden.

Rubriken:

- Schlaf – Schlaflosigkeit – vor Mitternacht – bis 1 Uhr (+)
- Schlaf – Erwachen – früh (++)
- Extr. – Schmerz – Oberschenkel (0) – rechts (0) / morgens (+)

Die zweite Gabe hilft zwei Monate, die dritte Gabe vier Monate, die vierte Gabe ein halbes Jahr.

Neue Lebensumstände verschlechtern die Situation, die Behandlung endet durch Umzug.

Am 29.1.1996 erneut 1-mal **Causticum** D200. – Am 3.4.1996: seit zwei Wochen wieder Oberschenkelschmerzen rechts, dort kleine Knötchen unter der Haut; vorher beschwerdefrei. 1-mal **Causticum** D200. Am 13.8.1996: „Das Mittel tut mir sehr gut, längere Zeit keine Beschwerden, jetzt fangen die Gelenke wieder an." 1-mal **Causticum** D200. – 25.11.1996: Die Beschwerden beginnen wieder leicht. Abwarten. – 7.2.1997: Trennung vom Partner, wieder zurück in die Heimat. Traurig. 1-mal **Causticum** D200. Kein weiterer Kontakt.

In 15 Monaten bekam die Patientin 5-mal **Causticum** D200, was ihr lange beschwerdefreie Phasen brachte, auf Schmerzmittel konnte sie ganz verzichten, auch wenn die fortgeschrittene Arthrose sich erwartungsgemäß nicht zurückbildete.

Fall 4: Depression

Fall 4:
Innere Unruhe, Schlafstörungen.

Schlafmangel wegen nächtlicher Störungen,

mit der Pflege der Kinder allein gelassen.

Erste Gabe wirkt für ein halbes Jahr.
Wechsel zu **Nat-m.** wegen eines neuen Symptoms (Durchfall nach dem Aufstehen).

Später steht die Erschöpfung wieder im Vordergrund, daher Rückgriff auf **Caust.**

Auch die akuten Symptome sprechen für das Konstitutionsmittel.

Annette E., 36 Jahre, ist bisher nur sporadisch in Behandlung gewesen. Im Juni 1995 berichtet sie: Sie ist wieder depressiv wie vor einem halben Jahr nach ihrer zweiten Entbindung. Leidet unter innerer Unruhe, kann nicht einschlafen, liegt grübelnd wach. Gerade wenn sie nachts durch die 6 Monate alte Tochter geweckt wird, kann sie nicht mehr einschlafen. Hat Angst, noch tiefer in die Depression abzusacken und in der Psychiatrie („Klapse") zu landen. Leidet unter ihrer Verschlossenheit, würde sich gern mehr öffnen.
Ihr Ehemann ist beruflich sehr eingebunden, die Großeltern sind nicht in der Nähe, die Sorge für die zwei kleinen Kinder lastet allein auf ihr. Schon vor sechs Jahren hatte sie einmal eine psychotherapeutische Behandlung wegen Versagensängsten.
Auf die Einmalgabe von **Causticum** D200 vergeht innerhalb weniger Tage die depressive Verstimmung. Diese gute Phase hält bis zum November. Am 18.1.1996 erneute Konsultation wegen Durchfall direkt nach dem Aufstehen, der wochenlang schon auftritt. Stimmung gereizt und unzufrieden. – **Natrium muriaticum** D30.
Am 15.4.1997 meldet sie sich wieder wegen Kreuzschmerzen und Schnupfen, fühlt sich schlapp und angeschlagen, erschöpft. Die vergangenen 15 Monate ging es ihr mäßig gut, seit Februar macht sie eine Verhaltenstherapie. – **Causticum** D200.
3.2.1998: Seit einer Woche Kribbeln in Händen und Füßen, wie eingeschlafen, es kommt und geht, sie vermutet die Ursache in Elektrogeräten in einem Zimmer, in dem sie während der Nachtbereitschaft schläft. Sie ist Erzieherin in einem Heim für verhaltensgestörte Jugendliche. Fühlt sich überfordert (22 Wochenstunden berufstätig, zusätzlich Nachtbereitschaft, ihre Kinder sind jetzt 3 und 7 Jahre alt). Sie wünscht einen Mutter-Kind-Kurantrag. Kein Medikament.
3.2.1999: Akuter Schnupfen, seit gestern Abend Rauschen im linken Ohr wie nach der Disco, helle Töne und Kinderschreien tönen nach, Druck an der Nasenwurzel. Sie hatte sich vor zwei Tagen verkühlt. – **Causticum** D200. Nach einem Tag ist das Ohrgeräusch verschwunden, der Schnupfen abgeklungen. Nach zehn

Tagen tritt noch einmal kurz ein Grippegefühl auf, das durch vermehrte Ruhe wieder abklingt. Kein Medikament.

In den nächsten drei Jahren kommt sie insgesamt nur fünf Mal in die Praxis, einmal wegen Einschlafstörungen nach besonderer Belastung durch einen ihr anvertrauten Jugendlichen, wegen einem Lidekzem, welches auf **Natrium muriaticum** D30 verschwindet, und wegen leichter Infekte. Sie neigt unverändert zu Überforderung und engagiertem Einsatz in Familie und Beruf. Ärztliche Hilfe wird nur selten und kurzfristig in Anspruch genommen.

Erneuter Wechsel zu **Nat-m.**

In diesem Fall pendelt der psychische Zustand zwischen einer Erschöpfung, die durch das Kümmern um andere bedingt ist und sich zeitweise mit **Causticum** bessert, und einer Depressivität, welche noch tiefer liegt, durch Engagement und anpackendes Tun aber meist verdeckt ist. Geringe körperliche Symptome (Durchfall nach dem Aufstehen, Lidekzem) weisen den Weg zu **Natrium muriaticum**.

Weitere ähnliche Mittel im Vergleich

Calcium carbonicum: Die körperliche Statur ist übergewichtig und rund. Die Reaktion auf Widrigkeiten ist eher ein Rückzug, nicht ein Aufbegehren.

Calc.:
≠ Rückzug statt Aufbegehren

Natrium muriaticum: Im Vergleich zu **Causticum** ist die Traurigkeit und Resignation größer, aber auch die souveräne Selbstständigkeit (klammert sich nicht an andere).

Nat-m.:
tiefere Traurigkeit mit größerer Souveränität

Silicea: Anders als im **Causticum**-Bild fehlen Widerspruchsgeist und Streitsucht. Erwartungsangst und Lampenfieber sind deutlich ausgeprägt, auch wenn versucht wird, sie zu verheimlichen.

Sil.:
keine Streitsucht, Angst beim öffentlichen Auftreten

Magnesium phosphoricum: Ähnlich ist es in der Wirkung auf Muskelkrämpfe, insbesondere die Beugekontraktur und den Schreibkrampf. Die Gemütssymptome von **Magnesium phosphoricum** sind geringer ausgeprägt, der typische Gerechtigkeitssinn und das Engagement von **Causticum** gehören nicht zum Bild.

Mag-p.:
= Muskelkrämpfe
≠ Reaktion auf Ungerechtigkeit

Staphisagria: Ähnlich ist die Empfindlichkeit auf ungerechte Behandlung und die daraus resultierende Empörung. **Staphisagria** leidet aber eher unter der tiefen Verletzung seiner persönlichen Integrität, während bei **Causticum** die Sorge um andere im Vordergrund steht.

Staph.:
= Empörung
≠ Reaktion auf eigene Verletzung

Acidum phosphoricum: Ähnlich ist die Erschöpfung durch Anstrengung, bei **Acidum phosphoricum** vor allem nach Lernen, Studieren oder nach Schreck und Kummer. Dann besteht geistige Trägheit und Begriffsstutzigkeit.

Ph-ac.:
= Erschöpfung
≠ geistige Reaktionsfähigkeit

Gelsemium: Hier steht die Erschöpfung durch Infekte oder körperliche Anstrengung im Vordergrund, mit der Folge von Zittern, Schwäche, Lähmung. Das Ausgelaugtsein bei **Causticum** geht tiefer und ist auf eine sehr viel länger dauernde Überforderung zurückzuführen.

Gels.:
= Lähmung, Schwäche
≠ Causa, Zeitdauer der Überforderung

Tabelle 13-4: **Charakteristische Causticum-Symptome**

Geist, Gemüt:	Kritische Einstellung, Widerspruchsgeist (VOISIN). Fanatismus (KENT), fanatischer Gerechtigkeitssinn (VITHOULKAS). Mitfühlend, Mitleid (KENT). Zorn über Ungerechtigkeit (MORRISON).
Kopf:	Als sei ein Hohlraum zwischen Schädelknochen und Gehirn (KELLER).
Augen:	Schwere der Lider, Öffnen schwierig (KENT). Lähmung der Augenmuskeln nach Kälte (BOERICKE).
Ohren:	Widerhall der eigenen Worte und Tritte (HAHNEMANN).
Nase:	Jucken der Nasenspitze (KENT), Warzen auf der Nase (JAHR). Stockschnupfen ohne Absonderung (JAHR), Tick durch die Nase hochzuziehen (GALLAVARDIN).
Gesicht:	Ausdruck kränklich und fahl (HAHNEMANN).
Mund:	Stottern durch Ärger und bei Erregung (VITHOULKAS).
Innerer Hals:	Dauerndes Räuspern durch Kratzen im Hals, als bliebe der Schleim stecken (MORRISON). Neigung zu schlucken, durch dicken Schleim (KENT). Heiserkeit morgens und abends (JAHR).
Appetit:	Verlangen nach Geräuchertem (KENT). Abneigung gegen Süßigkeiten (KENT).
Abdomen, Rektum:	Hörbares Knurren und Quarren im Bauch, wie von Fröschen (HAHNEMANN). Obstipation, der Stuhl geht besser im Stehen ab (HAHNEMANN).
Harnorgane:	Inkontinenz beim Husten, Lachen, Niesen, Schnäuzen (KENT). Harnverhaltung nach der Entbindung (ROY).
Männliche Genitalien:	Impotenz, Mangel an Erektionen, häufige Pollutionen, blutiger Samenerguss (JAHR).
Weibliche Genitalien:	Abneigung gegen Koitus, Koitus ohne Befriedigung (KENT).
Atemwege:	Kann nicht tief genug husten, um Erleichterung zu erlangen (CLARKE).
Extremitäten:	Lernt spät gehen (KÜNZLI). Gang schwankend, stolpernd, wacklig, taumelnd (JAHR). Unruhe der Beine im Schlaf (CLARKE).
Haut:	Verbrennungen, Verbrühungen (HERING), graue ätzende Absonderung von Geschwüren (KENT). Harte, trockene, hornige, gezackte, blutende Warzen (KENT).
Allgemeines:	< Kälte, trockene Heizungsluft, Hitze. > warm-feuchtes Wetter, Regenwetter.

Zusammenfassung

Eine Zusammenstellung wesentlicher Symptome, geordnet nach dem Kopf-zu-Fuß-Schema, zeigt Tabelle 13-4.

Der **Causticum**-Typ ist erschöpft und ausgebrannt, weil er Kummer hat und sich mehr um andere kümmert als um sich. Dabei ist er schutzbedürftig wie kaum ein anderer. Der ausgeprägte Gerechtigkeitssinn führt zur Ablehnung jeder Autorität, einer Rebellion gegen unhaltbare Zustände und zu einem heiligen Zorn. Süßes Leben und Süßigkeiten werden abgelehnt, es besteht eher Verlangen nach geräuchertem Fleisch.

Auf körperlicher Ebene finden sich Lähmungen, Krämpfe, Konvulsionen, harte Warzen, alte Narben. Husten und brennende Halsschmerzen müssen durch kaltes Wasser gelöscht werden. Der Blasenschließmuskel ist schwach, Urin geht bei Husten, Lachen, Niesen, Springen unfreiwillig ab.

Trockenkaltes Wetter, Nachtwachen und übermäßige Anstrengungen verschlimmern. Besser geht es bei bedecktem Wetter, selbst die Depressionen sind bei Wolken verschwunden.

Erschöpfung,
Ausgebranntsein,
Sorge um andere,
Gerechtigkeitssinn,
Rebellion,
$\varnothing \rightarrow$ Süßigkeiten,
$\bigcirc \rightarrow$ Geräuchertes.

Lähmungen, Krämpfe,
harte Warzen, alte Narben,
trockener Husten,
brennende Halsschmerzen,
Harninkontinenz,
< durch Schlafmangel,
Anstrengung, trockene Kälte,
> wolkiges Wetter.

Lernziele

▶ Sich eingehend mit dem Arzneimittelbild von **Causticum** beschäftigen,

▶ wissen, welcher Gemütszustand charakteristisch für **Causticum** ist und welches die Hauptthemen im Arzneimittelbild von **Causticum** sind,

▶ charakteristische und wahlanzeigende Symptome von **Causticum.** kennen,

▶ **Causticum** gegen ähnliche Arzneimittel (z.B. **Arsenicum album, Gelsemium, Natrium muriaticum, Phosphorus, Acidum phosphoricum, Staphisagria**) abgrenzen können.

Literatur

[1] Grimm, A.: Causticum: Ätzstoff oder Phantasieprodukt. ZKH 1989; 33: 47–57
[2] Hahnemann, S.: Die chronischen Krankheiten, Band 3: Causticum (s. Anhang)
[3] Seideneder, A.: Mitteldetails der homöopathischen Arzneimittel (s. Anhang)

14 Lachesis muta

Brigitte Seul

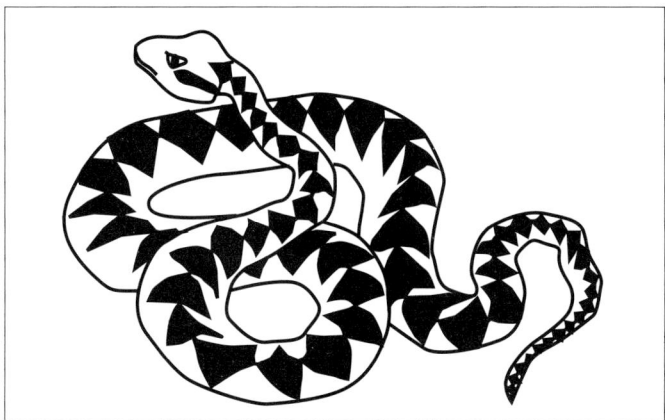

Abb. 14-1: **Die Buschmeisterschlange**

Als ich anfing, mich mit dem Thema **Lachesis** zu beschäftigen, dachte ich, es sei nicht so schwer, darüber zu schreiben, da mir das Schlangengift und sein Mittelbild bzw. das Charakteristische von **Lachesis** so einigermaßen bekannt schien. Die Schwierigkeiten begannen, als ich versuchte, in Literatur und Internet etwas über die Schlange **Lachesis** zu finden. Die Auswahl war sehr spärlich; so machte ich mich auf nach München in die größte Buchhandlung. Dort kam die große Enttäuschung, da in allen Schlangenbüchern nichts über **Lachesis** zu finden war.

Man könne mir ein großes Lexikon bestellen, war die Antwort auf meine Frage nach Literatur. In meiner Verzweiflung kaufte ich es mir, um festzustellen, dass in diesem ein Foto von **Lachesis** zu finden war und eine halbe Seite Text dazu.

So bekam ich eine Idee davon, was mir mit dem Mittel **Lachesis** bevorstand.

Die Namen und ihre Bedeutung

Lachesis ist eine Schlange, die viele Namen hat. Am bekanntesten ist sie als Buschmeister (Abb. 14-1) und Surukuku. Ansonsten sind noch erwähnt:

- Crotalus mutus
- Coluber aleeto
- Boa muta
- Boa crotalina
- Seytale catenatus

Eine Schlange, viele Namen: Buschmeister, Surukuku, die Stumme, die Dreiecksköpfige u.v.a.

- Seytale ammodyles
- Cophias crotalinus
- Craspedocephalus crotalinus
- Bothrops surukuku
- Trigonocephalus rhombeatus
- Trigonocephalus lachesis
- Lachesis rhombeata

Der Name **Buschmeister** rührt daher, dass diese Schlange als ein wahrer Meister bezeichnet wird. Der Buschmeister ist nicht nur die größte Giftschlange Amerikas, sondern mit bis zu vier Metern eine der längsten Giftschlangen überhaupt.

CARL VON LINNÉ gab gegen Mitte des 18. Jahrhunderts allen Tieren und Pflanzen neue Namen. Die Buschmeisterschlange oder Surukuku nannte er **Lachesis**. Dieser Name bezeichnet eine Gestalt aus der griechischen Mythologie. **Lachesis** – die „Zuteilerin" – ist eine Tochter von Zeus und Themis und eine der drei „Schicksalsgöttinnen" (Moiren). Ihre Schwestern sind Atropos, die „Unabwendbare", und „Klotho, die Spinnerin". **Lachesis** zieht den Faden und teilt den Menschen die Lebenszeit zu.

Muta heißt soviel wie stumm – es handelt sich um eine stumme Klapperschlange, die einzige aus der Familie der Crotaliden (Klapperschlangen), die nicht klappern kann, weil ihre Endglieder zu einem hornigen Ende verwachsen sind.

Der Meister des Busches ist eine der größten Giftschlangen.

Die drei Moiren (lat. Parzen) sind die Schicksalsgöttinnen: Klotho hält den Spinnrocken, Lachesis spinnt den Lebensfaden, Atropos schneidet ihn ab.

Die Surukuku hat eine verhornte Klapper, die stumm (muta) bleibt.

Klassifizierung

Wenn MEZGER **Lachesis** den Viperiden zuordnet, so bedarf dies noch einer Präzisierung. Viperiden und Crotaliden werden als Solenoglyphodonten (Solenoglyphen) zusammengefasst. Genau genommen gehört **Lachesis** der Familie der Crotaliden an, den giftigen Grubenottern (deren Temperatursinnesorgan in einer Schädelgrube liegt). Ottern wiederum werden als Vipern bezeichnet – kurzum, die Klassifizierungen sind mitunter etwas verwirrend.

Grob lassen sich Schlangen in Nattern (Colubriden), Ottern (Vipern) und Klapperschlangen (Crotaliden) einteilen; diesen drei Formen ist die Ausbildung eines Bissgiftapparates gemein. Viperiden und Crotaliden besitzen unter den Schlangen den spezialisiertesten und wirkungsvollsten Giftapparat. Der gemeinsame Oberbegriff **Solenoglyphen** besagt, „dass der Kanal in dem langen, etwas gekrümmten Hauzahn zu einer Röhre geschlossen ist. Durch diesen Röhrenzahn spritzen die Schlangen das giftige Sekret wie durch eine Injektionsnadel in die gesetzte Wunde ein. Das kann so blitzschnell vor sich gehen, weil der Giftzahn in einem beweglichen Sockel des Oberkiefers sitzt; gleichzeitig mit dem Zuschnappen der Kiefer werden die Speicheldrüsen durch die Muskelkontraktion ausgepresst und entleeren ihren Inhalt durch den Ausführungsgang und die Röhre des Fanges." (MEZGER)

Die solenoglyphen Schlangenarten: Ottern (= Vipern) und Grubenottern (= Klapperschlangen) haben Giftzähne mit geschlossenem Giftkanal. Diese sitzen drehbar auf einem Kiefersockel.

Biologie

Der Buschmeister, die größte Giftschlange Amerikas, fällt durch ihren massiven Körperbau auf. Der Kopf ist deutlich vom Rest der Körpers abgesetzt. Sie ist bräunlich gefärbt, mit gelblichem oder rötlichem Stich. Die Färbung ist durch dunklere Dreiecke durchbrochen.

Sie ist in der Nacht und in der Dämmerung aktiv und favorisiert kühlere Regionen des tropischen Regenwaldes mit hohen Niederschlagsmengen. Sie lebt am Boden und frisst gerne Nager und andere Kleintiere, auch Vögel. Die Opfer werden unzerkleinert mit Haut und Haaren verzehrt. Als einzige Grubenotter der Neuen Welt legt die Buschmeisterschlange Eier. Die Gelege umfassen gewöhnlich etwa 12 Eier.

Am Tag versteckt sie sich in hohlen Bäumen oder unter Baumwurzeln. Da sind Bissunfälle selten. In der Nacht ist sie leichter zu einem Biss zu reizen und verteidigt sich entschieden. Sie vibriert mit der Schwanzspitze und bläht den Hals auf. Ist auch ihr Gift nicht sehr wirksam, führt doch die durch sehr lange Giftzähne tief injizierte große Giftmenge bei ausbleibender fachkundiger Behandlung zum Tode des Gebissenen.

> Bis zu vier Meter große kräftige Schlange mit dreieckigem Kopf (trigonocephalus), braungelb-rötliche Färbung.

> Nachtaktiv, liebt kühle Regionen, lebt versteckt.

> Nachts ist die Lachesis leichter reizbar. Der tiefe Biss führt durch die große Giftmenge unbehandelt meist zum Tod.

Zusammensetzung des Giftes

Bei den Speicheldrüsensekreten handelt es sich nicht nur um Kampfgifte, sondern – wahrscheinlich in erster Linie – um hoch leistungsfähige Verdauungsenzyme (proteolytische Wirkung, Gangrän etc.).

Alle Schlangengifte enthalten nach MEZGER folgende Grundgifte: Neurotoxin, Cytolysin, Hämorrhagin, Hämolysin, Koagulin und Antikoagulin. Bei jeder Schlangenart kommen diese Substanzen in speziellen Verhältnissen zueinander vor. **Lachesis** enthält sämtliche der genannten Stoffe in starker Konzentration.

> Schlangengifte enthalten proteolytische Enzyme, die Blutgerinnungsstörungen und Gangrän bewirken.

Symptome eines Schlangenbisses

Die Symptome eines Schlangenbisses zeigen deutliche Symptome des homöopathischen Arzneimittels **Lachesis**. LEWIN beschreibt sowohl die örtliche wie auch die systematische Wirkung von Schlangengiften:

„Die Vergiftungssymptome stellen sich bei Menschen durch getrennt oder mannigfach kombiniert auftretende örtliche und resorptive Symptome dar. Die örtlichen Veränderungen an der Bißstelle, die bisweilen dann meiner Ansicht nach ganz fehlen, wenn kein Gift in die Cutis gelangt ist, gehen einher mit: strahlenden Schmerzen, aber Gefühllosigkeit an der Bißstelle, weit sich verbreitender Anschwellung, Lymphangitis, Lymphadenitis, blauroter Hautverfärbung, Entzündung der Weichteile, die zentralwärts fortschreitet, evtl. eitriger Phlegmone mit Öffnungen, Fistelgängen, Brandblasen, Gangrän. Hineingelangen von Gift in das Auge veranlaßt heftige Entzündung. Die resorptiven Wirkungen erscheinen bisweilen schon nach einigen Minuten, selten sofort als Ohnmacht. Meist werden zunächst Beängstigung, Unruhe, Präcordialangst und Kopfschmerzen wahrgenommen.

> Wirkungen des Lachesis-Giftes im Einzelnen:

> Strahlende Schmerzen, aber Empfindungslosigkeit der Wunde, Schwellung, Entzündung mit blauroter Verfärbung, Phlegmone, Gangrän.

Unruhe, Brustenge mit Angstgefühl, kalter Schweiß, Bradykardie, Halsenge.
Durst, Erbrechen, Durchfall, schmerzhafter Harndrang mit geringer Menge,
Kopfschmerzen, Benommenheit, Schwindel, Sehschwäche, Ohnmacht.
Blutungen aus Körperöffnungen und unter der Haut.
Koma, Krämpfe, Lähmung der Atemmuskeln.
Ikterus, steife Gelenke, Muskellähmungen, Ödeme, Blutungen, periodische krampfartige Schmerzen, wieder aufbrechende langwierige Eiterungen.

Dann folgen Kälte und Schweiß an der Haut, selten das Gegenteil, kaltes Schaudern, Verlangsamung und Schwäche des Herzens, Durst, Erbrechen, Schluckbeschwerden, Schlundkrampf, Schwellung des Leibes, Durchfall, Ikterus, Strangurie (= Harnzwang, schmerzhaftes Harnlassen), meistens Verminderung der Harnmenge, auch wohl Albuminurie und Glykosurie, Kopfschmerzen, Benommenheit, Schwindel, Amblyopie (Schwachsichtigkeit) bzw. bleibende Blindheit, Mydriasis, Ptosis (nach Biß der Naja tripudians), Akkommodationslähmung, Schmerzen in Stirnhöhle und Augen, Abort bei Schwangeren, Verfallen der Gesichtszüge, Ohnmachten mit kleinem, flatterndem Puls, gesunkener Körperwärme und Atembeschwerden, so daß der Kranke bisweilen nur aufrecht sitzend atmen kann, Aphasie, Schluchzen und mimischer Krampf. Dabei entsteht bald eine starke Empfindlichkeit am ganzen Körper, bald auch eine vollständige Anästhesie. Selten und von böser Vorbedeutung sind Blutungen aus Mund, Nase, Ohren, Augen bzw. Blase, Darm, sowie Petechien an der Haut. In schweren Fällen erscheint Koma mit Delirien und Konvulsionen. Nach längerem Bestehen können die Krämpfe in Lähmung (Zunge, Kehlkopf, Schließmuskeln) übergehen. Der Tod erfolgt unter Erstickungskrämpfen, häufig bei völligem Bewusstsein.
Als Nachwirkung des Schlangenbisses beobachtet man: Ikterus, der monatelang bestehen kann, Gelenksteifigkeit, Lähmung von Gliedern oder Schließmuskeln, Schwäche, Ödeme, Hämorrhagien, auch periodisches Erscheinen von Beklemmungen, Neuralgien, Kopfschmerzen und krampfhaften Flexionen, Wiederaufbrechen der Bißstelle und langwierige Eiterungen selbst noch nach vielen Jahren."

Anwendung in Medikamenten

In vielen Naturheilmedikamenten wird **Lachesis** versteckt verwendet. Zu meinem Entsetzen habe ich es bei Arzneien in D6 entdeckt, die auf dem Cover nur Echinacin beschrieben haben und dem Käufer den Eindruck eines harmlosen Medikaments vermitteln. Zur Dosierung wird Erwachsenen alle halbe Stunde eine Tablette empfohlen (Cefasept®), eine Gabengröße und -häufigkeit, die zu erheblichen Arzneimittelsymptomen führen kann.
Auch ist es zum Beispiel in Cefakliman® enthalten. Dies wird vielen Frauen in den Wechseljahren über Monate verordnet.
Bitte schauen Sie sich die „Waschzettel der immunsteigernden Medikamente an, sehr viele enthalten **Lachesis**.

C. HERING (1800–1880) führte Lachesis in die Homöopathie ein.

Homöopathische Prüfung

Das Verdienst, **Lachesis** in die Materia medica eingeführt zu haben, gebührt CONSTANTIN HERING (Abb. 14-2). Er wurde am 1. Januar 1800 in Oschatz/Sachsen geboren und ist uns allen bekannt durch seine großen Leistungen in der Homöopathie. Die von ihm beschriebenen Gesetzmäßigkeiten des Heilungsverlaufs sind als die drei HERING'schen Regeln weltweit bekannt.

„Die alten Ärzte der Araber und des Mittelalters, die noch reiche Überlieferungen aus dem Osten hatten, haben viele tierische Gifte als Arzneien angewendet, und sehr verschiedene andere Teile von Tieren, die jetzt für unwirksam gehalten werden.
Unter allen tierischen Giften steht nun aber, wie billig, das Schlangengift obenan, dessen sich als Mittel zu bedienen man nie wagen konnte. Wir wissen, daß es ein Speichel ist, weiter aber auch nichts, und kennen verschiedene zerstreute Geschichten von Gebissenen, ohne daß uns diese so einigen Aufschluss gäben.

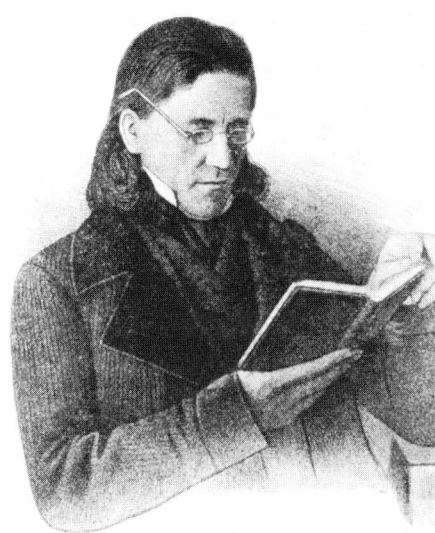

Abb. 14-2: CONSTANTIN HERING
(aus: J. Winston: The Faces of Homoeopathy. Great Auk
Publishing, Tawa (Neuseeland) 1999, S. 34)

Wenn man bedenkt, daß viele Gebissene, die gerettet wurden, noch lange
Zeit hernach, ja ihr Leben lang, an demselben Teil Hautausschläge behielten,
oder eine feurige Farbe, man sagt, so wie die Schlange selber, wenn man
hinzunimmt, daß größere Mengen des Giftes blitzschnell töten können,
kleinere aber Geschwulst und Brand erregen, sehr kleine aber doch gefährliche Zufälle, so wird man wünschen, die Menge des Giftes so verkleinern zu
können, daß die Wirkung minder stürmisch werde und leichter wahrgenommen und beurteilt werden könne. Es war daher, schon früher, ehe ich
noch in den Süden gelangen konnte, immer mein Wunsch, dieses berühmte
Gift einst dynamisch untersuchen zu können.
Ich erinnere hier nur an die Geschichte in Galen, wie ein Aussätziger geheilt
wird durch Wein, in welchem eine Natter ertrunken war. Auch hat man mir
hier als ein großes Geheimnis eröffnet, ... daß der geröstete Kopf einer
Giftschlange zu Pulver gerieben, ein Hauptingredienz sei zu einem Pulver,
welches in kleine Hautritzchen eingerieben, nicht nur vor den Nachteilen
des Bisses schütze, sondern nach dem Biß angewendet, auch helfe (freilich
immer nur von einer Art Schlange gegen den Biß der anderen Art); ferner
habe ich einen Aussätzigen gesehen, der wirklich von allen Knollen im
Gesicht und sonst befreit worden war, und, wie man wollte, durch dasselbe
Schlangenpulver.
So war ich denn durch all dieses sehr begierig geworden nach dem Besitz
einer lebenden großen Giftschlange.
Endlich hatte ich denn das Vergnügen, den 28. Juli 1828 des Mittags eine,
durch den kühnen Jäger zwar halb erschlagene, aber doch noch brauchbare,
große, wirklich gräßliche Giftschlange zu erhalten. Es war Trigonocephalus
lachesis, deren Biß noch weit heftiger wirkt, als der der Klapperschlange. Sie
war 10 Fuß lang, ... Man hatte sie in der Nähe der Stadt erlegt, noch halb
lebend gefunden und in einen Korb getan. Darin hatte sie noch auf dem
Wege Zeichen des Lebens gegeben. Ich eröffnete den Korb und nahm sie
heraus, und da ich den Bruch des Rückgrates bemerkte, so ließ ich sie
losbinden und nahm das stärkste Band um den Nacken ab, um zu sehen,
ob sie noch den Kopf bewegen könne. Sie war noch sehr frisch von Farben,
der Rachen geschlossen, die Augen lebendig und glänzend, aber sie bewegte
sich nicht mehr. Ich machte sogleich Anstalt ihr das Gift abzunehmen, und
hatte Mühe, mein verscheuchtes Hausgesinde zu einiger Handreichung zu

Auf seiner Reise nach
Südamerika stellte er aus dem
Schlangengift das homöopathische Arzneimittel her und
führte anschließend Prüfungen
durch. Er selbst hatte lebenslang
wiederkehrende Beschwerden
durch dieses Gift.

Gift der Lachesis:
transparent, hellgrün, etwas
flüssiger als Speichel.

Prüfungssymptome von HERING
nach dem Einatmen des giftge-
tränkten Milchzuckers: Kratzen
am Gaumen, klemmender
Halsschmerz, quälende diffuse
Angst vor Üblem, unsinnige
Eifersucht, Schläfrigkeit mit
Redseligkeit, Erzählen von
Geschichten, die durcheinander
geraten.

Appetitlos durch unangenehmes
Gefühl im Leib, ○→Bier,
schläfrig, kann nicht einschlafen,
weil keine Lage recht ist.
Larynx druckempfindlich,
dabei Erstickungsgefühl, Hitze
an Händen, Füßen und Bauch,
frühes Erwachen, Stuhlgang
schmierig-breiig, lustige Träume
beim Mittagsschlaf.

bewegen. Da man sie sogleich nach dem Schlage hinterm Kopf gepackt und gebunden hatte, so durfte ich hoffen, nicht nur frisches Gift, sondern auch eine große Menge davon vorzufinden. Ich fasste sie denn und öffnete ihren Rachen so weit wie möglich, so daß die beiden fürchterlichen Giftzähne ganz aufgerichtet standen, ebenso wie sie zum Biß gerichtet werden. Sie bewegen sich dabei mit der ahlartig gebogenen Spitze von hinten und oben nach unten und vorn, und die Hautscheide, welche dieselben im Ruhestand ganz verdeckt, zieht sich dabei mehr oder minder nach der Wurzel hin zurück. Da ich nun bemerkte, daß die Spitze des Zahns in dieser Haut-scheide, die wie ein loser Sack den Zahn umgibt, festhing, wahrscheinlich durch ein heftiges Bestreben, die Zähne vorzustrecken, welches aber nicht möglich war, so konnte ich allein es nicht in Ordnung bringen, nötigte daher einen meiner Arbeiter dazu, den Rachen der Schlange zu übernehmen. Nun mußte ich ein an beiden Enden spitzes Pflöckchen so in den Mund bringen und aufstellen, daß es den Rachen mir weit geöffnet hielt. ... Hierauf brachte ich bald jene Haut los und zurück, reinigte den Mund von dem zähen, anhängenden Speichel und bereitete mich, mit Milchzucker, Gläschen, Weingeist und Federspulen das Gift zu empfangen. Indem ich nun ein wenig mit dem einen Finger genau auf die Stelle drückte, wo die Giftblase liegt, trat diese sogleich aus der Öffnung hervor, die an der Hinterseite des Zahns etwa ein bis zwei Linien über der Spitze zu bemerken ist. ...

So wie ich nun bei meiner Schlange das Drücken verstärkte, vermehrte sich bloß das hervortretende Gift und sammelte sich an der Spitze als ein Tröpf-chen. Ich hielt nun ein Papier mit einem hohlen Häufchen Milchzucker zum Empfang bereit, und fing so endlich das Tröpfchen auf.

Das Gift ist dem Speichel ähnlich, aber nicht so zähe; es ist durchsichtig, hell, spielt aber etwas ins Grünliche. Es rundet sich sehr leicht an der Spitze zu einem Tropfen und fiel ohne einen Faden zu ziehen, schon als ein Tröpfchen von noch geringerem Durchmesser als die des Weingeists, von der Spitze ab. In den Milchzucker zog es sich sehr schnell ein. Mit demselben aber ohne ihn in Weingeist gebracht, zeigte sich kein eiweißartiges Gerinnen, jedoch ein zartes Flöckchen. ...

Beim Verreiben konnte ich bemerken, daß ich den Staub davon einatmete. Es entstand davon hinten am Gaumen ein ganz besonderes, fast kratzendes Gefühl. Nach einer Stunde entstand ein Halsschmerz, ein klemmender Schmerz an einer kleinen Stelle, tief innen rechts wie auf der Seite des Schlundes, beim Schlingen nicht vermehrt; ärger bei Druck.

Nach einigen Stunden, beim Fahren im Freien, eine solche Bangigkeit, als geschehe entfernt etwas sehr Übles, wie Schwere, böse Ahnung; sie quälte mich aufs Äußerste über eine Stunde lang.

Gegen Abend, ganz ungewöhnliche, fast wahnsinnige Eifersucht, ebenso töricht als unbezwinglich. Abends, größte Erschlaffung und Müdigkeit, Schläfrigkeit, ohne doch in Schlaf kommen zu können. In dieser Schläfrig-keit, ja halb schlafend, eine besondere Redseligkeit; ich spreche viel, will erzählen, ohne mich aufzurichten; dies wird nun immer ein verkehrtes Schwatzen, wobei ich mich jedoch wieder besinne und ich es bald weiß, wenn ich etwas ganz Verkehrtes hineingemengt habe, welches ich dann verbessere und so fort. Ich wollte z. B. erzählen von dem Bauern, der den Tod zu Gevatter bittet; als ich nun kam zu sagen, er ging aus, um den Tod zu suchen, sagte ich, er ging aus, und erfand, um Porzellan von allen Sorten zu machen, und kam in die Geschichte von Böttiger, merkte aber endlich den Abweg und kehrte zurück. So plagte ich mich den halben Abend hin.

Denselben Abend, höchste Appetitlosigkeit durch ein unangenehmes Gefühl im Leibe verursacht. Durst auf Bier. Von Zeit zu Zeit wieder der obige Hals-schmerz. Endlich schläfrig zu Bett gegangen, kann ich nicht einschlafen, sondern werde recht munter, kann nicht schlafen, weil keine Lage mir recht ist, alles einen Druck auf Nacken und Hals zu machen scheint.

Trifft mich etwas an den Kehlkopf, so ist dies nicht nur sehr empfindlich, sondern es wollte mich ersticken; auch vermehrt es den Halsschmerz hin-ten. Handteller, Fußsohlen und Bauch sind den ganzen Abend sehr heiß. Nach spätem Einschlafen sehr frühes Erwachen. Nächsten Morgen ein ge-ringer, schmieriger, wie lehmiger Stuhlgang. Den zweiten Morgen breiiger Durchfall. Den zweiten Nachmittag, im Schlaf ganz ungewöhnliche heitere, humoristische Träume.

Charakteristisches

Aussehen und Verhalten

Natürlich wollen wir am liebsten das Konstitutionsmittel schon beim Hereinkommen der Patienten und durch ihr Verhalten bei der Erstanamnese erkennen. Leider ist dies bis vielleicht auf wenige Ausnahmen nicht möglich, aber es ist wichtig, einen Patienten genau zu beobachten in seinem Aussehen und seinem Verhalten während eines Gespräches.

Mir hat es oft schon geholfen zu wissen, wie sich ein Patient anmeldet. Bei **Lachesis**-Patienten habe ich vielfach beobachtet, dass sie schon bei der Terminvergabe sehr viel und schnell erzählen und kaum zu unterbrechen sind. Beim Hereinkommen in die Praxis fällt vielleicht auf, dass der Patient sich mit einem tiefem Seufzer in den Sessel fallen lässt (**Lachesis**, das Seufzermittel). Meist beginnt er sofort zu erzählen. Aus eigener Erfahrung kann ich sagen, dass ich mehr Frauen mit **Lachesis** behandelt habe, aber auch einigen Männern es gut getan hat.

> Der **Lachesis**-Patient redet viel und schnell, seufzt oft.

Ihre Geschwätzigkeit ist eine wahrhafte Wörtermühle, in der sie öfter von Thema zu Thema springen. Auf die Frage nach dem Lieblingsessen zum Beispiel kommt die Antwort „Spaghetti esse ich gerne, neulich war ich im Restaurant und da fing mein Mann wieder an zu streiten ..." usw. Meine längste Anamnese dauerte vier Stunden, und ich hatte da immer noch Schwierigkeiten, das Gespräch zu beenden. Die Patientin meinte, sie hätte mir noch nicht alle Symptome geschildert. Ich vertröstete sie auf einen neuen Termin, den sie dann nicht einhielt.

> Geschwätzigkeit, Gedankensprünge.

Die Gesichtsfarbe ist oft etwas erdig-bleifarben, die Nase rotviolett, die Enden der Augenbrauen sehen zerfressen aus. Die Lider sind gedunsen, die Lippen etwas bläulich mit einem hochroten inneren Rand, während sich auf ihrer gesamten Fläche ein dünnes, lackartiges, glänzendes Häutchen spannt.

> Gesichtsfarbe erdig, Nase rotviolett, Augenbrauen seitlich ausfallend, Lippen bläulich.

Beinahe immer beobachtete ich, dass die Patienten weit ausgeschnittene Kleidung anhaben. Die Frauen haben ständig ihren Hals entblößt oder von einem sehr lockerem Kragen umgeben, auch um die Taille ist die Kleidung locker. Die Männer tragen entweder keine Krawatte oder sehr locker und den obersten Knopf des Hemdes weit auf. Die Unverträglichkeit von enger Kleidung ist ein deutliches Symptom von **Lachesis**. Ich frage immer, ob die Patienten einen Rollkragenpullover anziehen können, meist kommt dann die Antwort: „auf keinen Fall oder nur einen ganz weiten." Ich habe **Lachesis**-Patienten im Winter bei mir in der Praxis betreut, die weit ausgeschnittene Pullover oder Blusen trugen.

> Kleidung weit, ausgeschnitten, Hals frei.

> Enge Kleidung wird nicht ertragen.

Charakteristika und Symptome

Charakteristika

Die wichtigsten Charakteristika möchte ich Ihnen aus dem Buch von E.B. Nash näher bringen.
„**Lachesis** ist ein Mittel von weitem Wirkungskreis.

> Es hat auf den Geist und das Sensorium eine Wirkung, die zwischen Erregung und Depression wechselt.

Geistige Klarheit, schnelles Denken, Redseligkeit, Gedankensprünge.

... ‚Schnelle Auffassung mit fast prophetischem Empfindungsvermögen, Ekstase, eine Art von Trance. Ungewöhnliche Redseligkeit mit schnellem Wechsel des Gegenstandes; springt plötzlich von einem Gedanken zum anderen.‘ Diese Art von Erregung kann bei akuten und chronischen Krankheiten gefunden werden: bei Fieberdelirien oder bei einer länger dauernden Manie. Bei Depression findet sich: ‚Gedächtnisschwäche; macht Fehler beim Schreiben; Verwechslung der Zeit. Nachts Delirium, Murmeln; schläfrig; rotes Gesicht; langsames schwieriges Sprechen und herabgesunkener Unterkiefer. Fühlt sich sehr traurig, niedergeschlagen, unglücklich und im Gemüt bedrückt‘, und dieser Zustand pflegt sich beim Erwachen morgens oder nach jedem Schlafen tags oder nachts zu verschlimmern.

Verschlimmerung morgens und nach jedem Schlaf.

> Chronische Erkrankungen durch niederdrückende Ursachen, wie lange anhaltenden Kummer oder Sorgen.

Depression im Wechsel mit Erregung.

Dieser Depressionszustand des Mittels kann ebenfalls sowohl bei akuten als auch bei chronischen Krankheiten beobachtet werden. Ferner können diese entgegengesetzten Zustände bei derselben Person abwechselnd auftreten und es ist eine bemerkenswerte Tatsache, daß die Schwankungen extrem sind. ... Der Kreislauf ist bei **Lachesis**-Kranken sehr unbeständig. Dadurch ist es so wertvoll bei den plötzlichen Wallungen im Klimakterium.

Klimakterische Wallungen. Kopf:

Schmerzen in der Sonne,

Lachesis hat einige hervorragende Kopfsymptome, ... Kopfschmerzen nach Sonnenbestrahlung ... Der Patient leidet jedesmal, wenn er sich der Sonnenhitze aussetzt, an Kopfschmerzen ...

> Ein charakteristisches Symptom ist Schwere oder Druck auf den Scheitel.

Scheiteldruck,

oft im Klimakterium,

Dieses findet man meist bei Frauenleiden in der Menopause, und in solchen Fällen ist zuweilen Brennen auf dem Scheitel damit verbunden ...

> Bei dem Kopfschmerz sehr blasses Gesicht und die Patientin schläft sich in den Kopfschmerz hinein, fürchtet sich schlafen zu gehen, weil sie mit solch schrecklichem Kopfschmerz erwacht.

nach dem Schlaf schlimmer,

oft bei akutem Schnupfen, wenn die Nase nicht mehr läuft.

... ‚Kopfschmerz, der sich bis in die Nase verbreitet, tritt meist bei akutem Katarrh auf, besonders wenn der Ausfluß unterdrückt worden ist oder nach dem Schlaf aufhört.‘

Wenn das Zahnfleisch blaurot wird, so ist dies eine verstärkte Anzeige für **Lachesis**. Streckt die Zunge nur sehr schwer hervor, sie ist sehr trocken, zittert und bleibt an den Unterzähnen hängen. **Lachesis** ist eins unserer besten Mittel gegen wunden Mund in dem letzten Stadium der Lungenschwindsucht. Dies ist zuweilen ein höchst qualvolles Symptom, und es ist oft sehr schwierig, Linderung zu verschaffen.

> Zahnfleisch blaurot,
> Zunge trocken, zittert,
>
> Stomatitis.

Lachesis hat seine Lorbeeren hauptsächlich bei Halsleiden geerntet. ‚Kehle und Nacken empfindlich gegen die leichteste Berührung oder äußeren Druck, alles um die Kehle belästigt, selbst der Druck des Bettzeuges.‘ ... Eine andere Eigentümlichkeit ist, daß das Leerschlucken oder das Schlucken von Speichel und Flüssigkeiten viel mehr verschlimmert als das Schlucken von festen Speisen. Die Halsschmerzen strahlen bis in die Ohren aus. Dabei ist viel Schleim im Rachen, mit schmerzhaftem Räuspern. Bei Mandelentzündung und Diphtherie beginnt die Schwellung der Mandel auf der linken Seite und verbreitet sich nach rechts. Zuweilen nimmt der Hals ein gangränöses Aussehen an, ... eine weitere Anzeige für die Anwendung von **Lachesis**. Es ist eins von den Mitteln, an die man zuerst zu denken hat bei allen Krankheiten, die zunächst den Hals stärker zu affizieren scheinen, wie das bei Typhus, Lungenentzündung, Scharlach usw. vorkommt.

> Halsentzündung,
> äußerer Druck unerträglich,
>
> Schluckschmerz, vor allem beim Trinken oder Leerschlucken.
>
> Linksseitig, dann rechts.
>
> Die Krankheit beginnt oft im Hals.

Lachesis ein großer Feind jedes Zusammenschnürenden. ‚Die Magengrube schmerzt bei Berührung, selbst bei dem Druck der Kleidung‘, ‚kann keinen Druck über den Hypochondrien vertragen‘. Im Bauch ‚schmerzhafte Aufgetriebenheit, Flatulenz, welche sehr belästigt, kann keinen Druck ertragen, die Hautnerven sind sehr empfindlich‘. ‚Muß die Kleider, besonders über dem Magen, sehr locker tragen, sie verursachen Beschwerden; muß selbst im Bett die Nachtkleider lockern, um Druck zu vermeiden; darf die Arme wegen des Druckes nicht über den Unterleib legen.‘ ... ‚Kehlkopf gegen die leichteste Berührung empfindlich, die Erstickungsgefühl verursacht, und Gefühl eines Klumpens in der Kehle.‘ ‚In der Hitze, wie bei Blutwallungen, muß er die Kleider um den Hals lockern; Gefühl, als wenn sie die Blutzirkulation hemmten, mit einer Art Erstickungsgefühl.‘ ‚Enge Halsbänder sind unerträglich.‘

> Druck und Zusammenschnüren werden nicht ertragen.

Lachesis hat einige eigentümliche Symptome von Stuhl und After. Es besteht Stuhldrang oder vielmehr ein Drängen nach unten im Rectum, das sich verschlimmert, wenn er versucht sich zu entleeren; es schmerzt dann so, daß er davon abstehen muß. Ein Gefühl besteht, als ob der After verschlossen wäre ... Ein anderes bemerkenswertes Symptom ist, daß die Stühle sehr übel riechen, ob sie geformt sind oder nicht. Dann haben wir unter **Lachesis** Darmblutungen von zersetztem Blut, was meist im Laufe erschöpfender akuter Erkrankungen, wie Typhus, vorkommt. ... Oft von großem Nutzen bei dem verbreiteten Leiden der Hämorrhoiden; auch hier besteht das zusammenziehende Gefühl, ob es äußere oder blinde Hämorrhoiden sind, zuweilen mit Klopfen und Hämmern oder, wie der Patient sich vielleicht ausdrückt, mit einem Gefühl, als ob kleine Hämmer im Rectum schlügen ...

> Drängendes Gefühl im Rektum, verstärkt beim Pressen.
>
> Übel riechende Stühle,
>
> rektale Blutungen,
>
> Hämorrhoiden mit hämmernden Schmerzen.

Schmerzen und Tumoren des
linken Ovars.

Uterusprolaps,
Hämatometra,
Hitzewallungen mit Kollaps.

Mamma- und Uterus-Ca.,
blaurote Verfärbung,
dunkle Blutungen,
Blutung lindert Schmerzen.

Stimmverlust,
Erstickungsgefühl bei Berührung
des Kehlkopfs,
Krupphusten beim Erwachen,
schläft sich in die Verschlimmerung hinein.

Asthma mit Hitzewallungen,
muss die Kleider lockern,
kurzer, trockener Husten,
< durch Berühren des Halses,
mit Schmerzen im After.

Herzleiden mit Ersti-
ckungsgefühl, Husten, < durch
enge Kleidung.

Zittern vor Schwäche,
körperliche und geistige
Erschöpfung, < nach Schlaf,
mit Schmerzen, Übelkeit, Blässe,
Schwindel.

Es ist ebenfalls ein sehr wertvolles Mittel bei Erkrankungen der weiblichen Fortpflanzungsorgane. In erster Linie ist es vorzüglich ein Eierstockmittel und scheint vorzugsweise auf den linken Eierstock zu wirken. Es ist bei einfacher Neuralgie, sogar bei Tumoren, ja selbst bei Krebs des linken Eierstocks dienlich; dabei kann das Leiden im linken Eierstock beginnen und nach dem rechten hinübergehen ... Seine Wirksamkeit bei Gebärmutterleiden ist gleichfalls sehr bemerkenswert ... Die Gebärmutter fällt vor und ist zuweilen dauernd mit Blut überfüllt; hartnäckige Gebärmutterblutungen kommen wiederholt vor. Es finden sich heiße Wallungen, heißer Scheitel, blasses Gesicht und Ohnmächtigwerden, verschiedenartige Gebärmutterverlagerungen und Störungen im Kapillargefäßsystem – alles häufige Erscheinungen zur Zeit der Menopause – und vor allem Blutungen ...

Oft ist es bei Krebs, entweder der Brüste oder der Gebärmutter, sehr dienlich. In beiden Fällen nimmt der Krebs ein bläuliches oder purpurfarbenes Aussehen an, auch kommt es, wenn er offen oder schwammig ist, leicht zum Erguß von dunklem oder zersetztem Blut. Im Fall von Blutungen werden die Schmerzen und Leiden, wie in dem Fall von Gebärmutterblutungen, zeitweilig dadurch gelindert. Wir würden bei der Behandlung dieser verschiedenen Eierstock- und Gebärmutterleiden ohne **Lachesis** ziemlich hilflos dastehen.

Die Atmungsorgane und die Brust fallen gleichfalls unter die Einwirkung dieses Mittels. Lähmung der Stimmbänder, mit Verlust der Stimme; der Kehlkopf ist gegen die geringste Berührung so empfindlich, daß sie Erstickungsgefühl verursacht. Es ist eins unserer besten Mittel in hoffnungslosen Fällen von Krupp, in denen der Zustand der Kinder durch Schlaf verschlimmert wird; scheint sich in die Verschlimmerung hineinzuschlafen. Stimmritzenkrampf ...

Asthma mit denselben Symptomen hat plötzliche Hitzewallungen oder Blutandrang; muß die Kleider lockern, um Ersticken zu verhüten; drohende Herz- oder Lungenlähmung; trockner, kurzer Husten, durch Berührung des Halses oder Kehlkopfes verschlimmert, auch Husten während des Schlafes, ohne darüber zu erwachen oder sich dessen bewusst zu werden. ... Gegen kurzen, trocknen Husten, der auf Herzleiden beruht, ist **Lachesis** oft sehr dienlich. Husten mit Schmerz im After oder Stechen in Hämorrhoidalknoten. Ein hervorragendes Mittel bei typhöser Lungenentzündung oder Typhus mit Lungenkomplikationen. ...

Lachesis ist ferner eins unserer brauchbarsten Mittel bei Herzleiden, akuten und chronischen, wobei das eigentümliche Erstickungsgefühl, Husten und Verschlimmerung durch Beengung die Leitsymptome sind.

Kein Mittel wirkt tiefer auf das Nervensystem als **Lachesis**.

In erster Linie verursacht es Zittern, nicht aus Schreck oder Erregung, sondern aus ungemeiner Schwäche. ... Der Patient fühlt sich so schwach, als wenn er zusammenbrechen müßte. Diese starke Erschöpfung besteht sowohl geistig wie körperlich und wird durch Ruhe oder Schlaf nicht besser, sondern ist im Gegenteil schlimmer morgens nach Schlafen. Bei dieser Erschöpfung sind oft Schmerzen oder andere Herzbeschwerden vorhanden;

Tabelle 14-1: **Die Modalitäten von Lachesis**

Verschlimmerung	Besserung
< durch Hitze < vor den Menses < durch die Unterdrückung irgendeiner Absonderung < nach Schlaf, oder vielmehr: der Patient schläft sich in eine Verschlimmerung hinein	> durch Lockerung der Kleidung > durch Absonderungen (sobald die Patientin die Regel spürt, geht es ihr besser)

Übelkeit, blasses Gesicht, Schwindel. Wenn dies weitergeht, so kommt unvermutet das nächste Stadium, und eine Lähmung ist das Ende davon. Die Lähmung ist gewöhnlich linksseitig ... Diese Lähmung kann die Folge eines Schlaganfalles sein oder einer Erschöpfung des Gehirns ...

Linksseitige Lähmung.

‚Sobald der Patient einschlafen will, stockt die Atmung.' ... Der Patient kann nicht richtig einschlafen, weil gerade beim Übergang in den Schlaf die Atmung aufhört und er nach Atem ringend erwacht. Dies findet man oft bei Herzleiden, funktionellen oder organischen, und es ist sehr qualvoll ...

Atmung setzt beim Einschlafen aus.

Anschwellungen an allen Körperteilen, ... bläulich, in das Schwarze übergehend ... – Das Blut zersetzt sich, wird ungerinnbar. Das kommt oft bei Typhus vor und ist natürlich sehr bedenklich. Das Bluten setzt leicht ein und hält lange an. Es scheint eine Neigung zu Blutungen zu bestehen; darum finden wir in **Lachesis** eins unserer besten Mittel bei Purpura haemorrhagica. Geschwüre und Wunden bluten übermäßig; selbst ‚kleine Wunden bluten stark'; Wunden werden leicht brandig.

Schwellungen mit bläulicher Verfärbung.

Blutungsneigung, Purpura.

Lachesis ist oft von großem Wert bei Hautleiden; bei bösartigem Scharlach, schwarzen Masern, Erysipelas, Pocken, bösartigen Blutgeschwüren, Furunkeln, Karbunkeln, chronischen Geschwüren, Durchliegen, Blutschwamm usw. Bei all diesen und vielen anderen auf der Körperoberfläche erscheinenden Leiden ist die charakteristische dunkelbraune Färbung vorhanden ..."

Scharlach, Masern, Erysipel, Furunkel, eitrige Geschwüre.

Lachesis ist vorzüglich ein linksseitiges Mittel. Linksseitigkeit von Lähmungen, Eierstocksleiden, Halsbeschwerden, Lungenleiden, Kopfschmerzen usw. läßt uns zuerst an dieses Mittel denken, wegen seiner Zuverlässigkeit in dieser Hinsicht. Natürlich würden wir, wenn die übrigen Symptome bei rechtsseitigen Leiden vorhanden wären, keine Bedenken tragen, es ebenfalls anzuwenden. Die Beschwerden entwickeln sich von links zur rechten Seite (Tab. 14-1).

Alle Beschwerden beginnen meist links.

Miasma

Sankaran platziert **Lachesis** zwischen die Sykose und die Syphilinie.

Symptome

Die Symptome sind nach der Ursprungsliteratur von CONSTANTIN HERING beschrieben, aus seinem Buch über die Wirkungen des Schlangengiftes. Dies war eine schwierige Aufgabe, da in dieser Symptomensammlung mehrere Schlangen beschrieben sind. Zudem sind die Symptome von vielen Autoren zusammengefasst, noch dazu in alter Schrift und extrem klein geschrieben, sodass ich mit der Lupe arbeiten musste. Es war eine sehr anstrengende Arbeit, aber sehr spannend, da ich viele Symptome von **Lachesis** kennen lernte. – Die alte Sprachweise wurde beibehalten.

Tabelle 14-2: **Lachesis-Symptome nach HERING (Die Wirkungen des Schlangengiftes)**

• [Mit * sind Krankheitszeichen markiert, welche geheilt wurden, mit # vermutlich zu heilende Erkrankungen.]

Schwindel

Zum Anhalten besonders nach Bücken.
Im Vorderkopfe, wirkt auf die Augen, als wären sie ausgetrocknet und Nebel davor, muss reiben, bis er wieder sehen kann, schlimmer morgens früh.
Nach Niederlegen.
Besonders vor dem Monatlichem.

Kopf

Eingenommenheit des Kopfes.
Gedächtnisfehler: Vergesslich und gleichgültig; muss sich immer auf die Rechtschreibung besinnen in einer ihm sonst geläufigen Sprache.
Viel Blutandrang und trommelndes Brummen im Ohr

Hirnleiden

* Apoplexie; Kopf nach der linken Seite hingedreht, Gesicht links hinverzogen, dunkelroth mit heftigen Zuckungen der Gesichtsmuskeln, besonders wird der Mund linksgezogen. Arme und Beine zucken heftig auf und nieder, anfangs nur links, dann beiderseits, aber links heftiger zugleich mit stoßendem Ausstrecken des ganzen Körpers, dabei wird das Gesicht bleich, blauroth wie in heftiger Kälte, und es tritt etwas Schaum vor den Mund. Nach 5 bis 6 Minuten lassen die heftigsten Zuckungen nach, und der Kranke fängt an mit Mund und Lippen zu blasen, sodass jedes Ausathmen blasend geschieht, mit vollem Munde, als wollte er etwas ausstossen, auch spru-delnd, als wollte er zähen Schaum aus dem Munde loswerden.

Kopfschmerz

Im linken Stirnhügel, tief innen, als hinge es zusammen mit dem Ohre; schmerzt auch äusserlich beim Aufdrücken wie gestossen; des Morgens.
Im Scheitel, wie zerschmettert; innerlich, doch ärger bei äusserem Druck.
Viele Kopfschmerzen tief innen.
* Im Hinterkopf alle Morgen.
Ziehen, Reißen und Spannen: Sehr schmerzliches Ziehen von einer Stelle über dem rechten Ohre bis zum Wirbel; immer nach einigen Sekunden erneuert und je fünf mal; eine Stunde nach dem Essen.
Stechen im Scheitel und Schläfe wie mit Messer und Gabel, durch den ganzen Kopf hin, bei Schnupfen und Genicksteifheit.
Stiche in linker Schläfe und Kopfseite.
Als schnitte jemand vom rechten Scheitelbein ein Stück ab.
* Klopfen und Schlagen bei jeder Bewegung, macht Übelkeit und Brechreiz; bei heftigem Schmerz aussen am Scheitel, als wollte es in den ganzen Wirbel ein Loch bohren.
* Wie Pulsschlag wogendes Kopfweh, bei jedem Tritte treppauf; am Schlimmsten überm linken Auge; es schiesst wie ein Strahl in den linken Augapfel; und geht über den Kopf weg nach hinten; wie ein Zupfen an der Hirnhaut.

Angesicht

Des Morgens blaue Ringe unter den Augen bei einem blühenden Manne.
* Gelbliche Gesichtsfarbe mit fast zinnoberartiger Wangenröthe bei chronischen Übeln.

Unter scharfen Schmerzen, besonders vormittags in den Schläfen, Ober- und Unterkiefer, Augen: Stechen wie mit Messern vom Kopf nach Augen, Nase, Schläfen – Schwellen die Augen, besonders Nachmittags; dabei floss kaltes Wasser aus linkem Auge und Nasenloche, und das linke Auge wurde roth. Die Geschwulst ging allmählich über das ganze Gesicht, sodass es die Augen schloss, war blass, juckte viel; eben so am Kopfe, und übern ganzen Körper.

* Alle Jahre oder auch öfters durch Erkältung nach Gliederschmerzen und Brennen; plötzliche Geschwulst des Gesichts während der Nacht, mit dem heftigsten Jücken; die Augen, als wollten sie aus dem Kopfe fallen. Dann flechtiges Aufspringen und scharfes Nässen. Dabei Durst, Fieber, und viele Träume.

* Nach Gesichtsrose war Finniges, Röthe und Blütchen im Gesicht geblieben. Besserte viel.

Augen

Innere Augenwinkel sind klebrig und schmutzig, als wären Thränen ausgelaufen; ebenso schmierig die Nase (bei Katzen).
Schmerz in beiden inneren Augenwinkeln.

Ohren

Hinterm Ohre am Felsenbeine, auf kleiner Stelle, Schmerz beim Befühlen.
Zusammenziehender Schmerz, tief innen im linken Ohr; beim Eindringen des Ohrlöffels schmerzt es wie geschwollen, Stechen und Druck im rechten Ohr.
* Ein fremdartiges, nicht zu beschreibendes, sehr unangenehmes Gefühl, geht vom Ohre herab, in den Hals.
* Weisses Ohrschmalz wird gelb.
* Trockenheit der Ohren mindert, sie sind bisweilen feucht; doch Ohrenschmalz weisslich.
* Mit schwächerem Gehör; zuweilen weissliches Häutchen in den Ohren, eher zu helles, gelbliches, hartes Ohrenschmalz, und zu wenig; Ohren wie verstopft (starker Schlag macht Widerhall, als bewege sich das was vorliegt mit rauschendem Schall; vergeht nicht).

Gehör

Ohren wie verstopft, innerlich, bei Ohrentrockenheit, in andren Fällen bei Halsgeschwüren. (Knacken in den Ohren bisweilen, und nicht gut hören.)

*Rauschen; (bei lautem Schallen ist es, als bewege sich dadurch etwas im Ohre, was vorliegt, dadurch Widerhall.

Nase

(Schleimpfropfe in der äussern Haut der Nase entzünden sich.)
In den innern Winkeln bei der Spitze, Wundheit nach Schnupfen.
Sowie er sich zu Tische setzt. Nach Bohren mit dem Finger etliche Tropfen Blut aus linkem Nasenloche.
* Einem Leprosen fallen bald nach dem Einnehmen einige Tropfen Blut aus der Nase, was ganz ungewöhnlich ist.
Blutschnauben und blutige Streifchen am Nasenschleime. Tröpfelnd Nasenbluten beim Schnauben, in sehr vielen Fällen bei verschiedenen Kranken.
(Nachts arge ziehende Schmerzen in den Nasenknochen, bis dahin, wo die Knorpel angefangen, bei Druck stechend; dabei Nasenverstopfung mit Abgang vertrockneten Schleims und wässrigen Eiters.)
Morgens die Nase sehr verstopft, (beim Ausschnauben häutige Stücke abgehend).
* Bei heftigem Kopfweh (syphilitisch-mercurieller Kranker) Eiter und Blut in grosser Menge aus der Nase und Kopfweh verschwunden.

Zunge

Stechen und Reissen, vorübergehendes, an Zunge und Gaumen, bei Rachengeschwüren.

Sprache

* Sie kann nicht gut sprechen; mehrere Worte gar nicht; sie hat überhaupt ihre Stimme nicht, spricht durch die Nase, niemand versteht sie recht; es ist ihr so dick im Halse. Dies wird immer ärger, wenn sie lange fortredet, sodass sie endlich ganz durch die Nase spricht, wo sich dann die Sprache gänzlich verliert. Jedes mal nachmittags schlimmer, und abends, wenn das nicht entzündliche Halsweh minder wird.

Zähne

Zahnfleisch geschwollen und Lippen. An untern Schneidezähnen geschwollen (aussen und innen, als wollte es sich lostrennen und würde lose. Am rechten Backzahn als sässe etwas dazwischen, auch ist ein Stückchen Zahnfleisch herausgewachsen und hinderlich), das ganze Zahnfleisch blutet beim Reiben.

Halbabgebrochener, hohler, hinterster Backzahn ist wie zu lang, sodass sie nicht zubeissen kann; es bohrt darin bis in dem Kiefer, besonders nach dem Essen … Endlich kommt Eiter aus dem Zahne und der Schmerz ist weg.

Mund und Speichel

Trockenheit im Mund, will immer etwas trinken. Und wie wund.

* Speichelfluss bei (syphilitischen) Halsgeschwüren.

Wasserzusammenlaufen im Munde.

Zähen Schleim im Halse, der kaum herauszubringen ist.

Süsslicher Geschmack, statt Morgens nun Abends nach dem Tee, und so viel als wäre ein Geschwür aufgebrochen, und rauher Hals nach Tagesschlaf. Zäher, schleimiger, salziger Auswurf, verwandelt sich in gelblichen losen.

Innerer Hals

Trocken im Schlunde, was am Schlingen hindert.

Trocken im Halse, ohne Durst; nachts beim Erwachen sticht es wie mit tausend Nadeln und will sie ersticken.

* Trockenheit übern Kehlkopf, bis in beide Ohren zu fühlen, mit Neigung zum Schlingen, wobei er es in beiden Ohren fühlt, ohne Durst, ohne Speisefluss; befällt ihn öfters unerwartet einen Tag lang (als Nachwehen einer Halsentzündung), ist dann stärker im Freien, besser nach dem Essen, und wechselt mit Stockschnupfen.

Kitzeln und Rauhigkeit.

* Brennen links im Halse und im Halsgrübchen. Empfindlichkeit wie wund im Halse, wie nach Erkältung oft mit Schmerz links; ärger des Abends. An beiden Seiten des Halses innerlich wie wund, des Morgens.

* Kriebelnde Geschwüre am Gaumen, Rachen und im Halse, syphillitisch-mercuriellen Ursprungs; reizen zum Husten und schmerzen heftig bei Speiseschlingen, besonders schmerzt härtliches Süsses und Saures.

Halsschmerzen

* Schmerz, steter, bei Leerschlingen, nicht beim Speiseschlingen, monatelang.

Der Schlund scheint etwas geschlossen, als kämen zwei faustgroße Klumpen zusammen, nur beim Leerschlingen, nicht beim Essen, welches gegen dies Gefühl wohlthut.

* Schmerz, als wäre was Dickes im Halse, trocken darin; besonders rechts ärger bei Druck; weder beim Schlingen fester Speisen noch beim Speichelschlingen hinderlich, aber Flüssigkeit kann sie nicht gut schlucken, und muss sich beim Trinken in acht nehmen, sonst kommt es wieder zur Nase raus. Am ärgsten früh beim Erwachen; auch nach Schlaf bei Tage; verliert sich gewöhnlich nachmittags, dann aber treten Sprechbeschwerden auf. Bei feuchtem Wetter sind die Beschwerden schlimmer, dann auch Schmerz im Rücken.

* Als wäre ein Knoten oder kleiner Schwamm links im Halse (erst war es ein Gefühl, als wäre Fischgräte steckengeblieben) mit steter Neigung zum Schlingen und Schmerz beim Leerschlingen.

* Im Halse hinten an der Zunge links hat sich ein Knopf hingezogen, Schmerz beim Essen, es reißt von dem Knopfe aus; der Knopf sei Ursache allen anderen Leidens (die selbe Meinung hatten auch andere Kranke).

* Es ist ihr, als wäre ein walnussgroßer Knoten im Halse, als sollte sie ihn herausräuspern, und es geht doch nicht los, es ist wie ein Knopf, angewachsen im Halsgrübchen, manchmal sehr belästigend; nicht beim Essen aber beim Leerschlingen, …, verschwand nachdem etwas Blut ausgerachst worden war.

* Zuweilen steigt ein runder Klumpen aus dem Magen, bleibt im Schlunde, beim Halsgrübchen stecken, und will ersticken; dabei öfters Wasserauslaufen, saurer Geschmack; Schlund fühlt sich wie wund, Rachen ist zinnoberroth; Zunge mit großen runden Wärzchen, vielen Einschnitten und roten wunden Stellen, letztere auch im Munde und an den Lippen, Unterlippen innen geschwollen.

Alle Lokalbeschwerden waren schlimmer links.

* Halsschmerz an kleinen Stellen.

Ein Tag um den andren Beschwerden im Halse.

* Jeden kalten Tag ärger im Halse.

* Halsschmerzen ärger nach jedem Schlaf, morgens beim Erwachen, und nach Mittagsschlaf. Essen tut wohl bei Halsschmerz, es kitzelt angenehm.

Zahnfleisch entzündlich; alle Zähne schmerzen; links ist Angesicht und Unterkiefer geschwollen und empfindlich bei Berührung; Prickeln und Sticheln an kleinen Stellen an den Ober- und Unterschenkeln; unangenehmer Geschmack, Appetitlosigkeit und schlechter Schlaf.

* Halsschmerzen wechseln mit Stockschnupfen.

Äußerer Hals

Gluckern am Halse, überm rechten Schlüsselbein; ebenso am rechten Fusse neben der großen Zehe.
* Schmerz als hätte er dahin einen Schlag bekommen.
Wenn abends beim Liegen etwas an den Hals oder den Kehlkopf trifft, so will es ihn ersticken und schmerzt stärker.
* Sie muss den Hals immer frei haben, kann das Bettzeug nicht daran vertragen, selbst die Haube nicht zubinden.
* Wenn der Hals gedrückt wird, auch nur wenig, ist es doch, als sollten die Augen aus dem Kopfe springen.
* Bei scrofulösem bleichem Ansehen entstanden rechts am Halse Geschwülste, welche aufbrachen und lang dauernde Geschwüre bildeten, wie ausgenagt und Fistelöffnungen ähnlich, ohne Schmerzen; ein ähnliches Geschwür am linken Oberarm, etwas überm Ellbogen.

Schlingen

* Nötigung zum Schlingen.
* Beim Schlucken ist es, als wäre die Zunge steif, sodass sie dann nicht gut bewegt werden kann.
* Getränk kommt wieder zur Nase heraus.

Geschmack

* Salzig, säuerlicher Geschmack des Schleims und Speichels im Munde und Halse, vergeht nach dem Essen.

Durst

* Nach Bier, bei gänzlicher Appetitlosigkeit abends.
Immer etwas Durst, aber Wasser Trinken macht übel.

Appetit und Hunger

* Sogleich auffallend weniger Lust am Tabak Rauchen.
* Viel mehr Neigung zum Wein Trinken, aber der Wein wirkt weniger, bei einem des Weins gewohnten.
Bald sehr guter Appetit, bald gar keiner.

Ekel, Übelkeit, Erbrechen

Übelkeit bald nachm Biss.

Übelkeit in Anfällen von 5-10 Minuten vormittags und nachmittags.
Übelkeit nachm Mittagessen.
* Nachm Essen Aufschwulken der Speisen.
* Säuferbeschwerden. Dem Einflusse metallischer Farben ausgesetzt, und dadurch gewöhnt an Branntwein Trinken, kann er es nun nicht lassen, beim besten Willen.

Aufstossen, Sodbrennen und Schlucksen

Aufstossen nachm Essen.
Nach Mittagessen solch Aufstoßen, dass es ihn fast ersticken will, wohl fünfzig mal kommt es. Nachher große Erleichterung.
Rülpssucht, morgens, ructuosus morus.
[Anm.: Das deutsche Wort Rülpsen bezeichnet etwas ganz anderes als Aufstoßen, daher besser Lufterbrechen.]
Es scheint als steige Wind bis in die Brust, stemmte sich da; weil erleichtert bei Aufstossen.
* Er wird sehr krank, wenn er nicht aufstossen kann.

Magen

Aufstossen und Aufschwulken der Speisen.
* Einige Stunden nach dem Essen fängt ein Nagen und Drücken im Magen an und je leerer der Magen umso ärger wirds, nachm Essen sogleich besser.
So schläfrig nach Mittagessen, sodass er sich nicht halten konnte, schlief eine Stunde, was ihm ganz ungewöhnlich; nachm Schlafen der Druck im Magen ärger.
Müde, unwohl, zerschlagen, voll.
* Schwer nach jeder reichlichen Mahlzeit.
Gefühl wie wenn man warten muss aufs Essen, ohne eigentlichen Hunger.
* Nagend Drücken im Magen besser nach Essen, fängt einige Stunden nachher wieder an, und wird je länger der Magen leer ist je ärger.

Herzgrube

Bei Druck auf die Herzgrube wenig, aber sehr unangenehmer Schmerz.
Empfindlichkeit der Herzgrube und als wende sich etwas um dahinter; bei Herzleiden.

Lebergegend

Leberentzündung, besonders bei Säufern.

Leberabszesse lassen in fast allen Fällen Heilung erwarten, da sie schon in mehreren Fällen gelang ohne Lachesis, durch die verwandten Mitteln Merc., Hep., Bell., besonders letztere; Lachesis aber bei inneren Eiterungen alle diese noch übertrifft.

Hypochondern und Bauchseiten

Kleider belästigen um die Hypochondern.

Nabelgegend

* Auf kleiner Stelle, wie eine Daumenspitze, eine Hand breit überm Nabel, höchst unangenehmes Drücken, was den Athem benimmt, besonders eine Stunde nach Mittagessen oder Abendessen, durch Aufstossen erleichtert.

Unterleib

Gefühl im Bauche wie ausgeweidet.
Zusammenziehen im Unterleibe.
Leibschneiden des Morgens und nachm Essen im Frühjahr.
Aufgetriebener, harter Unterleib.
Sehr viele Blähungen.
Viele Winde mit grossem Geräusch, dabei der After wie verschlossen, sodass sie hinausgepresst werden müssen.

Stuhlgang

* Geneigtheit zu Durchfällen bei warmem Wetter (durch Erkältungen?).
Säuren, selbst Obst macht leicht Durchfälle.
Alle Vormittage breiiger Stuhl.
Entsetzlicher Gestank des Stuhles, der sonst wie gewöhnlich härtlich ist; Gestank so arg, sodass er kaum auszuhalten ist, wie Aas, aber viel ärger, (wie faulende Schlangen).
Bei sehr gutem Appetit mehrere Tage keinen Stuhl, danach aufgetriebener harter Unterleib.
* Harter Stuhl wie Schafmist, liegt hinterm After, mit starkem Pressen geht wenig ab. Zugleich Rückenschmerzen besonders in Lendengegend über der Hüfte links, und dumpfer Schmerz in der Blasengegend. Bei hartem Stuhl immer auch Kopfweh, Beissen und Brennen in den Augen.

After und Mastdarm

Innerlich, krampfige Schmerzen im After und Mastdarm, nachher gehöriger Stuhl.
Nach Leibschneiden und Stuhldrang, brennender Abgang, viermal des Tages.

Brennen im After beim Stuhl, auch nachm Stuhle. Blutandrang nachm After, bei Knoten im After; durchfälliger Stuhl und vermehrtes Jucken am After.
Austreten des Mastdarmes nachm Stuhl, der dick und gleichmäßig geschwollen ist, ohne große Schmerzen.

Lenden und Leisten

Stechen in beiden Weichen bei Husten.
* Alte heftige Schmerzen über der rechten Leiste, schnellend und ziehend nach Uterus und den Geschlechtstheilen; gehen auch nach oben bis in Brust und Hals nach links hin, bis in Lebergegend; vertragen keine Seitenlage. Ärger morgens und nach Gehen. Beim Tiefathmen Schneiden unter den Rippen. Unterleib empfindlich bei Druck, dabei nun Stühle mit Eiter und Blut.

Nieren und Harn

Drücken auf die Blase mit Brennen und Schneiden im Leibe.
Viel und oft Harnen schäumenden Harns.
* Harn schwefelgelb. Safrangelb.

Geschlechtsvermögen

Morgens geil bei schlaffer Ruthe.
Unfähigkeit zum Beischlaf, oder doch Samenerguss zu spät, Erection zu schwach.
Schwieriger Samenabgang. Sehr starke Erectionen, nachts. Morgens im Halbschlafe Erectionen, bei einem, der lange keine hatte. Sehr starke Erection nachm Mittagsschlaf und gegen Abend. Pollution im Mittagsschlaf. Samen verbreitet einen durchdringenden Geruch.
* Es will sich kein Samen entleeren beim Coitus und die Erection läßt nach.

Weibliche Geschlechtstheile

In klimakterischen Jahren oft hilfreich.

Schnupfen

Morgens etwas dünnes Wasser aus der Nase.
Schleimabsonderung aus Nase und Rachen vermehrt, aus Kehlkopf vermindert.
Nase fliessschnupfig mit rothen, wunden Nasenrändern und Augenthränen, ohne Schnupfen.
Kurz dauernder Fliessschnupfen (bei Einem, der seit Jahren keinen hatte bekommen können), erst

des Morgens nur etliche Minuten, dann des Abends länger anhaltend; wodurch aller Kopfschmerz, Augenthränen und Ohrverstopfung verschwand und ihm sehr leicht wurde.
Viele Beschwerden enden mit Schnupfen.
Abends fängt Stockschnupfen an.
Nach Schnupfen bleibt Nase noch lange roth und wund. In den Winkeln an der Spitze.

Heiserkeit

Es hindert etwas am Sprechen, er ist heiser, muss immer räuspern.
Als wäre etwas herauszuräuspern, was nicht los will.

Kehlkopf

Schmerzen beim Befühlen. Schmerzen beim Hinterbiegen des Kopfes.
Druck auf den Kehlkopf macht Husten.

Husten

Kurzer heftig kächender Husten, durch Kriebeln in den Halsgeschwüren fortwährend erregt.
Bei argem Husten läuft Wasser aus dem Munde.
Beim Befühlen des Halses entsteht trockener kächender Husten; auch morgens nachm Schlaf, nachts und durch Tabakrauch; bei Stockschnupfen mit viel Schneutzen und Niesen, ohne Erleichterung.
Husten beim Trinken oder nachm Trinken.
Husten ärger nach jedem Schlaf.
Husten im Schlafe, von dem die Kranken nichts wissen.
Das Kind hustet abends im Niederlegen, dann im Schlafe, zuweilen erweckt dadurch; Husten ohne Auswurf macht mitunter Brechen.
Husten sehr anstrengend, manchmal bis zum Brechen, wenig mühsam heraufkommender Auswurf, unter dem härtere, schwerere Schleimklümpchen; dabei Schmerz in der Herzgrube, sodass er sie halten muss.
Den Husten fühlt er im Kopfe, bis in die Augen, es ist ein Spannen, als würde eine Saite angezogen, vom Nacken übers Ohr weg innen zu den Augen.
* Zwischen Kehlkopf und Brust eine pulsierende, erstickende Empfindung.
* Husten, der von der Herzgrube her kommt, wo es beim Husten weh tut, und auch bei Druck; der Husten am ärgsten morgens bis zum Frühstück, dann besser; wenig über Tag, wenig Nachts, ärger bei heissem Wetter. Dabei schwieriger gelber

Auswurf, rauhe hohle Stimme, Wundheitsschmerz im Brustbein und der ganzen Brust.

Brustschmerzen

Schwerer dumpfer Druck in der ganzen Brust. Es hat ihm die Nacht auf der Brust gelegen.
Ganze Brust wie wund, wie bei argem Katarrh; geht bis zwischen die Schultern, besonders nachm Essen.
Kurzer Athem; Beengung als könne sie nicht athmen, so wunderlich dabei, bei Herzkranker.

Athembeschwerden

Pressen auf der Brust als wäre sie voll Wind.
Kurzathmig und sehr niedergeschlagen.
Athem beengt nach wenig Essen.
* Wenn er abends im Bette liegt, macht das Mindeste was vor die Nase oder dem Mund kommt, ein solches Hindern im Athmen, dass er zu ersticken fürchtet.

Herz

Herzklopfen.
* Aneurisma der Carotis dextra, faustgross überm rechten Schlüsselbein zu fühlen, mit höchst unangenehmem Pulsieren im Ohre; zuweilen schmerzhaftes, krampfiges stillestehendes Klopfen; wobei das Herz allein krampfhaft zuckt, nachher springt es plötzlich sehr schmerzhaft wieder in den Hals zurück.

Nacken

Hitze im Nacken.

Kreuz

* Steifheit im Kreuze, beim Biegen, Aufstehen nach Sitzen, bewegen nach Stillstehen; zieht sich oft nach dem rechten Hüftgelenk und in den Oberschenkel, spannend, als wären die Sehnen zu kurz. Ebensolches Spannen unter den Rippen, besonders im Stehen.

Schultern

In der Achselhöhle nach Knoblauch riechender Schweiss.

Arme

Spannend. Gefühl, als wäre die Sehnen zu kurz, im linken Arme beim Ausstrecken gerade hin;

durch den ganzen Arm zum Mittelfinger, in welchem es am stärksten fühlbar ist.

Hände und Finger

Keine Kraft in der linken Hand, bei Herzkranken.
Sichtbares Palpitieren einer grossen Muskelpartie im linken Daumenballen, wird lästig und sehr unangenehm; später mit gelindem Zucken des ganzen Daumen, oft und lange anhaltend und noch lange wiederkehrend.
Gruppe tiefer harter Krätzbläschen an der rechten Hand.
Am Daumen eine rothe brennende Stelle, später eine grosse harte Blase darauf.
Es entstehen plötzlich eine grosse Menge kleiner platter Warzen an den Händen, bei Einem der mehre sehr grosse vorstehende hatte, ohne dass diese vergingen.
Nagelgeschwür nach einem Stosse.
* Es ist zuweilen, als zöge alles Blut in die Hand, dann schwillt sie und wird blaurot; schlimmer bei angestrengten Arbeiten;
* Schnell mit Jucken und Kitzeln entstehende Geschwulst, wie ausgestopft, auf rechtem Handrücken, von der Wurzel gegen die Finger hin, dann auch über alle Finger, die in wenigen Minuten ganz dunkelblau und schwarz werden, mit Empfindlichkeit bei Berührung, kann nicht dran leiden.
* Beim so genannten Carbunculus malignus überhaupt; oft wiederholt auch wenn Zeichen entstehen.

Hüfte und Becken

Rheumatische Schmerzen in rechter Hüfte und Knie, auch Rücken und Kreuz, selten auch links, zum Rasendwerden, nur des Nachts, weckt, und sie kann nicht im Bette bleiben, muss aufstehen, es sticht und reibt, oft wiederholt, wie mit Hand zusammenkrallen (nach Mercur-Missbrauch).

Knie

* Spannen wie zu kurz im linken Schenkel, als wäre eine dünne Saite innen links am Knie hinunter bis in den Fuss gezogen.
* Schmerz in rechter zweiter Zehe, als wäre sie gedrückt worden, dann blauliche Geschwulst bis übers Knie; schlimmer beim Gehen. Beide Knieflechsen schmerzen so, dass er den Fuss nicht ausstrecken kann und nicht gehen.

Fuss und Zehen

(Empfindlichkeit in den Fussballen beim Auftreten.)
Rechter Fuss wieder geschwollen; ärger nach Gehen.
Jückende kleine Krätzbläschen auf beiden Fussrücken.
An dem äusseren Ballen der rechten kleinen Zehe, beim Mittelfussgelenke, eine bläulichrothe Geschwulst, den Frostbeulen ähnlich, rund, so gross wie halbe Walnuss, beim Befühlen unten rundherumso hart wie Knochen, nicht empfindlich; in der Mitte aber an der höchsten Stelle der Beule, platt, sehr weich, als wäre Eiter darin, doch ohne Schwappen und höchst empfindlich gegen jeden Druck.

Glieder

* Reissen in beiden Knien und Füßen, krummziehend, die Gelenke sind steif; in der Ferse Reissen, sodass er nicht darauf stehen kann, ebenso kann er Arm nicht strecken; im Ellbogen Reissen und in der Spitze Schmerz beim Berühren; Handgelenk und Finger ebenso, sodass er sie nicht auf und zu machen kann; die Hand zog sich nach Kleinfingerseite ganz schief, früh schlimmer, sodass er nicht aus dem Bette kommen kann.

Abmagern

Abmagern während der Krankheit.

Schwäche

Grösste Abgespanntheit des Körpers und Geistes, besonders morgens.
Zur Essenszeit wird er beim Gehen auf der Strasse so matt, dass er kaum fortkann; isst aber dann nur wenig.
Viel Hang zum Liegen, besonders nach dem Essen.
Grösste Müdigkeit beim Ausgehen abends; es dünkt ihn der gewohnte Weg viel zu lange; und will gar kein Ende nehmen.
Müde, zerschlagen, mit Schnupfen, Husten, Halsweh, Morgenübelkeit, Rummeln im Oberbauche, wie oft im warmen Frühlingswetter.

Ohnmachten

Beim Frühstück kurze Ohnmacht mit Übelkeit, Schwindel zum Fallen, Vergehen des Gesichts,

zwei bis drei Minuten lang; den Tag über öftere Anfälle, als wollte es wiederkommen.
Trinkt Wermuth; nachher Hitze, Schweiss und Erleichterung.
Krampfhaftes Gähnen des Morgens.

Zuckungen

Nachmittags im Sitzen Zuckungen der linken Hand.
Plötzlich Zusammenzucken des ganzen Körpers, von unten ausgehend, im Sitzen.
* Epilepsie. Vorläufer: kalte Füsse, Herzklopfen, Aufblähen des Unterleibes, Aufstoßen, Kopfschwere, Schwindel, Kopfweh und Gesichtsblässe. Anfall: lauter Schrei, zu Boden fallen ohne Bewusstsein, Augen aufwärts gedreht, Hände geballt, Arme und Schenkel auf und nieder zucken, Schaume vorm Munde, endet mit tiefem Schlafe.

Schlaf

Die Beschwerden nachm Schlafe ärger sind. Nach Mittagessen so schläfrig, dass er sich nicht halten kann, trotz dringender Geschäfte musste er, obwohl er es nicht gewohnt, eine Stunde schlafen, nachher Unterleibsbeschwerden schlimmer.
Sie könnte schlafen im Gehen und Stehen.
Schläfrigkeit bei Kopfschmerz.
Schweres Einschlafen, wochenlang.
Abends lange munter und aufgeweckt.
Er sitzt bis spät in die Nacht bei geistigen Arbeiten mit grosser Leichtigkeit.

Im Schlafe und Nachts

Es ist ihnen nachts sehr heiss, schläft sehr unruhig.
Des Nachts im Schlafe eine Art Röcheln, scheint tiefer unten im Kehlkopf zu sein; nur in einzelnen Stössen dann wieder gehöriges Athmen, dann wieder solcher Stoss.
Nachts heftiger Wadenkrampf; gegen Morgen, sodass es weckt.

Träume

Träume im Vormittagsschlafen.
Traumvoller halber Schlaf. Mehrere Nächte mit Nachdenken und Anstrengen und von vielen täglichen Gegenständen.
Im Traume hat er einen intriganten Charakter (was im Wachen keineswegs der Fall ist).

Nachm Schlafe

Nach jedem Schlafe vermehrte Beschwerden.
Nach jedem Schlafe, so steif, dass er sich kaum rühren, kaum bewegen kann. Streichen und Kneten anderer tuth ihm sehr wohl, und vertreibt es bald ganz und gar.
Nach Tag- und Nachtschlaf immer wie zerschlagen und steif.

Kälte und Frost

Einzelne Schauder.
Frostig, träge und niedergeschlagen, er muss sich platt auf die Erde legen, neben dem Kamin, was wohl tuth.

Wärme und Hitze

Grosses Verlangen ins Freie zu gehen.
Alle Abende fieberhaft, heisse Handteller, und heisser Nacken, wobei ihm Streichen anderer ausserordentlich wohl tuth.

Delirien

Wildes Schwatzen im fieberhaften Zustande, abends.

Schweiss

Allzuleichtes und allzustarkes Schwitzen.

Fieber

Säugling sehr nörgelig, schreit viel, will nicht liegen; dann bekommt er Fieberhitze mit Aufstossen, Erbrechen der Milch; ofte Stuhlgänge viel Schreien und Nörgeln; dabei heiss anzufühlen.
Bei der Hitze Schauder.
* Nach Anstrengungen im ersten warmen Frühlingswetter des Morgens Fieber.

Geist und Gemüth

Viel mehr Neigung sich mitzutheilen, als gewöhnlich. Es nöthigt ihn des Abends zu produktiven Arbeiten und obwohl er sich tagsüber viel ermüdet hatte, sitzt er doch die ganze Nacht ohne die geringste Schläfrigkeit und Ermattung, schreibt mit der grössten Leichtigkeit und mit gesteigerter Herrschaft über alles was er weiss; es drängen sich immer neue Gedanken auf. Den anderen Tag nach wenig Schlaf schon wieder ebenso aufgelegt; nur allmählig nachlassend ohne gegenteilige Stimmung.

* Religiöser Wahnsinn. Eine herzensgute alte Frau, die unbescholten gelebt, welcher, umringt von dankbar liebenden Kindern, keine Pflege fehlte, wurde rasend, und glaubte verdammt zu sein, weil ihr Presbiterianerpriester ihr versichert hatte, es käme weder auf Werke noch auf Glauben an, was Gott ihr bestimmt habe, von Ewigkeit her, geschehe doch.

* Mehre junge Männer, die sich früher nicht entschliessen konnten zu heiraten, wählten, beschlossen, heiratheten kurz nach dem auch vorteilhaften Einwirken des Lachesis.

* Nächtliche Furchtanfälle z.B. vor der Cholera, sodass er vor blosser Angst schon Wadenkrämpfe bekommt, Übelkeit, Schwere im Unterleib, Rollen um den Nabel; ein andermal ist ihm, als brächen Räuber ein und er müsste aus dem Fenster springen; denkt oft es ist alles wahr was er sieht; wollte lieber sterben; sieht alles schwarz im Gemüthe, auch des Morgens noch arg, über Tag besser.

Sucht, an Anderen Fehler aufzusuchen; sehr unzufrieden und mürrisch; muss sich mit Gewalt gegen sich selbst versetzen.

* Sucht zu Widerspruch, an Anderen Fehler aufzustechen; krittelich, mürrisch.

Bedingungen

Scheint mir am ehesten hülfreich bei melancholischen Temperament (bei welchen es auch die meisten Zeichen erregte in den Prüfungen). Zunächst bei cholerischen doch half Lachesis mehren jungen Männern phlegmatischen etwas schwammiger Art, aber mit dunklen Augen, zu Missmuth und Trägheit geneigt, daher bei solchen, die sich dem melancholischen nähern. Ich habe es nur selten passend gefunden bei glühender Gesichtsfarbe, feine, weiche, leicht eindrückbare Haut, überhaupt nicht bei sanguinischen, mit Ausnahme einiger Fälle, wo dann die Krankheit stets die Gemüthsart sehr auffallend verändert hatte, und zwar nach der cholerischen und melancholischen hin. Passte oft bei Weibern, die cholerischer Art waren, in diesem Falle selbst bei Sommersprossen und rothem Haare.

Oft in den klimaterischen Jahren hilfreich, besonders bei Beschwerden bei dem wegbleibenden Monatlichen.

Arzneiliche Einflüsse

Nach Säuren Durchfall; Säuren stören die Heilwirkung.

Nach Weintrinken, ebenso nach starkem Bier befindet er sich sehr übel während der Heilwirkung.

Vor und Nach

Alum. nach Lach. bei Halsleiden sehr wohltätig.
Lach. nach Badiaga mit Erfolg selbst beide wechselnd.
Bei Scrofulösen Bell. und Lach. in sehr vielen Fällen nacheinander oder wechseln sehr hilfreich.
Lach. nach Bell. bei Lähmungen.
Lach. ist sehr oft Gegenmittel von Carb. veg. Nach Lach. war Carb. veg. sehr wohltäthig bei Halsleiden.
Bei Rheumatism tilgt oft Caust. den nach Lach. gebliebenen Rest der Krankheit.
Hepar s. nach Lach., und umgekehrt in sehr vielen Fällen hilfreich bei Rheumatism, Katarrhen, Eiterungen u.a.
Lach. nach Merc. bei vernachlässigter Syphillis oft hilfreich.
Nux mosch. nach Lach. bei nächtlichem Asthma sehr einflussreich.
Nux mosch. nach Lach. beide vom grössten Einfluss bei Milz und Leberverhärtung nach Wechselfieber; ersters bei den Durchfällen vor jeder Erkältung.
Lach nach Stann. wohltäthig bei Lungenphthise.
Lach. nach Zinc. wohltäthig.
Acid phos. half gegen mehre von der Prüfung nachbleibende Symptome. Merc. und Hepar sulf. als Antidot.

Modalitäten

Seitenbeziehung: Meist linksseitig, oder die Schmerzen gehen von links nach rechts.

Es ist alles schlimmer
< morgens
< nach dem Schlaf
< nach dem Niederlegen
< vor den Menses
< bei feuchtem Wetter
< durch Enge, besonders am Hals.

Es geht besser
> durch Essen (bei Halsschmerzen)
> am Abend: leistungsfähig und arbeitsam. („Es nötigt ihn des Abends zu produktiven Arbeiten.")

Periodisch jährlich zur selben Zeit.

Hauptorgan für die Wirkung von **Lachesis** ist der Hals.

Charakteristische Symptome

Viel mehr Neigung sich mitzutheilen, als ge-
wöhnlich.
Gedächtnisfehler
Melancholie
Eingenommenheit des Kopfes
Stechen und Reissen
Klopfen und Schlagen
Schmerzen wie von einem Blitz getroffen.
Blaue Ringe unter den Augen morgens.
Fahle graue Gesichtsfarbe.
Blutungen besonders aus der Nase.
Zähen Schleim im Halse, der kaum herauszu-
bringen ist.

Besonderes Symptom: Nach Knoblauch riechender Achselschweiss.

Als-ob-Symptome

Als schnitte jemand vom rechten Scheitelbein ein
Stück ab.
Als sei die ganze Kopfseite kalt, obwohl sie warm
ist.
Als bewege sich etwas im Ohre, was vorliegt,
dadurch Widerhall.
Als würde sich das Zahnfleisch lostrennen und
würde lose.

Als wäre ein trocknes Stückchen Haut im Halse.
Als wäre was Dickes im Halse.
Als wäre ein Knoten oder kleiner Schwamm links
im Halse.
Als wäre ein walnussgroßer Knoten im Halse.
Als wäre ein Knopf angewachsen im Halsgrüb-
chen.
Als wäre der Bauch ausgeweidet.
Als würde eine Saite angezogen.
Als wären die Sehnen zu kurz.

Wechselnde Beschwerden

Halsschmerzen wechseln mit Stockschnupfen.

Krankheiten

Aneurysma
Apoplexie
Carbunculus malignus
Epilepsie
Gonorrhoe
Klimakterium
Leberabszesse
alkoholtoxische Hepatitis
Lebererweichung
Lepra
Luftaufstoßen

Verwandtschaft mit anderen Giftschlangen

JULIUS MEZGER, der eine große Verwandtschaft sämtlicher Schlangengifte untereinander feststellte, unterscheidet neurotoxische,
gerinnungsfördernde und histologische (also auch hämolytische)
Wirkung. „Während bei den Colubriden (Nattern), zu denen **Naja**
und **Elaps** gehören, die neurotoxische Wirkung am stärksten her-
vortritt und dementsprechend der Tod bei den Gebissenen durch
Nervenlähmung (Atemlähmung) erfolgt, steht bei den Viperiden
(**Lachesis, Crotalus, Bothrops lanceolatus, Vipera berus**) die
Wirkung auf das Blut durch Hämolyse und endovasculäre Gerin-
nung (Thrombose) im Vordergrund." (Tabelle 14-3)

MEZGER: Schlangengifte wirken
- neurotoxisch,
- gerinnungsfördernd,
- histologisch (u.a. hämo-
  lytisch).

Tabelle 14-3: **Andere Schlangengifte in der Homöopathie**

		Symptome
Bothrops lanceolatus	gelber Buschmeister	Schwärzliche Blutungen, Lähmungen (Glieder, Zunge, Nervus opticus), Eiterung mit nachfolgender Nekrose, Unfähigkeit zu artikulieren, auch ohne Beeinträchtigung der Zungeninnervation, Zustand nach Apoplex mit Aphasie.
Cenchris contortrix	Mokassinschlange	Koma, Schwellung (besonders über den Augen), Lähmung, Zerstreutheit, Orientierungssinn und Ortssinn verloren. Lebhafte schreckliche Träume, die einen noch tagsüber verfolgen. Besserung am Morgen. Furcht vor plötzlichem Tod.
Crotalus cascavella	Scheuerklapperschlange	Ausgeprägte Halluzinationen: hört Stimmen, sieht den Tod als schwarzes Skelett, spricht mit Abwesenden, Todesgedanken besonders wenn allein. Stechende Knochenschmerzen. Nachts <, kaltes Waschen <.
Crotalus horridus	Wald-Klapperschlange	Hämorrhagien, Petechien, dunkle dünne Blutungen aus allen Körperöffnungen. Jährliche Periodizität, morgens <, bei warmem Wetter <, in frischer Luft >. Gelbsucht bei Blutzerfall. Vergesslichkeit, Versprechen, Verschreiben, unzusammenhängende Antworten.
Elaps corallinus	Korallenotter	Kälteempfinden in Haut, Brust und Magen, Eisgefühl im Magen nach Trinken, schwärzliche Blutungen, chronische Otitis media mit blutiger Absonderung. Rechtsseitigkeit. Furcht vor Regen, Angst wenn allein. Abneigung gegen Bananen.
Naja tripudians	Kobra, Brillenschlange	Nerven- und Herzgift (kein Sepsis- oder Blutungsmittel). Folge von lang anhaltendem Kummer mit Neigung zum Selbstmord. Schwellung und dunkelbraune Verfärbung, linksseitige Kopfschmerzen mit Übelkeit, Angina pectoris mit Durchfall, trockener Husten bei Herzinsuffizienz, Ovarialschmerzen mit Ausstrahlung in die Herzgegend. Fürchtet seine Pflicht versäumt zu haben, Fehler zu machen und dafür bestraft zu werden.
Vipera berus	Kreuzotter	Stark geschwollene Zunge, Schwellung des Gesichts und des rechten Auges. Leberschmerzen, Ausstrahlung bis zur rechten Schulter und Hüfte, Gelbsucht, Fieber. Varizen mit brennenden Schmerzen, Beinvenenthrombose, Beine und Arme sind wie zum Bersten, Hochlagern bessert. Haut kalt, livide, trocken, abschälend. Periodizität (jedes Jahr). Heftige plötzliche Lymphangitis, Schmerz beim Herabhängenlassen.

Lachesis in der Literatur

Nach dem trockenen Aufzählen der Symptome möchte ich Ihnen drei Zitate **aus der Literatur** von WILLIBALD GAWLIK und WERNER BUCHMANN wiedergeben:

„Das Schlangengift enthält in seiner Wirkung die Tendenz zu Zerstörung und Auflösung, zu Vernichtung und Tod. Es steht im polaren Gegensatz zum Weiterbestehen des körperlichen Daseins. Es umfasst in seiner Art das Ende und den Anfang – das Ende des paradiesischen Lebens und den Anfang des menschlichen Daseins in Wissen und Verantwortung um Leben und Tod. Die Schlange hat eine bedeutende Position am Anfang und am Ende der Bibel. Am Ende, in der Offenbarung, ist der Drache, der Satan, die große Schlange, die das Weib verfolgt und ihre Leibesfrucht fressen will. Am Anfang wird über die Schlange berichtet:

> *Und die Schlange war listiger denn alle Tiere auf dem Felde, die Gott der Herr gemacht hatte, und sprach zu dem Weibe:*
> *„... die Früchte des Baumes mitten im Garten... welches Tages ihr davon esset, so werden eure Augen aufgetan und werdet sein wie Gott und wissen, was gut und böse ist."*

> Das Schlangengift steht am Ende (des paradiesischen Daseins) und am Anfang (des eigenverantwortlichen Lebens).

> Genesis 3,1

Und dann eben passierte die alte Geschichte, die das paradiesische Dasein beendete. Und zum Schluss kommt noch einmal die Bedeutung von Lachesis für die weiblichen Keimdrüsen heraus, diese besondere Beziehung zu den Ovarien:

> *Da sprach Gott, der Herr, zu der Schlange: „Weil du solches getan hast, seist du verflucht vor allen Tieren auf dem Felde. Auf deinem Bauche sollst du gehen und Erde essen dein Leben lang. Und ich will Feindschaft setzen zwischen dir und dem Weibe und zwischen deinem Samen und ihrem Samen.*
> *Derselbe soll dir den Kopf zertreten und du wirst ihn in die Ferse stechen."*

> Genesis 3,14

Die Schlange hatte die Erkenntnis vermittelt, sie gab diese nicht selbst, aber sie war der Katalysator dazu, sie war die Trägerin der List und des Wissens um den Weg zur Erkenntnis. Die Schlange verleitete den Menschen zum Ungehorsam gegen Gott, aber damit vermittelte sie dem Menschen den ersten Schritt auf dem Wege zu seiner Entfaltung.

PLATO sagt am Ende eines seiner Gespräche:

> *„...Und so wollen wir die Götter bitten, uns das kostbarste ihrer Geschenke zu geben: Die Erkenntnis."*

Die Schlange ist der Katalysator des Geistigen, und sie ist das Gift der Erde. Sie steht an der Position der Wandlung, und das umfasst in seiner Art immer das Ende und den Anfang.

Genau an dieser Stelle in seinem Leben steht SHAKESPEARES König Richard II., als er die Schlange beschwört. Seine Regierungszeit als absoluter König geht zu Ende, er stürzt über seine eigenen Intrigen, er wird entmachtet. Eine Zeit der tiefen Selbsterkenntnis führt für ihn einen neuen, letzten Lebensabschnitt herauf. Während seiner Abwesenheit von England hat sich eine Rebellion ausgebreitet, er kehrt eilends zurück. Richard fühlt sich mit dem Himmel verbunden, und er appelliert an die Schlange, die mit der

> SHAKESPEARE: „König Richard II."

Erde verbunden ist. Er betritt wieder sein Land, läßt sich zu Boden nieder und streichelt die Erde:

Ich grüße mit der Hand dich, teure Erde,
verwunden schon mit Pferdehuf dich Rebellen
Vor Freude wein' ich, noch einmal
auf meinem Königreich zu stehen.

Wie eine Mutter, lang getrennt vom Kind,
mit Tränen spielt und Lächeln, sieht sie's wieder,
so weinend lächelnd grüß ich dich, mein Land,
und schmeichle dir mit königlichen Händen.

Nähr' deines Herren Feinde nicht, liebe Erde,
dein Süßes lab ihm nicht den Räubersinn.
Lass Spinnen und Kröten,
die dein Gift einsaugen,
sich in den Weg ihm legen,
zu plagen die verräterischen Füße.

Und – pflücken sie von deinem Busen Blumen,
lass, bitt ich, Nattern sie umlauern,
die mit der Doppelzunge gift'gem Stich
den Tod auf deines Herren Feinde schießen.

SHAKESPEARE: „Die Komödie der Irrungen."

Geschwätzigkeit: eine Idee jagt die andere.

Eifersucht

Beim Arzneimittelbild von **Lachesis** finden wir einige sehr eindrucksvolle Schlüsselsymptome, die hier im 5. Akt der ersten Szene in SHAKESPEARES „Die Komödie der Irrungen" so eindrucksvoll dargestellt wird. Neben der großen Geschwätzigkeit, wobei eine Idee die andere jagt, schließlich ein Stichwort oft in eine völlig andere Geschichte hereinführt und die Eifersucht eine riesengroße Rolle spielt, sollten uns diese Zeilen zu denken geben, denn nirgendwo in der klassischen Literatur wird die Eifersucht, mit der die Frau ihren Mann Tipholis in die Flucht jagt, so eindrucksvoll geschildert:

„Daher kam's eben, dass er rasend ward.
Der giftige Lärm der eifersüchtigen Frau
vergiftet mehr als toller Hunde Zahn.
Du hindertest durch Schelten seinen Schlaf
und davon hat sich sein Gehirn entzündet.
Mit Deinem Tadel würztest Du sein Mahl;
gestörte Mahlzeit hindert das Verdauen,
und daher rührt des Fiebers Raserei.
Denn was ist Fieber, als ein Wahnsinnshauch!
Du störtest stets mit Schelten sein Ergötzen;
Erholung, die so süße, was wird draus,
versperrt man ihr die Tür? Melancholie,
die Blutsfreundin untröstlicher Verzweiflung,
und hinter ihr ein ungeheures Heer
von bleichen Kränklichkeiten, Lebensfeinden!
Beim Mahl, im Scherz, bei lebensnährender Ruh
gestöret stets, muss Mensch und Tier verrücken,
und daraus folgt: Vor Deiner Eifersucht
ergriff der Witz des Gatten hier die Flucht."

Das sind die Worte, die die Äbtissin der Frau zur Erklärung der Entstehung des vermeintlichen Wahnsinns ihres Mannes Tipholis sagt, der vor der Eifersucht seiner Frau die Flucht ergriff.

Fallbeispiel 1: Depressive Stimmungslage, Ängste

Eine 54-jährige Patientin stellt sich mit folgenden Worten vor: „Bin aus dem Gleichgewicht, bin aufbrausend, jähzornig, kann mich nicht beherrschen, brülle viel. Danach tut es mir dann leid. Morgens ist alles schlimm, wenn ich aufwache ist alles schrecklich. Bin doch gar nicht ich, will gar nicht leben, habe das Gefühl, keiner liebt mich. Ich muss mich immer beeilen, bin immer gehetzt. Bin ungeduldig und genervt, möchte aber nicht anders leben. Habe eine Tochter, Mann, Haus und einen verwilderten Garten. Dieser Zustand hält seit einem Dreivierteljahr an. Damals litt mein Mann an einer schweren Erkrankung, hatte Angst, dass er es nicht überlebt. Habe die Nacht durchgebetet. Schon früher hatte ich Existenzängste, nun wurden sie viel schlimmer. Habe Schwierigkeiten, mit den Ängsten umzugehen, da ich immer das Gefühl habe, die Dinge kontrollieren zu müssen, könnte auch mehr Vertrauen brauchen."

> Fall 1: Ängste.
> Unbeherrscht, dann voller Reue, morgens beim Aufwachen <.
>
> Fühlt sich ungeliebt, gehetzt,
>
> Folgen von großer Sorge und Existenzangst,
>
> will alles kontrollieren.

Repertoriumsrubriken (Kapitel Gemüt)

- *Angst – morgens beim Erwachen*
- *Verwirrung – geistige Identität, bezüglich der eigenen*
- *Verlassenheitsgefühl – beim Erwachen*
- *Diktatorisch, will dominieren*

Nach drei Wochen **Lachesis** Q 1 täglich erzählte sie mir: „Ich hatte Ihnen vergessen zu sagen, dass mich immer vorm Einschlafen ein Stolpern aufschreckt, aber es ist jetzt weg." Auf die Stimmung am Morgen antwortet sie nur lapidar: „Ich rege mich nicht mehr so auf und nehme die Gedanken nicht mehr ernst."

> Herzstolpern beim Einschlafen.

Fallbeispiel 2: Diagnose: Otitis media

1990 kam eine Mutter mit ihrer vierjährigen Tochter zu mir. Sie kamen zu spät, da das Kind wie so oft eine Auseinandersetzung mit ihrer Schwester hatte. Sie ist enorm eifersüchtig. Sie sitzt gleich jammernd auf dem Schoß der Mutter und lehnt das schmerzhafte Ohr auf die Brust der Mutter. Da ihr früher immer wieder **Lachesis** gut geholfen hatte, dachte ich erst, es ihr wieder zu geben. Da bemerkte ich, dass es das rechte Ohr war, das entzündet war (**Lachesis** ist ja für seine Linksseitigkeit bekannt), und zog ein anderes Medikament in die nähere Erwägung. Schaute aber noch mal ins Repertorium und sah folgende Rubrik: *Ohren – Schmerzen – rechts – Liegen auf der schmerzhaften Seite bessert.*

> Fall 2: Otitis media.
>
> Eifersucht gegenüber der Schwester,
> jammert,
> Ohrenschmerz rechts,
> legt das schmerzende Ohr auf.

So wollte ich ihr doch wieder **Lachesis** geben, was aber nicht möglich war, da sie, als ich mit den Globuli kam, sich sofort unter den Tisch legte. Sie fing an zu schreien und zu toben und war nicht zu beruhigen. So kommt mir eine andere **Lachesis**-Rubrik in den Kopf: *Lehnt Medikamente ab.* Ich gebe der Mutter **Lachesis**

> Verweigert die Arznei.

C30 für zu Hause mit. Dort nimmt sie die Globuli und innerhalb von zwei Minuten sind die Schmerzen weg. Auch die Stimmung war wieder gut.

Als sie wieder mal in die Praxis kommt, bringt sie mir Blumen mit.

Fallbeispiel 3: Diagnose: Heuschnupfen

Fall 3: Heuschnupfen.
Zeitpunkt: März.
Augen juckend, zugeschwollen,
Waschen lindert,
Fließschnupfen linksseitig,
Gaumenjucken,
Kopfschmerz, Schnupfen >.

Im März 1996 kommt ein 12-jähriges Mädchen wegen Heuschnupfen zu mir. Sie erzählt sehr schnell ihre Beschwerden: Die Augen jucken, brennen, konnte sie gestern nicht öffnen, da sie so zugeschwollen waren. Die Augen waren rot; wenn sie Wasser drauf tut, sind die Beschwerden etwas besser. Die Nase lief nur aus der linken Seite. Immer wieder muss sie niesen. Dazu juckte noch der Gaumen.

Die Kopfschmerzen sind weg, wenn die Nase läuft.

Dies war für mich das ausschlaggebende Symptom. Den **Lachesis**-Patienten geht es immer besser, wenn eine Absonderung läuft. Ich gab ihr zwei Globuli **Lachesis** C200.

Rückruf am nächsten Tag. „Mir haben die Globuli sehr gut getan. Fühle mich viel besser."

Repertoriumsrubriken

Kopfschmerzen – Schnupfen bessert
Nase – Schnupfen – Kopfschmerzen nach
Nase – Absonderung – Links
Nase – Schnupfen – Heuschnupfen – im Frühling
Nase – Schnupfen mit Augenbeschwerden

Fallbeispiel 4: Diagnose: Lymphangitis

Fall 4: Lymphangitis.

Risswunde am Unterarm,
Lymphbahnentzündung.

Am Abend kommt notfallmäßig ein 16-jähriges Mädchen in Begleitung ihrer ängstlichen Mutter. Sie hatte am Nachmittag eine Risswunde am Unterarm, und nun zog sich ein roter Streifen (Lymphangitis) ca. 5 cm den rechten Arm hoch. Die letzte Tetanusimpfung lag noch keine zehn Jahre zurück.

Ich gebe ihr sofort zwei Globuli **Lachesis** C200. Sie sah sofort besser aus; ich gebe ihr aber Erythromycin mit, um es zu nehmen, wenn sich die Rötung nicht innerhalb weniger Stunden zurückgebildet hat. Ich bat sie, bei Verschlimmerung der Beschwerden ins Krankenhaus zu gehen und machte noch einen Calendula-Verband.

Am nächsten Tag kommt sie vorbei. Sie hatte kein Antibiotikum genommen und der rote Strich ist verblasst; sie hat keine Schmerzen mehr.

Rubriken

Extremitäten – Entzündung – Lymphgewebe
Extremitäten – Entzündung – Arm – Lymphgewebe
Extremitäten – Entzündung – Unterarm
Wunden – Weichteile

Lernziele

▶ Grundzüge des Arzneimittelbildes **Lachesis muta** kennen: Entzündungen und Geschwüre mit blauroter Verfärbung, dunkle Blutungen, Linksseitigkeit, Gefühl der Einengung und Bedrohung, Verschlimmerung nach dem Schlaf und Verbesserung durch Absonderung, wort- und geistreiches Reden u.a.,
▶ charakteristische und wahlanzeigende Symptome für **Lachesis** benennen und im Krankheitsfall wiedererkennen können,
▶ Hauptanwendungsgebiete für **Lachesis** in der klinischen Praxis kennen: Entzündungen mit drohender Eiterung oder Gangrän, Blutungen, klimakterische Beschwerden, Halsentzündungen, Herzbeschwerden u.v.a.
▶ **Lachesis** gegen andere Schlangengifte und in Teilaspekten ähnliche Mittel abgrenzen können, z.B. **Hyoscyamus, Mercurius solubilis, Veratrum album, Nux vomica**.

Literatur

Deutsches Journal für Homöopathie, Band 5, 1986
Gawlik, W., Buchmann, W.: Homöopathie in der Weltliteratur, 3. Auflage. Barthel & Barthel, Berg 1988
Hering, C.: Einiges über das Schlangengift. ACS 1831; 10 (2): 1–22
Hering, C.: The Guiding Symptoms of Our Materia Medica, Volume VI, 1879–1891. Reprint: Jain Publishers, New Delhi 1993. Deutsche Übersetzung: Leitsymptome unserer Materia medica, Band 6
Lathoud, J-A.: Materia Medica, Band 2. Barthel & Barthel, Berg 1986
Lewin, L.: Die Gifte in der Weltgeschichte. 1920
Nash, E.B.: Leitsymptome in der homöopathischen Therapie, 8. Auflage. Haug Verlag, Heidelberg 1977. Amerikanisches Original: New York 1898
Mezger, J.: Gesichtete homöopathische Arzneimittellehre, Band II, 1951. 8. Auflage, Haug Verlag, Heidelberg 1988
Sankaran, R.: Die Substanz der Homöopathie. Homoeopathic Medical Publishers, Bombay 1996
Schmidt, D.: Atlas der Schlangen, 2001
Stapf's Archiv, Bd. 10 (2), S. 1–11, zitiert nach: Deutsches Journal für Homöopathie, Bd. 5, 4. Quartal 1986
Stapf's Archiv, Bd. 10 (2), S. 11–22, zitiert nach: Deutsches Journal für Homöopathie Bd. 5, 4. Quartal 1986
www.samuelhahnemannschule.de

Anhang

Literatur

Grundlagen

Hahnemann, Samuel: *Organon der Heilkunst*, 6. Auflage. Schwabe, Leipzig 1921. 4. Nachdruck. Haug Verlag, Heidelberg 1995

Hahnemann, Samuel: *Die chronischen Krankheiten*, Band 1, 2. Auflage. Arnoldische Buchhandlung, Dresden und Leipzig 1835

DZVhÄ (Hrsg.): *Homöopathie-Wegweiser 2002/2003* (3. Auflage). Sonntag Verlag; Stuttgart 2002

Kent, James Tyler: *Zur Theorie der Homöopathie*, Vorlesungen über Hahnemanns Organon, 3. Auflage (Übersetzung einschließlich Ergänzungen: Jost Künzli). Leer: Verlag Grundlagen und Praxis; 1985 bzw.: *Prinzipien der Homöopathie* (Übersetzung: Max Tiedemann). Barthel und Barthel, Berg 1996

Schmidt, Josef M.: *Taschenatlas Homöopathie in Wort und Bild – Grundlagen, Methodik und Geschichte.* Haug Verlag, Heidelberg 2001

Lehrbücher

Bleul, Gerhard (Hrsg.): *Weiterbildung Homöopathie, Band A.* Sonntag Verlag, Stuttgart 1999

Bleul, Gerhard (Hrsg.): *Weiterbildung Homöopathie, Band B.* Sonntag Verlag, Stuttgart 2001

Bleul, Gerhard (Hrsg.): *Weiterbildung Homöopathie, Band C.* Sonntag Verlag, Stuttgart 2002

Braun, Artur: *Methodik der Homöotherapie*, 5. Auflage. Sonntag Verlag, Stuttgart 1995

Genneper, Thomas und Wegener, Andreas (Hrsg.): *Lehrbuch der Homöopathie.* Haug Verlag, Heidelberg 2001

Köhler, Gerhard: *Lehrbuch der Homöopathie*, Band 1: Grundlagen und Anwendung, 6. Auflage. Hippokrates Verlag, Stuttgart 1994

Arzneimittellehren (Materia medica)

Kurze Übersichten

Allen, Henry C.: *Leitsymptome wichtiger Arzneimittel der homöopathischen Materia Medica.* Burgdorf Verlag, Göttingen 1982

Boger, Cyrus M.: *A Synoptic Key to the Materia Medica*, Reprint. Jain Publishers, New Delhi 1995

Ausführlichere Beschreibungen

Boericke, William: *Pocket Manual of Homoeopathic Materia Medica,* 9th Edition. San Francisco 1927. Reprint. Jain Publishing, New Delhi 1993

Übersetzungen: *Homöopathische Mittel und ihre Wirkungen*, 6. Auflage, Verlag Grundlagen und Praxis, Leer 2000 sowie *Handbuch der homöopathischen Materia medica*, 2. Auflage, Haug Verlag, Heidelberg 1996

Charette, Gilbert: *Homöopathische Arzneimittellehre für die Praxis*, 7. Auflage. Hippokrates Verlag, Stuttgart 1997

Gawlik, Willibald: *Arzneimittelbild und Persönlichkeitsportrait*, 2. Auflage. Hippokrates Verlag; Stuttgart 1996

Mezger, Julius: *Gesichtete homöopathische Arzneimittellehre*, 9. Auflage. Haug Verlag, Heidelberg 1991

Morrison, Roger: *Handbuch der homöopathischen Leitsymptome und Bestätigungssymptome.* Kai Kröger Verlag für homöopathische Literatur, Groß Wittensee 1995

Vermeulen, Frans: *Konkordanz der Materia Medica*. Emryss bv Publishers, Haarlem 2000

Arzneimittellehren in großer Ausführlichkeit

Allen, Timothy Field: *The Encyclopedia of Pure Materia Medica*, 12 Vols., Reprint. Jain Publishers, New Delhi 1992
Clarke, John Henry: *Dictionary of Practical Materia Medica* – neu bearbeitet von Grudzinski, Thomas von, und Vint, Peter: *Der Neue Clarke*, 10 Bände. Stefanovic, Bielefeld 1990
Hahnemann, Samuel: *Die chronischen Krankheiten*, Band 2–5, 2. Auflage. Arnoldische Buchhandlung, Dresden und Leipzig 1835
Hahnemann, Samuel: *Reine Arzneimittellehre*, 5 Bände. 5. Nachdruck. Haug Verlag, Heidelberg 1991
Hering, Constantin: *The Guiding Symptoms of our Materia Medica*, 10 Vols., Reprint. Jain Publishers, New Delhi 1993. Deutsche Übersetzung bei Renée von Schlick, Aachen
Kent, James Tyler: *Homöopathische Arzneimittelbilder*, 3 Bände. Haug Verlag, Heidelberg 1998–2001
Seideneder, Armin: *Mitteldetails der homöopathischen Arzneimittel*, 3 Bände, 2. Auflage. Similimum Verlag, Ruppichteroth 2000
Vermeulen, Frans: *Synoptische Materia Medica*, Band 2, 2. Auflage. Kai Kröger Verlag für homöopathische Literatur, Groß Wittensee 1998

Repertorien

Barthel, Horst/Klunker, Will: Synthetisches Repertorium. Gemüts- und Allgemeinsymptome der homöopathischen Materia medica, 3 Bde. 4. Auflage. Haug Verlag, Heidelberg 1992
Gypser, Klaus-Henning (Hrsg.): *Bönninghausens Therapeutisches Taschenbuch*, revidierte Ausgabe 2000, 2. Auflage. Sonntag Verlag, Stuttgart 2002
Keller, Georg von und Künzli, Jost: *Kents Repertorium*, 14. überarbeitete Auflage. Haug Verlag, Heidelberg 1998
Kent, James Tyler: *Repertory of the Homoeopathic Materia Medica*, 6th American Edition. Reprint. Jain Publishers, New Delhi 1981
Künzli, Jost und Barthel, Michael: *Kents Repertorium Generale*, 3. Auflage. Barthel und Barthel, Berg 1992
Schroyens, Frederik: *Synthesis – Repertorium homoeopathicum syntheticum*, Edition 7. Hahnemann Institut für homöopathische Dokumentation, Greifenberg 1998
Zandvoort, Roger van: *The Complete Repertory*. Institute for Research in Homeopathic Information and Symptomatology (IRHIS), Leidschendam 1999. Deutsche Ausgabe: Similimum Verlag, Ruppichteroth 2000

Computer-Repertorien

ComRep (Complete Repertory)
MacRepertory (Complete Repertory)
Radar (Synthesis)

Geschichte der Homöopathie

Winston, Julian: *The Faces of Homoeopathy*. Great Auk Publishing, Tawa, New Zealand 1999

Verzeichnisse

Personenverzeichnis

Arzneimittelverzeichnis

Arzneimittelabkürzungsverzeichnis

A

Acon. = Aconitum napellus
Agar. = Agaricus muscarius
Alum. = Alumina
Alum-sil. = Kaolin
Am-c. = Ammonium carbonicum
Ant-c. = Antimonium crudum
Ant-t. = Tartarus stibiatus
Apis = Apis mellifica
Arn. = Arnica montana
Ars. = Arsenicum album
Aur. = Aurum metallicum

B

Bar-c. = Barium carbonicum
Bell. = Belladonna
Bor. oder Borx. = Borax
Both. = Bothrops lanceolatus
Brom. = Bromum
Bry. = Bryonia
Bufo = Bufo rana

C

Calc. = Calcium carbonicum
Calc-p. = Calcium phosphoricum
Calc-s. = Calcium sulfuricum
Camph. = Camphora
Carb-v. = Carbo vegetabilis
Carc. = Carcinosinum
Caust. = Causticum
Cench. = Cenchris contortrix
Cham. = Chamomilla
Chin. = China
Cic. = Cicuta
Cist. = Cistus canadensis
Coc-c. = Coccus cacti
Coff. = Coffea
Coloc. = Colocynthis
Con. = Conium maculatum
Crot-c. = Crotalus cascavella
Crot-h. = Crotalus horridus
Cupr. = Cuprum metallicum

D

Dros. = Drosera

E

Echin. = Echinacea
Elaps = Elaps corallinus
Eup-per. = Eupatorium perfoliatum

F

Ferr-p. = Ferrum phosphoricum
Fl-ac. = Acidum fluoricum

G

Gels. = Gelsemium
Graph. = Graphites

H

Hep. = Hepar sulfuris
Hyos. = Hyoscyamus
Hyper. = Hypericum perforatum

I

Ign. = Ignatia amara

J

Jod. = Jodum

K

Kali-bi. = Kalium bichromicum
Kali-c. = Kalium carbonicum
Kali-chl. = Kalium chloricum
Kali-i. = Kalium jodatum
Kali-m. = Kalium muriaticum

L

Lach. = Lachesis
Laur. = Laurocerasus
Led. = Ledum palustre
Lyc. = Lycopodium

M

Mag-c. = Magnesium carbonicum
Mag-m. = Magnesium muriaticum
Mag-p. = Magnesium phosphoricum
Maland. = Malandrinum
Med. = Medorrhinum

Merc. = Mercurius solubilis

N

Naja = Naja tripudians
Nat-m. = Natrium muriaticum
Nat-s. = Natrium sulfuricum
Nit-ac. = Acidum nitricum
Nux-m. = Nux moschata
Nux-v. = Nux vomica

O

Op. = Opium

P

Pall. = Palladium
Petr. = Petroleum
Ph-ac. = Acidum phosphoricum
Phos. = Phosphorus
Phyt. = Phytolacca
Plat. = Platinum
Psor. = Psorinum
Puls. = Pulsatilla
Pyrog. = Pyrogenium

R

Ran-b. = Ranunculus bulbosus
Rhus-t. = Rhus toxicodendron

S

Sanic. = Sanicula aqua
Sep. = Sepia
Sil. = Silicea
Spong. = Spongia
Staph. = Staphisagria
Stram. = Stramonium
Sulf. = Sulfur
Syph. = Luesinum, Syphilinum

T

Thuj. = Thuja
Tub. = Tuberculinum
Tub-bov. = Tuberculinum bovinum
Tub-pur. = Tuberculinum purificatum

V

Verat. = Veratrum album
Vip. = Vipera berus

Sachverzeichnis